组织编写 中国疾病预防控制中心

健康科普
实用技术与方法

主　编　周宇辉　崔　颖

副主编　田向阳　陈　浩

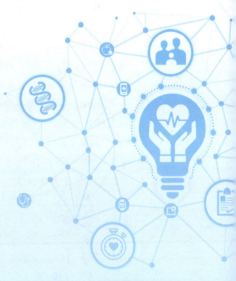

人民卫生出版社

·北京·

图书在版编目（CIP）数据

健康科普实用技术与方法 / 中国疾病预防控制中心组织编写；周宇辉，崔颖主编. -- 北京 ： 人民卫生出版社，2025. 4. -- ISBN 978-7-117-37827-7

Ⅰ. R161

中国国家版本馆 CIP 数据核字第 2025G1P479 号

人卫智网	www.ipmph.com	医学教育、学术、考试、健康，购书智慧智能综合服务平台
人卫官网	www.pmph.com	人卫官方资讯发布平台

健康科普实用技术与方法
Jiankang Kepu Shiyong Jishu yu Fangfa

组织编写：中国疾病预防控制中心

主　　编：周宇辉　崔　颖

出版发行：人民卫生出版社（中继线 010-59780011）

地　　址：北京市朝阳区潘家园南里 19 号

邮　　编：100021

E - mail：pmph @ pmph.com

购书热线：010-59787592　010-59787584　010-65264830

印　　刷：天津市光明印务有限公司

经　　销：新华书店

开　　本：710×1000　1/16　　印张：22

字　　数：338 千字

版　　次：2025 年 4 月第 1 版

印　　次：2025 年 5 月第 1 次印刷

标准书号：ISBN 978-7-117-37827-7

定　　价：119.00 元

打击盗版举报电话：010-59787491　E-mail：WQ @ pmph.com

质量问题联系电话：010-59787234　E-mail：zhiliang @ pmph.com

数字融合服务电话：4001118166　　E-mail：zengzhi @ pmph.com

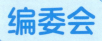

编委会

主　编　周宇辉　崔　颖

副主编　田向阳　陈　浩

编　者（按姓氏笔画排序）

马洁桃（江苏省昆山市健康促进中心）　　陈　晨（天津市卫生健康促进中心）

王　园（中国疾病预防控制中心）　　　　陈　德（上海市健康促进中心）

尤莉莉（北京协和医学院）　　　　　　　陈淑琦（江苏省昆山市健康促进中心）

田向阳（中国健康教育中心）　　　　　　周宇辉（中国疾病预防控制中心）

吕书红（中国健康教育中心）　　　　　　赵　鸣（浙江省疾病预防控制中心）

刘凯璇（中国疾病预防控制中心）　　　　赵悦乔（中国疾病预防控制中心）

孙　桐（山东省健康促进与教育学会）　　俞　锋（浙江省杭州市疾病预防控制中心）

孙昕霙（北京大学公共卫生学院）　　　　钱晓波（吉林省前卫医院）

孙源樵（上海市健康促进中心）　　　　　徐锦杭（浙江省疾病预防控制中心）

李文玲（吉林省前卫医院）　　　　　　　殷　硕（中国健康教育中心）

杨建军（上海市健康促进中心）　　　　　崔　颖（中国疾病预防控制中心）

杨玲燕（中国疾病预防控制中心）　　　　董文兰（中国疾病预防控制中心）

肖金明（健康报社）　　　　　　　　　　蒋　炜（中国疾病预防控制中心）

佟　鹏（中国疾病预防控制中心）　　　　蒋　燕（国家心理健康和精神卫生防治中心）

张亚娜（湖南省疾病预防控制中心）　　　赖程昱（中国疾病预防控制中心）

陈　浩（中国疾病预防控制中心）　　　　甄世祺（江苏省疾病预防控制中心）

前 言

习近平总书记指出："科技创新、科学普及是实现创新发展的两翼，要把科学普及放在与科技创新同等重要的位置"，为科普事业创新发展指明了前进方向和根本遵循。健康科普是传播健康理念，普及健康知识，弘扬健康精神，提高健康素养，帮助人们养成科学、文明、健康的生活方式，预防疾病，保护和促进健康的社会性活动，是科学普及工作的重要组成部分。

党和政府高度重视人民群众健康。习近平总书记在党的二十大报告中强调，要"推进健康中国建设""把保障人民健康放在优先发展的战略位置，完善人民健康促进政策"。《中华人民共和国基本医疗卫生与健康促进法》明确规定："各级人民政府应当加强健康教育工作及其专业人才培养，建立健康知识和技能核心信息发布制度，普及健康科学知识，向公众提供科学、准确的健康信息。医疗卫生、教育、体育、宣传等机构、基层群众性自治组织和社会组织应当开展健康知识的宣传和普及。医疗卫生人员在提供医疗卫生服务时，应当对患者开展健康教育。新闻媒体应当开展健康知识的公益宣传"。《中华人民共和国科学技术普及法》明确提出："国家机关、武装力量、社会团体、企业事业单位、基层群众性自治组织及其他组织应当开展科普工作，可以通过多种形式广泛开展科普活动"。

多年来，我国在健康科普方面开展了大量工作。健康科普在疾病预防控制、爱国卫生运动、妇幼卫生、疾病治疗和重大疫情防控中也发挥了重要作用。我国广大人民群众的健康意识普遍增强，健康知识不断增长，居民健康素养水平持续提升，科学文明、绿色环保的生活方式蔚然成风。

近年来，我国工业化、城镇化、人口老龄化发展及生态环境、生活方式行为发生了显著变化，面临慢性病与重大传染病防控的双重任务，人民群众对健康知识的需求持续增强，为健康科普提出了新任务、新要求。尤其是近10年来，随着大众媒体和互联网技术的高速发展，人们获取健康科普知识的渠道不断呈现多元化、去中心化和个性化的趋势,这既为健康科普工作提供了新的重大机遇,也提出了严峻的挑战。在新形势下,医疗卫生工作者要发挥自身专业优势,提升健康科普能力,做好健康科普工作,要保证健康知识的正本清源、科学准确,满足人民群众多样化、动态变化的健康知识需求。

为了帮助广大医疗卫生工作者系统学习、掌握健康科普理论、方法和技术,不断提高健康科普能力,中国疾病预防控制中心组织有关专家,编写出版了《健康科普实用技术与方法》。本书力求实用性和可操作性,系统介绍了健康科普的基本理论、重点内容、主要方法和适宜技术,力求成为各级医疗卫生机构医务工作者和医疗卫生领域专业人员的参考工具。

因成书仓促,错误之处在所难免,也请大家在使用本书过程中批评指正。

编　者

2025 年 2 月

目 录

第一章 概 述

第二章 健康科普影响健康的机制与路径

第三章 健康信息的创作与编写

第四章 平面传播材料的创意与设计

第五章　音频传播材料的设计与制作

第六章　视频传播材料的创意与拍摄

第七章　健康科普写作技巧

第八章 健康科普的评价技术

第九章 健康咨询

第十章　健康讲座

第十一章　同伴教育

第十二章　健康倡导

第十三章　社会动员

第十四章　健康相关行为指导

第十五章　慢性病防治科普

第十六章　传染病防治科普

第十七章　心理健康科普

第十八章　伤害预防科普

第十九章　营养健康科普

第二十章　身体活动科普

第二十一章　不同人群的健康科普

第二十二章 不同健康危险因素防控的科普

第二十三章　新媒体在健康科普中的应用

第一章
概　述

科普是一种国家、社会或个人采取公众易于理解、接受、参与的方式，传播科学思想，普及科学知识，倡导科学方法，弘扬科学精神的活动。从传播学的角度看，科普就是把公众已经掌握的科技知识、生产技能，以及从科学实践过程中提炼出来的科学思想、科学方法、科学精神等，通过各种渠道和方法传递给社会大众，并使得这些知识能够为公众所了解和掌握，从而增强人们认识世界、改造世界的方法和本领。

第一节　健康科普的概念

顾名思义，健康科普就是普及健康知识的传播活动，即以科普的方式将健康科学领域的知识、方法、思想等传播给公众，通过提高公众的健康素养，帮助其对自己或他人的健康进行管理的长期性活动。

一、健康科普与医学科普

健康科普和医学科普既有密切的联系，又稍有区分。

医学科普承担的是宣传和普及医学科学知识，其内容是围绕医学科学实践展开的，包括疾病防治相关知识和技术、医疗卫生政策法规、特殊事件（突发公共卫生事件和医患纠纷）、医学伦理、医学心理和科学精神等。公众正确运用医学知识可预防或减轻疾病造成的困扰，并理解卫生政策、医疗规范和医学技术，认识到医疗技术的局限性和风险性，能够更加理性地面对生老病死。

健康科普涵盖的范围较医学科普相对更广,包括医学在内的所有与健康相关的科学知识,都可以作为健康科普的传播内容,其中医学科普是健康科普的主体部分。健康科普不仅限于疾病防治知识普及,也包括公众健康意识提升、健康生活方式养成和健康水平的提高,涉及生理、心理、社会和环境多个维度。

医学科普与健康科普虽然在内容上有所区别,但两者在满足公众健康需求、提高公众健康素养的宗旨上是相同的。

二、健康科普与健康教育

健康教育是在理论的指导下,应用循证的教学原理与技术,有计划地为学习者提供获取正确的健康理念、科学的健康知识、实用的健康技能的机会,帮助他们作出有益健康的决定和有效且成功地执行有益于健康的行为和生活方式的过程。

健康教育是涉及多层次、多方面对象和内容的有关健康的教育活动,核心是促使公众改善健康相关行为和生活方式。健康科普更强调科学知识和技能普及的过程,重在提升公众的健康意识和理念,是健康教育的基础和主要工作手段。

三、健康科普的特点

健康科普是指利用各种传播渠道和方法,以通俗易懂的方式,让公众接受健康科学知识,推广健康科学技术,倡导健康科学方法,传播健康科学思想,弘扬健康科学精神的社会教育活动。从目的上,健康科普是为了帮助公众掌握健康知识和技能,保护和促进自身及他人健康。从传播内容上,健康科普没有固定的大纲和教材,只要是有益于公众健康的、符合公众需求的健康科学知识和技能,都可以予以普及。但健康科普传递的信息与公众健康直接相关,必须做到既通俗易懂,又循证、严谨、准确。错误或虚假的健康信息将会给公众带来严重的健康损失,贻害无穷。健康科普工作者最好要有一定医学和健康科学专业背景。没有医学专业背景者从事健康科普工作,在制作发布健康科普作品、举办健康科普活动、转发健康科普知识前,须经医疗卫生专业人员审核把关。另外,健康科学也是在不断发展进步的科学,所以,健康科普必须紧跟健康科学的最新发展、最新成果。

四、健康中国策略下的健康科普

人民健康是民族昌盛和国家富强的重要标志。2016年10月,中共中央、国务院印发《"健康中国2030"规划纲要》,提出了健康中国建设的目标和任务。党的十九大作出"实施健康中国战略"的重大决策,将维护人民健康提升到国家战略的高度。2019年6月,《国务院关于实施健康中国行动的意见》(国发〔2019〕13号)明确,将提高健康素养作为增进全民健康的前提,要让健康理念和知识、行为和技能成为全民普遍具备的素质和能力,将"健康知识普及行动"作为15项行动的第一项。意见中明确应建立两项重要机制,包括构建科普知识发布和传播机制,建立医疗机构和医务人员开展健康教育和健康促进的绩效考核机制。习近平总书记在党的二十大报告中指出:"深入开展健康中国行动和爱国卫生运动,倡导文明健康生活方式。"给医疗卫生工作者提出了新的目标和要求。健康科普更需要全民参与、全社会共担,共同推动全民健康素养的提升,引领健康生活方式,减少健康危险因素,改善疾病防治和康复效果,提升公众的健康水平和生命质量。

第二节 健康科普的现状

党和政府历来高度重视科普工作,先后印发了《全民科学素质行动规划纲要(2021—2035年)》《关于新时代进一步加强科学技术普及工作的意见》,为今后一段时间进一步加强科普工作指明方向。大力推动科学普及,能够持续提升公众科学文化素养,更将为实现更高水平科技创新、科技自立自强厚植根基。

健康科普是科学普及工作的重要组成部分,是促进健康中国建设的重要举措,也是推动其他科普工作健康发展的重要基础。党和政府始终坚持人民至上、生命至上的理念,始终坚持预防为主的卫生健康工作方针,把健康科普融入各项卫生健康工作。自2015年十八届五中全会提出健康中国建设战略以来,2016年《"健康中国2030"规划纲要》印发,明确指出要提高全民健康素养,普及健康科学知识。2017 年党的十九大、2022 年党的二十大持续作出实施健康中国战略的重大决策部署。2019 年,健康中国行动推进委员会发布《健康中国行动(2019—2030 年)》,要求开展健康知识普及行动,倡导每个人是自己健康的第一责任人,个人对家庭和社会都负有健康责任;建立并完善国家级、省级两级健康科普专家库和国家级健康科普资源库,构建健康科普知识发布和传播机制,建立医疗机构和医务人员开展健康教育和健康促进的绩效考核机制,持续提高全民健康素养水平,到 2030 年,全国居民健康素养水平要不低于 30% 水平。

当前,我国居民健康素养水平仍有待提高,熬夜、缺少体育锻炼、饮食重油重盐、吸烟酗酒等不健康生活方式仍存在。公众对疾病早预防早发现、慢性病长期用药、正确就医等健康知识的了解比较缺乏,广泛、深入普及健康知识迫在眉睫。

一、科普相关法律

新修订的《中华人民共和国科学技术普及法》于 2024 年 12 月 25 日颁布实施。修订要求除了现行法内容保留外,并明确提出以下内容:国家设立科普奖项,鼓励社会力量设立科普奖项;建立专业化科普工作人员队伍;国家健全科普人员评价、激励机制,鼓励建立符合科普特点的职称评定、绩效考核等评价制度,为科普人员提供有效激励。其中"第五章　科普人员"中特别提到:国家加强科普工作人员培训和交流,提升科普工作人员思想道德品质、科学文化素质和业务水平,建立专业化科普工作人员队伍。科学技术人员和教师应当发挥自身优势和专长,积极参与和支持科普活动。鼓励和支持老年科学技术人员积极参与科普工作。国家支持有条件的高等学校、职业学校设置和完善科普相关学科和专业,培养科普专业人才。国家完善科普志愿服务制度和工作体系,支持志愿者开展科普志愿服务,加强培训与监督。

2019 年 12 月 28 日,第十三届全国人民代表大会常务委员会第十五次会议通过《中华人民共和国基本医疗卫生与健康促进法》,在"第六章　健康促进"中,细化了健康促进和健康教育工作部门职责,强调了政府责任,以及健康科普工作任务,构建健康教育工作网络。其中,第六十七条规定:各级人民政府应当加强健康教育工作及其专业人才培养,建立健康知识和技能核心信息发布制度,普及健康科学知识,向公众提供科学、准确的健康信息。医疗卫生、教育、体育、宣传等机构、基层群众性自治组织和社会组织应当开展健康知识的宣传和普及。医疗卫生人员在提供医疗卫生服务时,应当对患者开展健康教育。新闻媒体应当开展健康知识的公益宣传。健康知识的宣传应当科学、准确。第六十九条指出:公民是自己健康的第一责任人,树立和践行对自己健康负责的健康管理理念,主动学习健康知识,提高健康素养,加强健康管理。

二、健康科普原则

2022 年 5 月,《关于建立健全全媒体健康科普知识发布和传播机制的指导意见》(国卫宣传发〔2022〕11 号)印发,该指导意见明确健康科普知识是以健康领域的基本理念和知识、健康的生活方式与行为、健康技能和有关政策法规为主要内容,以公众易于理解、接受、参与的方式呈现和传播的信息。开展健康科普的目的在于整合专家力量和媒体资源,传播健康知识,提高公众的健康素养和健康文化水平。指导意见还提出了各主体发布、传播的健康科普知识应当具备的五个条件:一是坚持正确政治方向、舆论导向、价值取向,符合伦理规范;二是内容准确,没有事实、表述和评判上的错误,有可靠的科学证据(遵循循证原则),符合现代医学进展与共识;三是主题契合公众关切的健康问题,语言与文字通俗易懂,表现形式易于公众理解、接受、参与;四是基本要素齐备,有明确的来源、作者、发布时间、适用人群等;五是不得含有破坏国家宗教政策、宣扬封建迷信,煽动民族仇恨、民族歧视,淫秽、色情、暴力等违法信息。

为发挥医务人员健康科普主力军作用,鼓励更多医务人员主动进行健康科普工作。2019 年,《健康中国行动(2019—2030 年)》提到建立鼓励医疗机构和医务人员开展健康促进与教育的激励约束机制,调动医务人员参加健康促进与健康教育工作的积极性;同年,按照国务院办公厅印发的《健康中国行动组织实施和考核方案》要求,医疗机构和医务人员开展健康教育和健康促进的绩效考核机制于 2022 年前建立完成。目前上海、河南和山西等多个省份出台政策,把健康科普纳入高级职称晋升的重要参考条件。

三、健康科普基础

近年来,我国科普基础设施建设取得了较好发展,2020 年科学技术部发布的年度全国科普统计数据显示:2020 年全国有科技馆和科学技术类博物馆共 1 525 个,与 2019 年相比增加 48 个。但相对来说,我国健康科普基础设施建设相对欠缺。2018 年,上海在全国卫生健康系统开展健康科普文化基地建设工作。目前广东、浙江、江苏、湖北、山东、河南等多个省份都纷纷探索健康场馆建设,山东省等省份还专门出台了健康场馆建设的建设标准,部分疾病预防控制中心、医疗机构结合自身优势开展特色健康馆建设,如虫媒馆、口腔/视力特色馆、中医科普馆等,同时把场馆与科协科普示范基地融合,与当地文明志愿服务基地融合,与教育系统科普实践基地融合,探索出一条服务社会、便于管理的工作机制。

四、健康科普队伍

健康科普人才是推动健康科普发展的主要力量,负责科普工作的咨询、策划、实施、制作、传播和评价等系列工作,专业涵盖公共卫生、临床医学/药学、媒体传播、材料设计等各类人员,人员分布在各级医疗卫生机构、健康教育专业机构,以及学校、社区、媒体等社会力量,是决定健康科普效果的主要因素。

近年来,我国在持续推动专职和兼职相结合的科普队伍建设,分批分级分类组建健康科普专家。在《国务院关于实施健康中国行动的意见》(国发〔2019〕13 号)的指导下,健康中国行动推进委员会组建了第一批健康科普专家库 1 065 人,包含了健康促进、健康教育和健康传播、传染病及地方病预防控制等近 30 个领域的专家。各省(自治区、直辖市)也纷纷跟进,北京、上海、浙江、河南纷纷制订专家管理方案,公布专家名单。如:2022 年 6 月,上海市卫生健康委员会与上海市健康促进委员会办公室公布上海市健康科普专家库成员名单,该专家库覆盖 38 个学科领域、拥有 629 名专家。河南省卫生健康委共组建省、市、县三级专家 6 000 多人,全部纳入当地平台管理。国家卫生健康委宣传司同时启动健康形象大使评选活动,评选一批"健康达人",发挥形象大使和"健康达人"的示范引领作用。2022 年 6 月,在健康中国行动推进委员会办公室指导下,中华医学会健康管理学分会积极组织开展"健康中国宣讲员"遴选工作,遴选出 88 名"健康中国行动宣讲员",健康科普人才队伍日益壮大。

随着公众健康需求的不断增强,科普工作队伍的专业性要求日益提高,科普队伍的激励机制更加重要,急需一支愿干科普、会干科普的专业化人才队伍,服务新时代科普工作高质量发展。2023 年 4 月 17 日,中国科学技术协会发布《关于开展 2023 年度自然科学研究系列科普专业职称评审工作的通知》,经人力资源社会保障部专业技术人员管理司研究同意,由中国科学技术协会试点开展在京中央单位自然科学研究系列科普专业职称评审工作,旨在打通科普人才职业发展通道,促进我国科普人才成长和科普能力建设,推动全民科学素质提升。从评审标准业绩条件来看,科普研究方向主要对科普研究课题(项目)提出要求;科普内容资源创作和传播方向将科普作品作为重要依据,对编辑科普书籍,创作科普教材教案、视频、剧本、讲解稿,策划科普展览和活动,研发科普展品,运营维护科普信息资源平台等提出要求。自 2019 年以来,已有北京等 10 个省(自治区、直辖市)启动科普类职称评审工作。

五、健康科普作品

健康科普作品是健康科普工作的重要工具和手段,主要包括视频类科普作品(公益广告、短视频、动漫、长视频、电视/网络栏目等)、音频类科普作品(音频、广播剧、有声书等)、图文类科普作品(文章、长图、图书、手册、折页、海报等)、网络账号类科普作品等,部分还有游戏和文创类产品,形式呈现出多样性,满足不同人群健康需求。

当前,全国健康科普产品的主要生产者为健康教育专业机构和各级各类医疗卫生机构,但在政策的推动下,学会、协会等社会各界积极进行各种形式的科普作品创作,推出了一大批优秀的科普作品;如:国家卫生健康委已连续数年参与主办新时代健康科普作品征集大赛,遴选出一大批优秀的健康科普作品;中国疾病预防控制中心主办的中国健康科普大赛;各行业主管部门也纷纷结合卫生月活动开展科普作品征集。以 2021 年中国健康科普大赛为例,征集的科普作品内容涉及爱国卫生与健康生活方式、老年人健康、儿童青少年健康、近视防控、心脑血管疾病防治、癌症防治、传染病防控、中医药科普等各项重点健康问题。"中国科普作家协会优秀科普作品奖"是国内科普创作领域的最高荣誉奖,此奖项经国家科学技术奖励工作办公室批准,由中国科普作家协会设立。

随着信息技术的应用,健康科普逐渐向数字科普转型。网络平台为健康科普提供了广阔天地,健康知识能够迅速走进传统科普媒介无法触及的地方,实现了更快速的传播,打破了空间壁垒。

六、健康科普活动

健康科普活动是针对重要健康问题,开展具有影响力和针对性的社会性活动,目的是以点带面,发动更多人关注和参与健康科普工作,主要形式有科普大赛、健康巡讲、科普讲座和科普展览等。

国家卫生健康委 2021 年全年共组织专家开展"健康大家谈"直播节目 55 场,每场超过 200 万人次观看,并衍生推出多种形式科普产品。同年,国家卫生健康委联合中宣部、科技部、中国科协举办的"健康知识普及行动——新时代健康科普作品征集大赛",征集到的作品超过 1 万件。中国疾病预防控制中心举办的中国健康科普大赛活动,覆盖了全国各级各类医疗卫生机构,征集到 2 000 余个作品。

全国各地科普活动精彩纷呈,每年举办的健康科普大赛,全国各级各类医疗卫生机构积极参加,培育了大量健康科普人才,产出了非常优秀的科普作品。2022 年河南省举办的健康科普大赛,直接在线引发超过 4 000 万的直播流量;各地每年举办的进学校、进机关、进社区的健康巡讲活动,受到公众的欢迎,既传播了健康知识,又营造了健康科普的良好氛围。

当然,国内健康科普也存在一些的问题,还需要政府、单位、社会和个人一起努力面对。一是全社会对于健康科普的经费投入不足,多数地区没有健康科普的专项工作经费,或者经费散落在不同的专病防控规划中。二是社会资金对于健康科普投入不足,由于健康科普的投入-获益时间长,资格审查严,设立科普基金、科普奖等方面的资金投入不足。三是奖励激励政策少,现阶段健康科普多属于政府投资的公益事业,针对健康科普人员、科普产品和活动的激励政策不足,参与热情不够,职称晋升等机制尚不能有效落实。四是健康科普资源库管理待规范,全国健康科普的资源库尚未建立,没有统一使用、共享的制度,高质量的科普产品不足,甚至存在不科学的科普产品。

第三节 健康科普在医疗卫生工作中 的定位和作用

随着我国健康中国战略的不断推进,以及电子产品、互联网技术的飞速发展,社会公众对于健康信息的需求量日益增长,获取健康信息的途径和方法也在不断改变。这既能凸显健康科普工作的重要性,但同时也给健康科普工作提出了更高的要求。我们必须认识到,各级各类医疗卫生机构是开展健康科普的主要阵地,医疗卫生工作者是开展健康科普的主力军。医疗卫生工作者在开展疾病诊疗、公共卫生服务的同时,及时普及健康知识也是同样重要的工作内容。

一、健康科普是医疗卫生工作的重要组成部分,是医疗卫生机构的重要工作内容

医疗卫生机构普遍将卫生健康宣传教育作为机构的一项重要任务,其主要目的是树立形象、传播品牌、展示风采,传递卫生健康服务信息和传播健康知识。通过开展宣传教育,可以建立起医疗卫生机构与社会公众沟通的桥梁、对话的平台,使公众能够了解医疗卫生机构工作和医疗卫生人员,从而构建和谐的医患关系,更好地开展医疗卫生服务工作。

传统的宣传教育形式包括对内宣传和对外宣传两大类:对内宣传的形式主要包括机构内刊、宣传站、网站等;对外宣传的方式包括报纸、期刊、电台、电视台、海报和活动等。随着近年来新媒体的广泛应用,新媒体平台也成为医疗卫生机构开展宣传教育的重要媒介,医疗卫生机构健康科普宣传的形式和途径日益丰富。

健康科普也是最容易被公众关注的内容,如医疗卫生机构的公众号已经成为公众获取健康科普知识的主渠道。科普工作的前提是能与公众进行有

效沟通,而与公众沟通也是医疗卫生机构宣传的重要目的。2017年,上海开展了首个由政府部门组织的省级"上海十大健康微信公众号"推选活动,在评出的"2017年上海市十大健康微信公众号"中8家公立医院的微信公众号上榜。数据显示,与2018年相比,2019年各大医疗卫生机构的微信公众号发布的文章中,健康科普的比例有较大上升(增加18.63%),发布的健康科普文章占全部文章的63.7%,保持优势地位。

由此可见,健康科普不仅向公众普及健康知识,也传递医院专科、专家信息等,帮助公众精准就医。同时,健康科普也是传递健康知识和医学人文关怀的桥梁,让公众走出医疗误区,方便就诊的同时,也可体现公立医疗卫生机构的公益性和核心价值观。

二、医疗卫生机构是开展健康科普的主阵地

医疗卫生机构的专业权威性及其汇聚的大量医务人员,加上每年80亿人次的诊疗人次数和患者强烈的健康知识需求,使其成为我国健康科普的主要阵地,也是开展健康科普最重要、最容易被公众接受的场所之一。

医疗卫生机构开展健康科普有其天然优势。健康科普是医疗卫生机构和医务人员的重要工作内容之一,健康科普可以融合在门诊治疗、住院护理、院外康复的各个环节。医务人员在诊疗活动中也需要通过健康科普的方式,与患者进行充分的交流,才能全面深入了解患者的病情,作出准确的判断,实现医患共同决策。患者只有得到医务人员的认真细致的个性化科普和指导,才能充分了解自己的病情,从而更好地配合诊疗方案,促进疾病转归,改善治疗和康复效果。对患者进行有计划、个性化的健康科普,还能促进患者对医学技术的理解,促进医患互信及和谐。

除了医务人员的主动交流,院内环境也可以成为健康科普的主要阵地,无论是门急诊的大屏、电视、互动广告屏,还是病房内外的海报、宣传版面、互动电视等,甚至专门设置的健康宣教室或者健康教育馆,都是健康科普的合适场地,在这些场地开展的健康科普很容易被患者及其家属所接受,效果通常优于通过大众媒体开展的健康科普。

三、医务人员是开展健康科普的主力军

医务人员是开展健康科普最重要的力量源泉。医患沟通是医务人员在临床诊疗工作中的主要内容之一,医患沟通的实质就是医务人员把专业知识转换成公众熟知的语言与患者进行交流和沟通,从而形成一致的诊疗意见,促进疾病治疗和康复的过程。要开展良好的医患沟通,医务人员不仅需要掌握专业的临床诊疗技术,也应具备专业的科普能力,而这两个能力结合起来就是健康科普最为重要的技能。一名优秀的医务人员往往可以成为优秀的健康科普人员。此外,很多医务人员既是临床诊治能手,也是新媒体应用专家,具有各种各样的技能,有的善于写稿、绘画,有的善于演讲、主持节目、表演小品,有的善于影视编辑等,这些特长都可以用来做健康科普。医疗卫生机构的宣传教育部门要善于挖掘机构内各类人才的特长,通过打造健康科普团队,进行健康知识的普及与传播。

医疗卫生机构负责宣传及承担健康科普任务的部门,要不断为医务人员创造机会开展健康科普工作。第一,要为医务人员创作的科普作品提供展示的渠道和平台,除了在医院的公众号、网站等渠道进行宣传外,还应推荐给主流媒体进行发表,在时机合适时可以将相关的作品、团队推荐给电台、电视台的健康节目。第二,要利用在摄影摄像、视频制作等方面的优势,对医务人员创作的健康科普作品进行再加工,以适应公众阅读和多媒体宣传的需要。第三,要熟悉医院专科、专家团队的情况,从新闻报道、好人好事报道、疾病宣传日、社会热点中敏锐地发现科普选题,有的放矢地进行约稿、发稿。第四,要有为医务人员、患者、公众及媒体服务的意识,让医务人员可以专心做科普,使患者和公众的疑虑能及时得到反馈、解释,使媒体与医务人员的沟通更精准、顺畅。

此外,属地的卫生行政部门、疾病预防控制机构、健康教育机构等要努力形成有利于医务人员开展健康科普的体制机制,包括将健康科普纳入职称评审、医务人员创优争先、医疗卫生机构等级评审等指标范围,组织开展属地健康科普平台、健康科普人员、健康科普作品的评选活动,引导医务人员更多地参与到健康科普工作中。

健康科普需要专业人员把深奥的科学道理、高深的观点和知识,用雅俗

共赏的语言和形式呈现出来。参与健康科普创作的人员可以是医生、护士、公共卫生人员等具有专业知识、技术特长的人员,他们是健康科普的"主力军"。同时,一些行业内的大专家则是各自专业领域的"霸王级"人物,如果能够调动这些大专家参与科普,则可以在科普传播的号召力等方面发挥更大的作用。所以,要充分挖掘大专家这一群体,如在网络平台中乐于表达、分享自己观点的专家,往往都是健康科普队伍的潜在对象,医疗卫生机构宣传教育部门的人员要主动联系和沟通,及时提供选题和科普方向,让他们参与到健康科普中来。

四、医疗卫生机构是抵御虚假健康信息的排头兵

健康知识广受公众关注,客观上造成了健康科普的良莠不齐。近年来,一些机构或个人利用健康科普热点,编造一些没有科学依据却耸人听闻的所谓医学知识,欺骗公众,吸引眼球,达到吸引流量或者推销商品的目的。同时,一部分大众媒体也因为专业性不强,出现传递的健康知识过时或错误等情况。

要有效抵御虚假不良的健康科普信息,必须依靠专业的部门和人员,医疗卫生机构和医务人员应当依靠专业性强、公众认知度高的优势,成为抵御虚假信息的"排头兵"。健康科普管理部门也应引导有影响力的健康科普渠道和人员,有针对性地开展科普宣传,还应通过建立联合的科普宣传阵地,让正确的健康科普信息得到更为广泛的传播,从而减轻不良信息的危害。

第二章
健康科普影响健康的机制与路径

　　健康科普是通过信息传播,帮助人们形成科学正确的健康认知,建立健康观念,主动采取有益于健康的行动的过程。人们通过获取、理解、分析、接纳健康信息,会在生理、心理、行为方面发生一系列改变,对健康造成深刻影响。健康信息对健康的影响和药物一样,只不过药物通过服用和注射进入人体,发挥药效,而信息通过眼睛和耳朵进入人体,对人产生影响。

第一节　认知的概念、特点及过程

一、认知的概念

　　认知是指人脑对内、外部信息(刺激)的获取、理解、分析、储存、输出的过程,包括感觉、知觉、记忆、思维、语言和想象等。其中:①感觉是对事物个别属性和特征的认识,如颜色、明暗、声调、气味、粗细、软硬等。②知觉是指人体对通过感觉获取的客观事物的个别属性进行分析、综合、加工的过程,是在感觉经验的基础上建立的对事物的整体认识,以人们对苹果的认识为例:它的形状是圆的、颜色是红色或绿色的、气味是清香的,这些属性构成了人们对苹果的知觉。③记忆是指人们保留在大脑中的、通过感知觉获得的知识或经验,在需要时能再现出来的现象。④思维是指人们运用已有的知识和经验间接、概括地认识客观事物,揭示事物的本质和规律,形成对事物的概念,进行推理和判断,解决面临的各种问题的过程。⑤人们使用抽象的符号(如口语、文字、绘画)把思维活动的结果和认识活动的成果与他人进行交流,这就是语言活动。⑥想象是人在脑子中对记忆所提供的材料进行加工,从而产生新的形象的心理过程。

认知能力是指人脑加工、存储和提取信息的能力,即我们一般所讲的智力,如注意力、观察力、记忆力、想象力、计算能力、逻辑推理能力等。人们认识客观世界,获得各种各样的知识,主要依赖于认知能力。

二、认知的特点

人类认知是个体对信息的获取、理解和应用的活动,有其独特的规律和特点。

(一) 主动性

人类天生具有探索世界的主动性和积极性,具有与生俱来的好奇心和探知欲。

(二) 抽象性

抽象是指人类从经验中提取关键信息,并形成概念的过程。如人们总结传染病之所以会传染是因为存在病原体传播的途径,经过提炼,形成了传播途径的概念。

(三) 局限性

人类对自身和客观事物的认识来自自身的感觉、思维器官和现有的科学技术,无论是在宏观还是在微观上,人类的认识都存在局限性,如对新发传染病病原体结构的认识等。

(四) 选择性

人类对信息的获取总是按照自己的兴趣有选择地接收和加工,而对没有兴趣的信息往往会视而不见,充耳不闻。

(五) 情感性

情感是指人类对于客观事物是否符合自己的需要而产生的态度体验,如亲情、爱情、友情等,是人类对行为结局的生理评价反应。人类的所有认知活动都伴随着情感的参与。所谓"有缘千里来相会,无缘对面不相识"。

（六）经验性

人类对信息的认知总是在过去经验的基础上进行的，人类知识积累的过程就是认知的过程。

（七）阶段性

人类的认知活动总是从简单到复杂，从粗糙到精细，从局部到全面，从表象到抽象，由注意到记忆，从直接到间接的过程。

三、认知过程

认知过程是指人脑以感知、记忆、思维等形式反映客观事物特性及其关系的心理过程。认知域理论认为，人类的学习须同时调动大脑的认知域、情感域和心理动力域三个功能区。

（一）认知域

包括知道、理解、应用、分析、评估和创造六个步骤。其中：①知道是指对信息的获知；②理解是指清楚信息的含义；③应用是指能够把获取的信息用于具体实践或有关场景；④分析是指对信息内容、不同内容之间的关系、归因等做出推断；⑤评价是指对信息传递的内容是否与有关标准相符及符合的程度进行判断；⑥创造是在对获取的信息的意义进行评价的基础上，进行重组、综合的过程。

（二）情感域

情感是人类认知活动密不可分的一部分，没有情感的认知活动是机械的、冰冷的和没有意义的。人们首先在情感上接受信息，才会有了解、关注或接纳的意愿；接受信息后，还需要在情感上做出积极的回应，并内化为自己的价值和态度。

（三）心理动力域

包括人体反射活动（如骨骼肌收缩）、基本身体活动（走、跑、跳、推、拉等）、感知能力（视觉、听觉、触觉或协调）、身体能力（耐力、灵活性、敏捷性、力量、反应-反应时间或灵巧性）、技能性活动（游戏、体育、舞蹈、表演或艺术的技能和动作）、非话语沟通（人体语言）。

第二节　信息影响的大众传播机制

一、信息的生成

(一) 信息的编码机制

威尔伯·施拉姆的《大众传播学》认为：信息通过大众传播媒介(机构)进行信息传播是对信息进行译码、释码和编码，从而变成可以被传播出去的符号(讯息)的过程，每个受传者和传播者都扮演着译码、释码和编码的角色。从这一观点可得知，在开展信息传播时，要注意从信息的编写、解释方面做到科学准确，避免出现错误信息，造成误导。

(二)"议程设置"模式

麦克姆斯和肖于 1972 年提出了"议程设置"模式，该模式中的议程设置是大众传播媒介影响公众的重要方式，其主要观点包括：①大众媒介可以通过有意识地提供某些方面的信息，主动影响受众对这些信息的关注，并引导他们谈论这些话题的先后顺序；②大众传媒对某些事物和意见的报道和强调程度与受众对这些事物和意见的重视程度成正比，该理论强调受众的态度和行为会受到大众媒介设置的议题的影响；③经常接触大众传媒的受众会更多地受到大众媒介的影响，其态度与大众媒介具有更多的一致性；④受众不仅关注媒介强调的议题，而且关注媒介对这些议题的主观倾向性和态度。应用议程设置模式，能够通过议程设置在不同的团体和群体之间建立共识、实现对话，能够实现对公众的舆论引导。

(三) 前景理论

前景理论(prospect theory, PT)假定说服性讯息可分为两类：一类是"如果不采取某种行为会招致损失"，另一类为"如果采取某种行为会给你带来益处"。在进行讯息设计时，强调损失的讯息会有利于公众采取冒险行为，而强调获益的讯息更有利于使公众采取风险规避行为。公众对损失的敏感性要远远大于获益。如果一个人被告知将遭受损失，他更倾向于采取冒险的行为，即使他知道冒险可能带来更大的损失；而一个人为了避免失去既得利益,会采取更保守的态度,不愿再去冒险,即使知道冒险也许会带来更多的收益。

在设计健康讯息时,要么设计为某种行为或改变能够带来益处(获益设计),要么设计为采纳或不采纳某种行为所带来的害处(损失设计)。如公众之所以愿意去做健康筛查或体检,是因为他们被告知自己的健康可能已经出现了问题,所以即使查出不良后果会让自己更沮丧,也应该去查一下(如乳腺检查)。而很多人愿意参加体育锻炼,是因为被告知体育锻炼有很多益处,比如使自己的身材更健美、提高睡眠质量、减少抑郁情绪等。所以,损失设计的健康讯息更适合于促使公众的疾病筛查行为,如睾丸自查、HIV 筛查、血脂检测、皮肤癌自查等;而获益设计的健康讯息更适合于促使公众采纳预防性健康行为,如佩戴太阳镜、进行体育锻炼、使用汽车儿童安全座椅。

二、信息的传播

(一) 信息的"大众媒体—意见领袖—公众"两级传播模式

美国著名社会学家拉扎斯菲尔德提出了"两级传播理论",后又发展为"多级传播"学说,提出了"既有政治倾向的作用""选择性接触机制"和"意见领袖"等概念。

拉扎斯菲尔德认为,公众的选举意向、购物、时尚、观念、生活方式等并不是听从了大众传媒的宣传或劝服,而主要是因为家人、亲戚、朋友、同伴的劝服影响。大众传媒传递的信息和观念总是首先达到"意见领袖"(opinion leader)那里,然后再通过"意见领袖"的人际交流传递给大众,构成两级传播。大众媒体主要发挥信息的广泛告知作用,而人际传播主要在促使公众发生态度和价值观的转变,并最终产生行为方面,发挥重要的作用。

"意见领袖"是指在信息传递和人际互动过程中少数具有影响力、活动力,既非选举产生又无名号的人,他们是在人际传播中经常为他人提供"意见"或"建议",同时对他人施加影响的"活跃分子",他们在信息传播过程中,发挥中介或过滤的作用。社会知名人士、技术专家、各类名人和明星、教师和生活经验丰富的普通老百姓等都可以充当"意见领袖",他们在社会群体中有较高的威望和"权威性",其观念、态度、行为习惯和生活方式往往是其他人追随和效仿的对象。

一般来说，"意见领袖"具有以下特征：①具有较高的社会经济地位。②与公众联系密切，有较高的威望。③社会阅历广，公信力高。④具有创新思想。"意见领袖"并不集中于特定的群体或阶层，每一个群体都有自己的"意见领袖"，他们与被影响者一般处于平等关系，而非上下级关系。"意见领袖"也是不断发生变化的，时空条件的变换、人际关系的变化、社会地位的升降、社会参与频率的增减、人员背景的改变等，都可能促使此时此地此事的"意见领袖"成为彼时彼地彼事的被影响者。

在开展科普活动时，要注意找到人群中的"意见领袖"，发挥他们的第二级传播作用。

（二）信息的社会扩散模式

1962年，埃弗瑞特·罗杰斯创建了"创新"（新知识、新观念、新技术等）扩散理论模型。根据对"创新"的接受情况，可把人们分为"先行者""早期少数""早期多数""晚期多数"和"滞后者"五种。"先行者"约占人群的2.5%，他们一般受过良好教育、有探索精神、信息来源广泛、勇于冒险，对新生事物非常敏感，最早注意到并很快接受"创新"。"早期少数"（约占人群的13.5%）一般是受过良好教育的领导者或公众人物，也能够较快地接受创新。"早期多数"（约占人群的34%）在面对新生事物的时候会表现得谨慎小心、深思熟虑，但他们会有很多非常规的社会交往活动，会接触到"创新"。"晚期多数"（约占人群的34%）是人群中的"怀疑派"，倾向于保守传统，一般来说其社会经济状况较低。"滞后者"（约占人群的16%）的主要信息来源是邻居或朋友，对新生事物和改变现状有着恐惧心理，难以接受创新。

罗杰斯认为，从对信息的知晓到接受需经历五阶段：①知晓；②承诺；③尝试；④接受；⑤维持。"创新"的社会传播速度符合S型曲线的变化规律，即慢—快—慢。

根据"创新"的社会扩散理论，一个易于被接受和采纳的"创新"应该是：①采纳这种新行为会带来好处（如按时接种疫苗可起到预防传染病的作用）；②符合已有的社会规范；③简便易行（如口服叶酸，不需要使用复杂的技术）；④能够被大家切实看得到，眼见为实；⑤能够被预先尝试。

在开展传播活动时，要区分接受"创新"处在不同状态的人群，采取有针对性的措施，同时扩大传播的覆盖面和提高传播速度。

（三）"沉默的螺旋"理论

"沉默的螺旋"理论是由德国女传播学家伊丽莎白·诺埃勒-诺依曼于20世纪70年代提出的一种描述社会舆论形成的理论假设。诺依曼发现，公众在表达自己想法和观点的时候，如果发现自己的观点得到了其他人的广泛赞同，就会对这类观点更加大胆地发表和扩散。相反，如果发觉某一观点无人或很少有人理会，即使自己内心当中赞同它，也会保持沉默。一方的沉默会造成另一方意见的增势，如此循环往复，使增势一方的声音越来越强大，另一方越来越沉默下去的螺旋发展过程。该理论认为，个人意见或态度的表明是一个社会心理过程。社会舆论的形成是大众传播、人际传播和人们对"舆论环境"的认知心理三者相互作用的结果。经大众传媒强调或提示的意见由于具有公开性和传播的广泛性，容易被当作"多数"或"优势"意见所认知。这种环境认知所带来的压力或安全感，会引起人际接触中的"劣势意见的沉默"和"优势意见的大声疾呼"的螺旋式扩展过程，并导致社会生活中占压倒优势的"多数意见"——舆论的诞生。"沉默的螺旋"理论强调了舆论的社会控制功能，强调了大众传播具有强大的社会效果和影响。

（四）教养理论

以美国批判学者伯格纳为代表的传播学者认为，大众传播会对社会公众产生长期潜移默化的影响。反复和持续播出的电视节目教导人们形成共同的世界观、角色观和价值观，即教养作用。教养理论强调大众传播在促使社会成员对社会形成"共识"中发挥着巨大的作用，大众传媒所提供的"象征性现实"与客观实现之间是有差距的，传媒的倾向会带来或好或坏的社会效果。

（五）条件反射与行为学习理论

俄国生理学家巴甫洛夫提出经典条件反射理论，该认为，人的行为是外部信号重复刺激的结果。比如孩子在每次洗手时都播放音乐，重复一段时间后，只播放音乐，孩子也会乖乖地去洗手。操作性条件反射理论认为，人的行为的形成是一个试错的过程，行为的形成取决于行为的后果或对行为后果的期待。比如，一个男孩抽烟，他的女朋友赞美说："吸烟很有男人味，真帅。"那么这种表扬和鼓励就会使吸烟这种行为持续下去；相反，如果他的女朋友对他进行批评，认为吸烟很不文明，那么吸烟的行为可能就会终止。美国行为主义心理学家斯金纳在经典条件反射理论的基础上创立了操作性条件反射理论,该理论认为,人的行为并非先天形成,而是在后天试错的过程中,受到被鼓励或强化的行为后果所影响。

经典条件反射和操作性条件反射理论奠定了行为主义学习理论的基础,即人的行为是习得的,并受到环境条件刺激和行为后果的影响,也是可以通过改变条件刺激和行为后果而改变的。条件反射理论在心理治疗领域得到了广泛的应用,如对恐惧症的系统脱敏疗法、精神病的代币疗法、对抑郁症和焦虑症的认知疗法、对高血压等身心疾病的生物反馈疗法等。

(六)影响行为改变的因素

美国健康教育学家格林提出 Precede-Proceed 模式,其中"Precede"是指找出影响行为的倾向因素、促成因素和强化因素,以更好地实施教育和环境干预。"Proceed"是指在进行教育和环境干预时,要运用政策、法规和组织措施。其中:①倾向因素是指为行为改变提供理由或动机的先行因素。它是产生某种行为的动机或愿望,或是诱发产生某行为的因素,其中包括知识、信念、价值观、态度及自信心,以及现有技能、自我效能等。②促成因素是指允许行为动机或愿望得以实现的先行因素,即实现或达到某行为所必需的技术和资源,包括干预项目、服务、行为和环境改变的必需资源、行为改变所需的新技能等。如健康食品的供应情况、保健设施、医务人员、诊所等资源;医疗费用、诊所的距离、交通工具、个人保健技术;政府的重视与支持、法律、政策等。③强化因素是指对象实施某行为后所得到的加强或减弱该行为的因素,这类因素来自行为实施者近旁的人,如配偶、亲属、医生、教师、同伴、长辈等;也包括行为实施者自己对行为后果的感受,如社会效益(如得到尊重)、生理效益(如通过体育锻炼后感到舒展有力、经治疗后痛苦缓解)、经济效益(如得到经济奖励或节省开支)、心理收益(如感到充实愉快)等。

三、信息传播的影响因素

(一)信息传播的社会约束机制

德国学者马莱茨克强调信息传播会受到社会环境内复杂因素和变量的影响。包括:①社会道德规范、社会文化规范和法律等社会环境的约束;②来自传播对象的社会人口学特征的约束;③来自媒介组织的约束;④来自工作群体制度、政策、规范和价值观的约束;⑤来自传播者的个性倾向性和自我形象的约束。马莱茨克认为,信息接收者心目中的媒介形象导致接收者对媒介内容的期望,因而可以认为这种形象将影响到接收者对内容的选择、感受和反应的方式。媒介的知名度和可信性是媒介形象的重要组成部分。这个机制说明在开展信息传播时,要注意来自各方面的影响,保证信息传播的有效性。

(二)"知识沟"假说

美国传播学家蒂奇纳等人于 1970 年在"大众传播流动和知识差距增长"一文中提出了"知识沟"的概念。"知识沟"假说认为,文化程度、社会经济状况较好的人,一般具有更好地获取、理解和处理信息的能力。另外,社会经济状况好的人社会交往范围广,获得信息的速度更快、渠道更多。相反,文化程度、社会经济状况差的人很难找到与其价值观和态度相协调的媒介信息,获取、阅读、理解和处理信息的兴趣降低。这种情况使不同人群之间的知识水平越来越悬殊,导致"知识沟"。"知识沟"也存在于不同政治倾向、不同年龄的人群之间,大众传媒传播的信息,既会扩大"知识沟",也会缩小"知识沟"。在开展传播活动时,应重视"脆弱"人群,如社会经济状况较差者、老年人等。

(三)"使用与满足"理论

传统的传播理论认为媒介在传播过程中发挥着说服受众的主导作用,受众是被动的,而"使用与满足"理论则认为受众根据自身的"需求"接触或选择媒体,并通过接触和选择特定的媒体使自己的特定需求和动机得到"满足"。受众通过选择、使用、满足的过程对媒体造成影响,强调了受众在大众传播过程中所发挥的作用和重要地位。

现代"使用与满足"理论的代表人物 E·卡茨认为,受众对媒体的选择和接触可以表述为:

"(社会因素+心理因素)→媒介期待→媒介接触(选择)→需求满足"

其主要观点包括:①公众使用媒介的目的是满足自己的需要,这种需要和社会因素、个人的心理因素有关,如年龄、职业、家庭背景、受教育程度等社会因素,以及个人的意愿、需求、动机以及行为等心理因素。②公众接触和使用媒介需具备两个条件,一是媒介的可及性,二是媒介印象;即受众对媒介是否能够满足需求的评价,是在过去媒介使用的经验基础上形成的。③公众通过对媒介是否能够满足自己的需求的评价,决定着公众对媒介的接触和选择。

该模式说明,在开展大众传播时,要进行深入调查研究,充分掌握受众的特点和实际需要,做到有的放矢。

(四)标准经济学原理

当公众获取信息,在根据信息的指示采取行动时,会按照个人利益最大化和损失最小化的原则行事,这种模式也被称为理性选择理论。向公众提供信息,会激发公众的兴趣,引发需求,最终产生行动。但这个过程并不是线性的,只有对于那些公众关注度极高的问题(如埃博拉疫情)或与公众自身利益有着密切关联的事物(如空气重污染),才能仅靠提供信息就可改变公众的行为,否则知识和信息很难引发公众的行为改变。所以,提供信息只是影响行为改变的第一步。

(五)认知不协调理论

态度是指对某特定行为的情绪反应。早期的心理学模型认为,态度可直接引发行为意向,但事实上,两者并非线性关系,还会受到其他因素的影响。所谓价值与行动鸿沟解释了个人价值与实际行为的不一致。而且,有很多时候,也有可能是在公众实施了某种行为之后,才改变了自己的态度。根据认知不和谐原理,公众在持有两个不一致的观点时,会感到内部冲突(认知不和谐),从而促发观点的转变,以达到认知的和谐。该原理在吸烟者中表现突出,大多数吸烟者很清楚吸烟会引起肺癌和其他健康问题,同时他们也渴望长寿和健康。吸烟者会在内心中寻求减少这种认知冲突的方法,要么放弃吸烟,要么把吸烟行为进行"合理化",如声称吸烟能够使他们保持身材苗条,或者声称也有一天吸30支烟还能活到100岁的人。传播活动能够转变公众的态度,但态度并不适合作为行为转变的前置指标或行为的近似评价指标。

(六)习惯与常规原理

俗话说"习惯成自然",公众的很多日常行为因为多次重复而定型,所以行为在发生时几乎常常不受意识的控制。如公众总是习惯上把电器放置到待机状态,或在刷牙时保持水龙头继续出水。这些行为常常是无意识的,很难解释或合理化。针对这些行为的传播活动,首先就是要使公众意识到这么做的问题所在。通过环境媒体传播健康讯息,会产生极佳效果。如:在洗手池附近张贴关于洗手预防流感信息的招贴画或不干胶贴,会吸引公众主动洗手;在动车组列车的厕所张贴"吸烟会导致列车急停"标识,在飞机机舱厕所中张贴"在航班上吸烟将面临刑事处罚"标识,会起到良好的控烟效果。

(七) 自我效能感

也被称为代理或想象到的行为控制力,是指公众关于自己是否能够成功实施某种行为或实现预期效果的自我感觉或信念,而不是指一个人真正的能力或实现特定目标的能力。自我效能感决定着公众是否愿意尝试或准备改变某种行为,缺乏自我效能感是行为转变的主要障碍之一。公众的自我效能感会受到很多因素的影响,包括过去的经验或个人信念(如有的人天生比其他人更悲观)、他人的鼓励和言语劝说等。

(八) 情绪与情感

情绪与情感通过影响公众的态度、习惯或自我效能感而间接影响行为,也可直接促使行为发生转变。开展旨在激发情感的传播活动,必须找到引起情感反应的因素。如公众的减肥行为是出于恋爱的需要,爱情在改变人的行为方面作用巨大。

第三节　信息认知评估机制

人体感受器(眼、耳、鼻、舌、皮肤、黏膜、内脏、血管、神经)和中枢神经(大脑和脊髓)需要随时对来自人体内外的环境信息(刺激)进行评估,并根据评估结果,做出应对决策,由效应器(腺体、骨骼肌等)产生相应的生理反应或行为(行动)。生理反应和行为结果作为反馈信息又会被传回中枢神经系统,进行再评估和再决策,产生新的生理反应或新的行为(行动),形成持续运行的"刺激—评估—行为决策—行为"循环,以保持人体内部生理生化稳定和与外环境之间的相对平衡。

一、感觉性评估

人体感受器和中枢神经系统对内、外部刺激的性质、频率、强度等进行的不间断的监测评估是行为决策的基础和前提。人体随时随地接受环境刺激信号,并把信号通过传入神经实时传输到中枢神经,由中枢神经对刺激进行感觉性评估和社会性评估。

感觉性评估是指对人体通过感觉器官和中枢神经对体内生理生化平衡变化(如酸碱平衡失调、营养素缺乏、高血糖等)、环境理化改变(如冷热温度、干湿度、坚硬度、尖锐度、柔软度、酸甜苦辣味道、香臭气味、颜色、亮度等的变化)等内、外部刺激进行的感知和分析判断,评估的结果包括饱腹/饥饿感、口渴感、疼痛感、温暖/寒冷、舒适/难受、悦耳/刺耳、漂亮/丑陋、可口/难吃、甜/苦、香/臭等。感觉性评估一般是在无意识的情况下,由人体感受器和中枢神经系统自动进行的。

二、社会性评估

社会性评估是指个体在意识的控制下,通过比较、权衡、分析推理和归纳总结,对感觉性评估结果和外环境刺激(视听觉信息等)进行评估,以做出是否采取行动或采取什么行动的决策。如个人会对饥饿感和进食冲动(感觉性评估结果)进行评估,如果做出应该立即进食的决策,就会继而对食物的可获得性、食品或餐饮广告、餐厅、摆放位置进行分析。为了做出行为决策,进而采取行动或改变自己的行为,个体主要会对内、外部刺激的重要性、安全性(危险性)、获益性和现有资源4个方面进行评估。

(一) 重要性评估

重要性评估是指公众关于内、外部刺激对于自己来说是否重要的估计。既往的研究发现,大脑腹内侧前额叶皮质、眶额叶皮质和腹侧纹状体负责对内、外部刺激的价值性评估。最新的研究认为,这种评估机制主要存在于丘脑室旁核。公众对环境刺激重要性的估计存在一定的规律。比如,公众在同时面对多种选择时,总是先进行感觉性评估,然后再进行社会性评估,解决强烈的饥饿感、剧烈的疼痛、严重的口渴、紧急的生命威胁等问题,以及漂亮的外观、好闻的味道、亲近的关系等,总是比其他事项更重要;公众倾向于把能引起强烈感官反应的事物评估为更重要;公众习惯于认为远水解不了近渴,更易于把在空间和时间上临近的人和事物评估为重要。

(二) 安全性评估

安全性评估是指对内、外部刺激是否会对自己的生存、发展和生命安全构成威胁的估计。人有自我防御本能,很多行为都是直接或间接地为了使自己更安全。研究发现,人脑的下丘脑基底核、腹内侧前额叶皮质、背外侧前额叶皮质和前岛叶负责个体对安全性/危险性的认知分析。人体在受到内、外部刺激,安全感受到严重威胁时,大脑颞叶海马区会对刺激的性质、种类、危险性进行快速评估,交感神经系统快速启动,做出是"战斗还是逃跑"(fight or flight)的决策。同时,蓝斑-交感-肾上腺髓质轴和下丘脑-垂体-肾上腺皮质轴自动启动,人体会出现心跳加速、呼吸增快、血糖和血脂增高等生理性行为的变化,以调动人体的能量,应对安全威胁,但可导致肌体耗能、组织分解、血管痉挛、组织缺血、致死性心律失常、高血压、糖尿病等多种健康问题。安全感受到持续性的严重威胁时,初期会出现焦虑、攻击性或极端冒险性行为,最后会发展为抑郁、疲劳和衰竭,导致哮喘、胃溃疡、糖尿病、心脏病、恶性肿瘤等。可见,长期持续性的不安全感在慢性非传染性疾病和感染性疾病的发生中扮演着重要的角色。

(三) 获益性评估

获益性评估是指公众对内、外部刺激是否可为自身带来益处所进行的评估。获益包括生理上的满足、物质上的获取或占有、精神心理上的愉悦、同伴或群体的认同或支持、家人和朋友的肯定、乐观的预期、安全保障等。研究表明,人脑中存在专门的对预期奖励(获益预期)进行评估的脑区——腹内侧前额叶皮质和腹侧纹状体,由其做出是否努力的决策。

公众总是"无利不起早",倾向于实施那些对自身有益或使自己获益最大化的行为;公众总是倾向于买涨不买落;公众倾向于把能使自己感官舒服的(止渴/饿的、甜的、香的)、满足生理需要的评估,认为是有益的;公众往往经受不住大奖的诱惑,倾向于高估结局良好的小概率事件发生(如买奖券中大奖)的可能性。值得注意的是,公众天生对损失更敏感,损失的痛苦常常大于获益的快乐。大脑的杏仁核专门管理个体的损失预期。

(四) 资源评估

资源是指个体可获取的用于采取行动或改变行为的体力、精力、知识、技能、经验、环境条件、经济状况、社会支持等,是促使行为产生和发展的保障。一般来说,个人拥有的资源越多,自我评估的模式也会越积极,自我效能感越强,也越有可能采取某项行动或改变某个行为。但自我评估模式不仅受到个体拥有的资源情况的影响,还会受到遗传、个性心理特征、情绪、情境、他人劝说等因素的影响。研究表明,大脑豆状核负责自我效能评估。

第四节   健康科普信息影响健康的路径

当个体在接收到健康信息时,信息中的内容和情感均可激发人的神经内分泌和免疫系统,从而对人体健康造成深远影响。

一、信息-蓝斑-交感-肾上腺髓质-疾病路径

当大脑通过人体感受器接收外部信息(刺激)时,特别是急性、强烈、不良刺激时,脑干蓝斑-交感-肾上腺髓质轴立即激活,去甲肾上腺素分泌增多,引起紧张、焦虑等情绪反应。交感-肾上腺髓质系统兴奋,引起儿茶酚胺(去甲肾上腺素、肾上腺素和多巴胺)分泌增多,心率增快,心收缩力增强,心输出量增大,血压升高,血糖增加,脂肪分解增快,支气管扩张,使机体处于唤醒状态,以做出应对。但长期持续性紧张,可引发消化道溃疡、高血压、血栓形成等。

二、信息-下丘脑-垂体-肾上腺皮质-疾病路径

下丘脑-垂体-肾上腺轴是人体神经内分泌系统的重要组成部分之一,主要负责管理外部刺激(信息)的应对(应激)反应,参与调节多种人体系统功能,如消化系统、免疫系统、情绪、性行为,以及能量贮存和消耗。

下丘脑-垂体-肾上腺轴主要由 3 个部分组成,包括:①下丘脑室旁核,其功能是合成并分泌抗利尿激素和促肾上腺皮质激素释放激素(corti-cotropin-releasing hormone,CRH)。②抗利尿激素和 CRH 可作用于垂体前叶,促进促肾上腺皮质激素(adrenocorticotropic hormone,ACTH)的释放。③ACTH 作用于肾上腺皮质,使其合成糖皮质激素(皮质醇)。

抗利尿激素又被称为"血管升压素"。当身体缺水时,抗利尿激素释放,并作用于肾脏,产生保存水分的效果。糖皮质激素(皮质醇)可以反馈作用于下丘脑和垂体(分别抑制 CRH 和 ACTH 的合成与分泌),形成反馈调节环路。皮质醇可起到升高血糖、维持循环系统对儿茶酚胺的反应性、抗炎抗过敏的作用。但长期持续性分泌增多会降低人体的免疫功能,出现精神行为异常,

儿童生长发育迟缓,抑制性腺功能。下丘脑-垂体-肾上腺轴的主要作用是调节情绪、行为反应,影响内啡肽的分泌。内啡肽又可抑制交感-肾上腺髓质系统活性、ACTH 和皮质醇的分泌,并有应急镇痛作用。

皮质醇和儿茶酚胺抑制免疫系统的功能,包括抗体、细胞因子生成和自然杀伤细胞活性,以及淋巴细胞增殖。β-内啡肽增强或抑制抗体生成和巨噬细胞及 T 细胞活性。抗利尿激素促进 T 细胞增殖。ACTH 增强或抑制抗体和细胞因子生成、NK 细胞和巨噬细胞活性。

三、信息-心理-应对路径

积极正向的情感性信息会对心理健康产生积极的影响,如有益于个体建立积极的信念和较高的自我效能感,减少不良情绪体验,提高社会交往能力,改善身心状态。

负性的、不良的情感性信息会引起焦虑、愤怒、恐惧、悲伤、抑郁和绝望等不良情绪体验和心理疾病,甚至会引起应激性社会行为反应,如吸毒、暴力、自杀等。

重大、紧急性刺激(信息),如经历重大伤亡、事故灾难等,会导致创伤后应激障碍(post traumatic stress disorder,PTSD)。

四、信息-评估-行为路径

个体在接收健康信息后,会进行社会性评估,很快终止不利于健康的行为或采取有益于健康的行动,从而对生理健康产生即时性和延时性影响。

(一) 即时性影响

如良好的医患传播可起到安慰作用,在短时间内降低肠易激综合征患者的生理激惹和疼痛水平。医生的鼓励,可立即增强患者的自我效能,树立战胜疾病的信心。个人接收身体活动与健康的信息后,及时开始运动,可以起到立即改善睡眠的作用。慢性阻塞性肺疾病(简称"慢阻肺")患者立即停止吸烟,可在短时间内改善呼吸。

(二) 延时性影响

延时性影响主要包括长期的健康行为和生活方式对心理、人体机能、疾病预防和康复的改善作用。这些影响包括:

1. **促进对健康保健服务的科学和合理利用**　通过健康传播,医务人员不仅能告知患者所应进行的检测和治疗,也能够为患者提供获取保健服务的信息,促进医务人员之间的合作,倡导适宜的治疗和社区服务。

2. **就健康问题达成共识**　平等的医患沟通可使医患双方就疾病的诊疗达成共识,增加医患双方的满意度,促进患者对诊疗过程的参与,增加患者应对病症的能力,增强就医信任感,从而提高患者对医疗方案的依从性。

3. **促进"治疗性同盟军"的形成**　"治疗性同盟军"包括患者、医护人员、朋友、家人和保健服务提供方,以及所有这些人之间的互信和合作。

4. **促进情感的自我管理能力**　患病会激起患者的很多不良情绪,如愤怒、悲哀、恐惧、担忧等,严重影响患者的身心状态。医患沟通可从多方面减轻患者的心理压力。

5. **改善家庭和社会支持**　社会支持是指患者从其社会交往关系网络中获取的情感、道义的或经济上的支持。社会支持感可直接影响生理功能,如降低激惹症状、逆转下丘脑-垂体轴兴奋引起的过度反应行为,以及生理性诱导的免疫调节反应。医患传播可发挥重要的社会支持作用。

6. **改善患者赋权和行为能力**　医患沟通可通过对患者赋权而使其在管理自身健康的过程中掌握必要的技能,包括对诊疗过程和决策制定的主动参与,以及管理日常健康行为的技能。

7. **高质量的决策**　包括信息交换、协商和做出决定三个方面。

8. **营造有益于健康的人际关系环境**　人们也可以通过人际关系的信息传递和行为示范作用,获取知识、转变态度和行为。

9. **媒介环境**　媒介环境是指由媒介和信息所构成的生活环境,通过舆论导向、公众人物示范、社会教育、发布广告等形式,为人们传递健康知识、思想观念和行为模式。

第三章
健康信息的创作与编写

第一节　健康信息的概念、分类和特点

一、健康信息的概念

信息是对客观事物的特征、现象、本质及规律的描述,与物质和能量一起构成世界的三大要素。顾名思义,健康信息(health information)就是指关于健康和疾病的特征、现象、本质和规律的描述。

信息具有以下特征。

(一)载体依附性

信息不能独立存在,必须依附于特定的载体。比如关于糖尿病防治的信息,可以通过语言文字、图画、视频等载体呈现或传递。

(二)价值性

信息是人类认识世界、改造世界的工具,有了人就有了信息和信息的传递,没有信息和信息的传递就没有人类社会。人类获取、理解、分析和应用健康信息,可以达到防治疾病,保护和促进健康的目的。

(三)流动性

信息总是在客观世界与人之间、人与人之间传递,每个人每时每刻都从自身、他人和环境中获取大量信息,同时向自身和他人发出大量信息。比如,我们大脑每时每刻都会收到自己身体感官的信息,也会通过各种媒介获取新闻信息、天气信息,通过与他人互动获取同事或朋友的消息等。

（四）共享性

信息可被无限分享，而不会因为分享的人次数增多而减少或消失。比如，关于高血压防治的科学信息可以同时被所有人长期反复所学习和应用。

二、健康信息的分类

为了健康科普工作的需要，一般来说，健康信息可分为语言信息、图画信息和视频信息三类。

（一）语言信息

包括文字语言信息、肢体语言信息和类语言信息。文字语言信息包括书面语言信息和口头语言信息。

书面语言信息是指以文字为载体的信息，如一篇关于糖尿病防治的科普文章、传染病疫情防控核心信息等。运用书面语言信息进行健康科普，准确、严谨，可被广泛、反复传阅，但要求传播者具有较好的写作能力，信息接收者具有较好的阅读理解能力。

口头语言信息是指以口语的形式传递的信息，如医生对患者的病情告知、健康讲座、一段讲话录音等。运用口头语言进行健康科普，简单、方便、互动性强。

肢体语言包括眼神、表情、身体姿势、着装，舞蹈、哑剧等也是主要通过肢体语言传递信息。肢体语言可对口头语言起到强化作用，也可独立发挥传情达意的作用。哑语主要靠肢体语言。

类语言信息是指说话时的声调、节律、咳嗽等。类语言可对口头语言起到强化、转折、补充等作用。

（二）图画信息

运用照片、图片、绘画、表格传递的信息。如健康行为倡导招贴画、健康技能操作示意图、儿童健康知识绘本等。图画信息形象醒目，主题突出，风格明快，富有感召力。

（三）视频信息

视频信息是指用电视、电影、互联网等传递的有人物、有场景、有情节的信息。如健康科普电视节目、含有健康元素的电视公益广告、以疾病和健康为主题的电影等。运用视频信息进行健康科普，形象、生动、感染力强。

三、健康信息的特点

健康信息除了具有一般信息的特点外,还应满足以下要求。

（一）科学性

健康信息是有关人的健康和疾病的信息,所有信息均应以科学观察、科学研究、科学实践为基础。

（二）严谨性

健康信息直接关系到公众的身心健康和疾病的治疗与康复,性命攸关,必须做到准确严谨。

（三）实用性

保护和促进人类的健康是健康信息存在的主要价值,人们获取健康信息的目的是改善自身和他人的健康。

第二节 健康讯息与关键健康讯息

一、健康讯息

健康信息泛指所有与健康和疾病相关的信息。健康讯息（health message）则是指为了普及健康保健和防病知识而有目的地制作的一组信息。讯息与信息的含义不同,"讯息"是有具体意向的、有针对性的、为了达到一定目的而制作的一组或一段信息,如一期健康科普节目、一段健康短视频、为了提醒患者服药注意事项而向患者说的几句话等。

二、关键健康讯息的定义和概念

"关键健康讯息"（key health message）是传播者根据开展健康科普活动和目标人群的需要,有计划、有目的地设计的一组讯息,也被我国部分学者称为"健康核心信息"。关键健康讯息不同于一般讯息,而是特指对于解决当前某个健康问题或目前对于受众来说最重要、最需要的讯息。设计、制作、传播关键健康讯息的目的是让目标人群根据传播者的指示或指导,树立或转变态度、观念或价值，形成或改变行为，如采取某种有益于防治某种疾病、解决某种健康问题的具体行动。如卫生部于 2011 年印发《结核病防治核心信息（2010 版）》，其中，面向医务人员的核心信息有三条：

1. 对咳嗽、咯痰两周以上的患者要警惕肺结核。

2. 发现疑似肺结核病例，依法报告、转诊。

3. 要对疑似肺结核患者及家属进行健康教育。

面向肺结核患者的核心信息两条：

1. 坚持完成全程规范治疗是治愈肺结核、避免形成耐药的关键。

2. 避免肺结核传播是保护家人、关爱社会的义务和责任。

面向密切接触者的核心信息三条：

1. 要督促患者按时服药和定期复查，坚持完成规范治疗。

2. 如出现咳嗽、咯痰要及时就诊。

3. 注意房间通风和个人防护。

三、关键讯息的特点

一般来说，关键讯息具有以下特点。

（一）目的性

关键讯息是为了改变个体或公众的某个健康理念或健康相关行为而设计、制作的信息，有明确的目的性和指向性。

（二）简洁性

一组核心信息一般不超过 5 条，每条字数不超过 40 字。

（三）结构性

说什么、怎么说、先说什么、后说什么都应该遵循一定的结构性和逻辑性，最好基于成熟理论或最佳实践作指导。

（四）主观性

关键讯息往往带有传播者的主观意愿，即希望目标人群怎么认识、怎么做。

（五）关联性

关键讯息必须要与传播对象的日常生活和工作密切相关，所传达的信息或知识正好是目标人群所需要或容易做到的。

（六）指导性

关键讯息的主要目标是用于指导个体或公众的行为，应做到使目标人群一看就懂、一学就会、一用就灵。

四、关键讯息与要点说明、摘要和基本知识点的区别

（一）关键讯息与要点说明的区别

要点说明（也可被称为重要事实）是指用以精确地强调要点的文本格式，常用图表、项目符号、标题等方式表述，经常限定在一页纸上，是对某种事物或现象的科学表述或陈述，有时也指对一篇文献的小结。其内容一般包括基本信息、重要数据、对常见问题的解答，以及"how to"和"do it yourself"等。要点说明类似于问答，强调科学性、客观性，而并不强调目的性、指导性和触动性。

（二）关键讯息与摘要的区别

摘要是指一篇研究论文、文章、综述、会议议程或某一特别专题或学科深度分析报告的简要总结，其目的是使读者很快了解本篇文章的内容和目的，只用在研究领域，一般不用于健康科普活动。同样只强调科学性、客观性，而并不强调目的性、指导性和触动性。

（三）关键讯息与基本知识点的区别

基本知识点是指有关某个健康主题的浓缩或提炼，如关于艾滋病的传染源、传播途径和易感人群的基本知识点等。基本知识点是对客观事实信息的陈述，目的是让受众知晓客观事实，而关于艾滋病的关键讯息则是为了指导公众应该怎么做。

第三节　健康信息创意与设计的原则和方法

一、文字语言信息创意设计

（一）修辞手法使语言更有感染力

修辞是指对语言进行的修饰和调整，以使其更生动、形象的语言运用技

术。除了特别要追求语言严谨性的科研报告、公文写作、政治宣言等以外，善用修辞手法，既可以使语言传播锦上添花，也可以起到画龙点睛的作用。

1. **比喻** 使用其他相似性状的事物或特征（喻体）来表达事物（本体）的修辞方法。恰当地使用比喻会使语言描述由平淡、深奥、抽象和冗长变为生动、浅显、具体和简洁，达到意想不到的效果。如单纯描述某病毒的大小为70nm，大家可能没什么概念，如果说"700 个病毒连在一起的长度相当于一根头发丝的直径"，就容易理解多了。

2. **比拟** 包括拟人和拟物两种。一是借助丰富的想象，把没有生命的客观事物当成人来描写（拟人），二是把人当成客观事物来描写（拟物），或把甲物当成乙物来写。如"经常进食不规律、挑食偏食，胃就会用疼痛表达抗议""人类免疫缺陷病毒会对人的淋巴细胞进行定点攻击"。

3. **夸张** 是指为了达到某种表达效果，故意对事物的形象、特征、作用、程度等进行扩大或缩小的方法，包括扩大夸张、缩小夸张和超前夸张。如"如果你不改掉酗酒的恶习，你的肝脏早晚会有一天变成花岗岩""流感病毒会像'孙悟空七十二变'一样变异"。

4. **排比** 为了加强语气，强化语言气氛，增加节奏感和条理性，更好地表达强烈的情感和态度，把三个或以上结构和长度均类似、语气一致、意义相关或相同的句子排列起来。如"不戴口罩会使你感染流感病毒的风险增加20%，不洗手会使你感染流感病毒的风险增加 30%，不戴口罩又不洗手会使你感染流感的风险增加 80%"。

5. **反复** 为了突出某个意思，强调某种感情，有意重复某个词语或句子，起到表达强烈的情感的作用，主要用在演讲中运用，如"让你患乙型肝炎的是病毒，让你患流感的还是病毒"。

6. **对偶** 用字数相等、结构形式相同或基本相同、意义对称的一对短语或句子，表达两个相对或相近的意思，以达到整齐匀称、增强节奏感的目的的一种语言手法。如"兄弟同心，其利断金""腰带越长，寿命越短"。

7. **设问** 为了加强语气，引起别人的注意，故意先提出问题，然后自己回答的一种语言手法，如"为什么他没输过血、没吸过毒却患上了乙肝？是因为他有过多次不洁性行为……"

8. **反问** 又称激问、反诘、诘问。即用疑问形式表达确定的意思，用肯定式反问表示否定,用否定式反问表示肯定,或把答案暗含在反问句中,如"在呼吸道病毒感染高风险区,难道还有人不愿意戴口罩吗?"

9. **借代**　不直接说出所要表达的人或事物,而是借用与它有密切相关的人或事物来代替。善用借代能够突出事物的本质特征,增强语言的形象性,使文笔简洁精炼,语言富于变化和幽默感;引人联想,使表达收到形象突出、特点鲜明、具体生动的效果。如"传染病专找那些不讲卫生的人下手"。

10. **反语**　用与本意相反的词语或句子表达本来的意思,以说反话的方式加强表达效果。有的讽刺揭露,有的表示亲密友好的感情。如"这孩子身上能搓出黑泥,实在是太爱洗澡了"。

11. **对比**　对比是把两种不同事物或者同一事物的两个方面,放在一起相互比较的一种辞格。如"有的细菌长得漂亮,却给人带来疾病;有的细菌其貌不扬,却在为人类造福"。

12. **联想**　调动听者联想的一种辞格。善用联想手法,可以有效调动听者的思维积极性,使语言传播更加生动、传神,如"他沿着不良的生活方式之路,会很快走进病痛的深渊。"

13. **双关**　利用词的多义及同音(或音近)条件,有意使语句有双重意义,言在此而意在彼,就是双关。双关可使语言表达得含蓄、幽默,而且能加深语意,给人以深刻印象,如"盐"多必失。

14. **移情**　把自己的心情、感情或情绪有意识地赋予客观事物,反过来又用被感染了的事物衬托主观情绪,使物人一体,能够更好地表达人的强烈感情,发挥修辞效果。如"戴口罩事小,爱家人事大"。

(二)数据应用技巧

1. **用概率说明**　如"手术失败的可能性极低"不如"手术失败的概率是 1%"。

2. **百分数和人数说明**　用百分数更易于让患者做出服药的决定。如"服用该药出现皮疹副作用的可能性是 10%"优于"100 个服用该药的患者中有 10 个出现皮疹副作用"。

3. **用相对风险说明**　研究证明,呈现相对风险更有益于患者做出决定,给出具体数量最不利于患者做出决定。如乳腺癌接受化疗,死亡率下降 50%(绝对风险);死亡率由 6% 下降为 3%(相对风险);10 人死亡减少为 5 人死亡。

4. 数据递增 使用严重性递增的语言会增加信息的说服力。如"如果吸烟会使你患癌的风险增加 10 倍,那么吸烟的同时饮酒,会使你患癌的风险增加 15 倍"。

5. 简单明确 应把复杂的问题简单化,讯息中的信息量越小,越有利于受众做出决定;信息量太大,往往使受众无所适从,无法做出决定。

6. 行为经济学原理的应用 对于那些已经具有已知不健康的行为者来说,强调损失的信息更容易让其做出有益于行为的决定。如"吸烟者患肺癌的风险比不吸烟者高 5~10 倍";对于已经具有健康行为者,强调获益性更有效,如"经常参加体育锻炼会使你的身材越来越健美"。

7. 运用时限设计 研究证明,用较长时限的信息更具有说服力。如"在你的一生中,如果不使用安全带,你有 33% 的可能性遭遇严重车祸"优于"这次出行如果你不戴安全带有可能遭遇严重车祸"。

8. 使用图表 根据认知负荷理论,使用简单明了的图表,可提高受众的认知效率。

9. 应用订制性原则 根据行为的阶段变化理论,对于处在行为不同转变阶段的受众,应采用不同的、针对性的信息。如对于那些半年内没有打算改变行为者,最好传递能够改善其认知的信息。对于那些已经开始新行为实践的个体,最好传递能够鼓励强化其行为持续的信息。

10. 迎合多种诉求 包括恐惧等情感诉求,幽默等艺术诉求,宗教等文化诉求等。如对于那些不愿意接种疫苗的个体,要强调感染传染病的严重后果;把戴口罩与保护老人或孩子关联。

二、故事语言

喜欢听故事是人的天性。把枯燥的医学知识用故事的形式讲出来,会极大激发公众的兴趣。

故事之所以能打动人,是因为有以下特点。

(一) 相似性

无论是故事中人物的不幸命运,还是发生在主人公身上的误会,还是他们的工作、生活和所思所想、一举一动、性格特点,都能够从读者自身的生活中找到影子。我们在看一部小说时,常禁不住和生活中的真人真事相联系,会引起一种似曾相识、感同身受的感觉，从而激发心理共鸣。

(二) 联想性

一段荡气回肠的故事常常激起公众丰富的联想：如果这个故事发生在现实生活中会怎么样？如果不幸发生我的身上会怎么样？如果我是她会怎么办？

(三) 曲折性

好的故事，情节上无不跌宕起伏、委婉曲折，晴朗的天空会突然阴云密布，瞬间又拨云见日，然后又电闪雷鸣。孩子的成长总是那么不顺利，回家的路总是那么坎坷不平，美好的爱情总是难以终成眷属……只有曲折才能构成故事，不然就是干巴巴的流水账，很难打动读者。

(四) 冲突性

故事总是充满矛盾冲突：一个漂亮的姑娘偏偏被白血病所折磨；一群幸福的羊恰巧遭遇狼群；甜美的爱情总是伴随着家长的激烈反对；经过拼命努力取得成果，却被别人轻而易举地窃取……这种矛盾冲突时而使人满心欢喜，时而使人掩面而泣，时而使读者的心高高悬起、放心不下、愁肠百结，时而使人欢欣鼓舞。

三、民间谚语

谚语是在公众中流传的口头语言，谚语语义浅显、通俗易懂、朗朗上口、便于流传，但往往蕴涵着深刻的道理，为广大公众所钟爱，可谓语言艺术。谚语一般与人们的日常生活、工作劳动、收获耕种、天气气象等有关。在开展健康传播时引用谚语，或把复杂深奥的医学知识转化成类似于谚语的语言信息，传播效果良好。例如"饭后百步走，活到九十九""笑一笑，十年少""只治不防，越治越忙"。

四、图片信息

图片信息形象生动、直观浅显，可简单快速达到改善公众健康认知、观念和行为的目的。"读图时代""一图胜千言"说的都是这个意思。

图片信息的特点如下。

(一) 生动性

图片信息可用来直观表述某个观点、理念、态度或行为，所要传递的信息需简单明了,能让观众一眼就能看出创作者想要表达的意思,抽象艺术不适合进行健康传播。

(二) 代入性

好的图片信息会一下子抓住公众的眼球,让公众产生由彼及我的融入感,如果我是图片中的人会怎么样? 如果我遇到这种情况应该怎么办?

(三) 自明性

好的图片可单独表达作者想要表达的思想,而不必依附或使用文字说明性信息,阅览或观看图片不要求读者有较好的文字阅读和理解能力。

(四) 普及性

图片信息适合人群广,老少皆宜,能够更好地进行推广普及。

五、视频信息

视频信息直观、生动、感染力强,特别是经精心策划制作的短视频,单位时间传播信息量大,传播效率高,传播效果好。视频信息的特点如下。

(一) 直观性

视频信息把人物、动作、语言、场景、情节等一览无余地展现在观众面前,感染力强。

(二) 真实性

能激起观众强烈的现实感。视频信息取材于真人真事,或采用拟人动画,给人一种强烈的现实感,使人感同身受。

(三) 动态性

快速变化的镜头能够仅仅吸引人的注意力,使人目不暇接,欲罢不能。

第四节　提高健康讯息说服力的原则与方法

一、提高健康讯息说服力的原则

(一) 能够唤醒、吸引或维持个体或公众的注意力

采用更能引起个体或公众注意的内容、形式或风格。

(二) 重点突出

从最强的观点开始,突出信息中的关键内容,而不是平铺直叙、泛泛而谈。

(三) 提供的讯息清晰明确

让听众受众很容易就搞清楚你希望他们怎么做、为什么这么做以及这么做会产生效果的证据。在讯息中使用的统计数据应做到科学严谨。

(四) 推荐的行为简单易行

难度较大或经过太大努力才能完成的行为往往不容易被受众所接受,推荐的目标行为在实施时应有较少的障碍,以及循序渐进的过程。

(五) 有效使用激励物

应明确向受众说明他们为什么会对改变行为感兴趣,提供物质的、心理的或经济的激励物。

(六) 提供关于益处和害处的确凿证据

应向受众说明推荐的行为能够减少疾病、伤害或死亡的威胁,且应向不同的受众提供不同类型的证据。

(七) 信息来源可靠

选择可靠的信息来源十分重要,一个信息来源并不总是适合于各种情况。信息来源的信用度会受到权利、被感知到的专业水准、感知到的忠诚度、吸引力以及与目标受众的相似性的影响。

(八) 讯息值得信赖

提供的讯息必须真实。不采用极端的说法或例子,不使用强戏剧性的或带有夸张成分的讯息。

(九) 调门适中

使用与目标受众适合的语气,既避免祈求,也不能带有强迫性。

(十) 满足诉求

对于已经对话题感兴趣的受众,使用理性诉求有效,而对于不感兴趣的受众,最好采用情感诉求。

(十一) 避免冒犯性讯息

应确保讯息不会被受众感到被伤害或冒犯,应该保持敏锐,比如吸烟和饮酒、饮食不当、锻炼行为问题等都是很复杂的,很多时候这些行为并非自愿的选择,所以,不能把这些行为都当作是受众自己的错误或责任。

(十二) 展示符号

始终展示身份信息,包括名字、职能说明、标识、口号或其他形象,会使传播活动的效果倍增。

二、提高讯息说服力的策略与方法

(一) 讯息的观点与受众中现有观点的差异

差异大易被受众忽略,差异太小又不易引起受众的注意。如说"传染病是一种会在人与人之间传播的疾病",就不会引起公众的注意;如果说"传染病就在你身边""一次放纵,悔恨终生",就容易引起公众关注。

(二) 呈现结论

直接呈现结论适合于认知发展水平和受教育程度较低、经验较少的传播对象,即信息较复杂或在紧急状态下开展的传播活动,直接提供结论性信息,容易为目标人群所接受。对于文化程度、智力水平较高的目标人群,适于提供参考信息和多种选择,便于目标人群通过自己的分析、辨别、归纳和推理,自行做出结论。

(三) 呈现顺序

包括所提供的讯息的先后顺序、强度、频率等。研究表明,在一定可接受范围内,冲突性信息的呈现顺序会影响其说服性。一般来说,如果 A 和 B 两个讯息,在相距较短的时间内,分别呈现给受众,先呈现的讯息更易被目标人群接受,这种现象也被称为"首因效应",即所谓的"先入为主"。但是,如果两个讯息在相距较长的时间中分别呈现给受众,后呈现的讯息往往更易被受众所接受,这种现象也被称为"近因效应"。

(四) 风格

一般来说,没有明显说教、命令、强制、政治、宗派色彩的讯息,以及内容与发布者没有直接利益关系的讯息,更容易被受众所接受。

(五) 呈现情境

一般来说,目标人群无意间接触到或在轻松愉快、非正式场合下、无意间接触到的信息,更容易被接受。一般以带有感情、审美、节庆特点的、积极正向、通俗幽默、轻松愉快、短小精悍的讯息更易于被接受。

(六) 呈现频率

同一个信息在不同场合出现会给人以较深的印象;同一个讯息在同一场合多次重复出现也会加深受众的印象。但重复次数过多,也可能会引起心理倦怠或逆反心理,影响信息的说服力。

(七) 特殊性

信息涉及的事物具有新颖、奇妙、特别等特点时,具有更好的说服力。公众普遍存在求新心理和求异心理,对新事物、新观念、新进展表现出强烈的兴趣。

(八) 一致性

符合目标人群情感、兴趣、爱好、文化、价值、信仰和实际需求的信息更易于被目标人群所接受,所谓"雪中送炭"。

(九) 重要他人

被大多数人所接受的讯息,也更容易被目标人群所接受。如果讯息传递的内容已被目标人群信服、崇拜或喜爱的意见领袖接受,会增加讯息的说服力。另外,在讯息传播现场有支持者的信息更具有说服力。

三、讯息设计和讯息订制

(一) 讯息设计

能够使受众从心理上卷入并造成影响的讯息策略,被称为讯息设计,设计讯息意味着把想要表达的主题放到一个能够帮助听众吸收和解释的情境之中,常被政治家、律师、营销员、公关人员、公共健康倡导者使用。由于个人信仰、文化和个性心理特征的影响,人们会选择接收不同的讯息或在接收相同的讯息时感受不一,因此做出不同的选择和行为决策。讯息的设计策略一般包括三个要素,分别是定位、路径和呈现顺序。

1. **定位**　简单地说,定位(植入点)就是向"对的人""对的地点""对的时间"传递"对的讯息"。所谓"对的人",就是要明确目标人群的特点和需求,比如他们有什么社会人口学特征、在健康和疾病管理方面有什么需求、希望获得哪方面的讯息等;"对的地点"包括目标人群所处的物质环境和社会情境(场合),在什么地方说什么话;"对的时间"包括准时、及时、时机恰当、机会正好等。

2. 路径　在讯息设计理论中,传播者常用两种途径呈现信息,一是获益,二是损失。如说"这个手术的生存率为94%"比"这个手术的死亡率是6%"能更有效地动员患者接受手术治疗,但其实两者传达的讯息内容是一样的。研究表明,传播者能够通过对议题的讯息设计,控制公众的观念和行为决策。

3. 呈现顺序　讯息表达的顺序也会对传播效果产生不同的影响,根据健康信念模式,先说某个健康相关行为的严重性,再说其易感性,最后再指出改变行为可能会遇到的障碍,增强目标对象解决这个问题的自我效能感,比其他排序方法具有更强的说服力。

(二)讯息订制

讯息订制是指根据受众行为变化的不同阶段设计有针对性的信息。根据行为的分阶段变化理论,处在不同行为改变阶段的个人是否能够被说服改变行为,决定于讯息是否适宜。例如,对于处在完全没有改变目前行为的个人,应向其传递该行为危害性和后果严重方面的知识;对于已经做出行为改变的个人,应强调传递鼓励、支持和提醒,避免出现行为反复的讯息。

第五节　健康讯息的研发步骤

一、明确健康信息的目标人群

健康讯息的作用是传递信息、表情达意,不同性别、年龄等社会人口学特征的人群和不同经历、健康状况和个性心理特点的人群,注意力和兴趣点不一样。在策划制作任何健康讯息之前,都要进行深入细致的目标人群特征和需求的评估,包括平时获取信息的主要渠道、媒体偏好等。评估方法包括目标人群访谈、专题小组讨论和问卷调查等。

二、明确健康问题及其影响因素

健康讯息的目的是调动目标人群的自身积极性,做出正确的行为决策,采取有益于健康和疾病预防控制的行为。为了做到有的放矢,在明确目标人群特点和需求的同时,应确定目标人群希望解决的健康问题,并在确定健康问题的基础上,研究、分析引起或使健康问题加重的影响因素。在进行目标人群评估时可同时进行健康问题及其影响因素调查。如某县疾病预防控制中心拟开展传染病预防的健康科普,首先要查看近期接到的乙型肝炎新发病例的报告,确定是否构成暴发或流行水平。主要回答的问题包括:①乙型肝炎在哪些人群中高发? 什么性别、年龄人群发病较多? 大多数患者从事什么职业? 对当地居民的健康和生活质量的影响程度怎么样? ②此次乙型肝炎疫情的传播途径是什么? ③哪些是引起乙型肝炎病毒传播的常见行为?

三、明确健康讯息的呈现方式

根据目标人群评估和健康问题评估,确定健康讯息的呈现方式,如用平面材料,还是用视频材料? 通过什么渠道呈现?

四、创作或编写健康讯息

在前述三个步骤的基础上,可以开始创作或编写健康讯息。在创意和编写之前,一是要进行充分的文献检索和浏览,参考已有的同类讯息;二是要召开专家讨论会,广泛征求专家的意见和建议(专家领域最好涵盖临床治疗、预防、健康传播与教育、美学、心理学等);三是要以讯息创编理论和策略为指导。

五、目标人群预试验

任何讯息的使用对象都是目标人群,讯息好不好都须由使用对象说了算,所以讯息形成初稿后,要进行预试验。一般来说,须在目标人群抽取具有代表性的30名个体,由其阅读或观看健康讯息,采用问卷调查法,评价阅读前后其态度、观念及行为意向的转变情况,并进行统计学检验,对关键讯息的传播效果进行评价。在定量调查的基础上,可邀请部分参加预试验的对象进行座谈,征求其对健康讯息的意见和建议。

重点从通俗性和可操作性方面对讯息做出评价。在通俗性方面应考虑讯息的内容、选词和风格、具体数据的使用、结构、布局与设计、视觉辅助工具的使用等,在可操作性方面应考虑是否进行了具体说明、是否展示了具体步骤等。

六、健康讯息的推广与应用

健康讯息定稿后,应选择目标人群容易获取的途径进行传播,特别是语言信息、图画信息和视频信息三类健康讯息都可通过新媒体进行传播。

七、健康讯息使用的效果评价

健康讯息的效果不仅体现在目标人群对信息内容的获知,更重要的是态度和行为的转变。效果评价可以使用访谈、专题小组讨论等定性调查方法,也可以采用抽样调查等定量调查方法。需要强调的是,在目标人群预试验时,就应该进行基线调查,以便通过终末评价的结果与之比较,观察健康讯息的使用是否使目标人群发生了改变以及改变的程度有多大。一般来说,健康讯息使用效果评价,比较难以设立对照组。具体评价方法和注意事项请参考本书其他章节。

第四章
平面传播材料的创意与设计

第一节　平面传播材料的概念和种类

一、平面传播材料的一般性概念

平面传播材料是指以二维平面作为呈现载体,为达到一定的传播目的和效果,以文字、图形图像、色彩和构图作为主要表现形式和手段,来体现一定主题内容的材料。

二、平面传播材料的狭义概念及分类

专指传统类型平面传播材料,即以实物形态(如海报、挂图、折页、展板等)为传播载体的平面传播材料。

常见的传统类型平面传播材料有:海报(也叫招贴画、宣传画等)、挂图、折页、单页、手册、画册、绘本、图书、报刊、展板(展墙)、壁报(墙报)、灯箱公益广告、宣传栏、黑板报等。其中以纸质媒介为传播介质和载体的,也可以称之为"纸媒传播材料"或"纸质传播材料",如可张贴的海报、挂图,可翻阅的折页、手册、画册、图书、报刊、绘本等。

三、平面传播材料的广义概念及分类

在全媒体时代,平面传播材料的概念也随之拓展,其广义概念除了传统类型平面传播材料外,还包括电子(数字)类型平面传播材料。需要说明的是,平面传播材料的广义概念可等同于图文传播材料的概念。

常见的电子(数字)类型平面传播材料有:新媒体长图(也被称为"一图读懂"等)、电子海报、H5、电子画册、电子期刊、电子图书、电子背景板、幻灯片演示文稿(PPT)等。

本章所称"平面传播材料",均指广义概念。

四、健康科普平面传播材料的概念

健康科普平面传播材料是指以二维平面作为呈现载体,为达到一定的传播目的和效果,以文字、图形图像、色彩和构图作为主要表现形式和手段,来体现卫生健康领域相关科普主题和内容的材料。

本章所称"健康科普平面传播材料",包含传统类型与电子(数字)类型两大类平面传播材料。

第二节　平面传播材料的特点

一、传统类型平面传播材料的优势

(一) 更为直观,视觉感受友好

传统类型平面传播材料的信息内容是通过印刷或者喷绘等方式直接呈现在实物上的,可使受众直观地感受和获取,而无需借助于电子技术等方式以及开关机、开关屏幕等动作。此外,根据光学原理,传统类型平面传播材料中的文字、图形图像和色彩是通过反射光来映射到我们的视神经中而被感知的,相较于电子类型传播材料(通过透射光)而言,其对于视觉感受更为友好。

(二) 形态多样,应用场景多样

不同的传统类型平面传播材料,在传播实践过程中往往形成了不同的形态和规格尺寸,也因此带来了应用场景的丰富变化。例如,宣传栏和展板一般在公共空间内进行展示,受众需要站在一定的距离进行观看;折页属于个人化空间的材料,受众可以拿在手中反复观看。

(三) 可感可触,体验感受丰富

在传统类型的纸质传播材料中,由于不同的传播材料往往选用不同的纸张,特定的纸张带来的触感也会不同,其色泽、质感、韧性、薄厚等属性往往给受众带来丰富的触觉体验,常常给受众以不同的心理感受和联想体验。因此,传播材料的纸张选用得当的话,将会更好地传达出特定的主题内容和价值导向。有的传播材料为了表达特定的主题和意蕴,有时还会在纸上注入特定的味道,从而给受众带来味觉体验和感受。

(四) 具有一定的文化载体功能

传统类型平面传播材料是通过具体的实物来呈现的,例如书籍、画册等,实物本身的形态、材质、纹理等也成为了信息传播的一部分,同样承载着人类文明进步和社会发展的轨迹,因此传统类型平面传播材料往往具有一定的文化价值、艺术价值和史料价值。

二、传统类型平面传播材料的局限

(一) 单向度传播,携带不方便,吸引力影响力日趋下降

传统类型平面传播材料的传播方式是单向度的,受众只能被动地接收,不能进行回馈和互动,加之受到新媒体的不断冲击,其对于受众的吸引力、对于社会的影响力呈不断下降趋势。由于传统类型的平面传播材料都是以实物形态为载体的,因而具备一定的规格大小、体积、重量等属性,一些传播材料携带起来不方便,保存起来也需要一定的空间,因此对于受众的吸引力越来越低。

(二) 信息量有限,制作周期长,信息更新速度相对较慢

由于传统类型平面传播材料都是以实物形态为载体的,不同的实物都有一些常规的物理形态,都有一定的大小、面积、厚度等,形成了一定的容量,信息也只能在有限的容量里进行呈现。传统类型平面传播材料在设计定稿后,还需要一定的制作和发放周期,如宣传册的印制、装订、运送、分发等流程,再如展板的喷绘、覆膜、裱板、安装等流程,无疑都增加了时间成本,这样也导致了信息更新速度和传播速度相对较慢。

(三) 公共空间中的传播材料往往会受到时空限制

在公共空间展示的平面材料,如展板、海报、挂图等传统类型的平面传播材料,只能在现场进行观看、阅读和体验,离开了特定空间就无法观看。

（四）一定程度上对资源造成消耗，对环境不友好

传统类型平面传播材料都是通过实物呈现的，需要耗费一定量的纸张、油墨等资源（目前再生资源占比还比较有限）。传统类型平面传播材料在使用完成后，一些传播材料会被作为废弃物，处理不当甚至会造成环境污染。

三、电子（数字）类型平面传播材料的优点

（一）交互性强，传播与接收之间可形成互动

电子（数字）类型平面传播材料中，许多具备较强的交互性，受众可通过点击等操作进行互动，一来增强了用户（受众）的体验感和趣味性，二来通过点击等操作，可以将信息进行立体式的层级延伸，尤其是应用在以"信息树"、思维导图等方式呈现时，增强了信息的传达。

（二）时效性强，传播速度快，可及时更新内容

电子（数字）类型平面传播材料一旦定稿后，就可以通过网络、新媒体等平台直接进行分发、传播，同步到万千用户（受众）的手中，充分体现出传播迅捷的特点，而不用像传统类型平面传播材料那样还需要制作、安装、分发等环节。因此，电子（数字）类型平面传播材料的时效性强，可及时更新内容。

（三）信息载量大，传播范围广，可形成较大影响力

传统类型平面传播材料受制于规格尺寸、版面容量等限制，而电子（数字）类型平面传播材料可以通过显示屏切换或画面平移等方式，来不断拓展"版面"的容量。电子（数字）类型平面传播材料可以说是一次成稿，无限分发，其传播范围之广，阅读量之大，更能形成一定的社会影响力，绝非传统类型传播材料可比拟。

（四）可灵活地实现信息内容与载体的搭载与分离

作为传统类型平面传播材料，其信息内容与载体往往是"一体化"的，难以分割；而电子（数字）类型传播材料恰恰可灵活地实现信息内容与载体的搭载与分离，可以做到"一机拿在手，信息无限有"，尤其是通过便携电子设备进行信息阅读，方便快捷，不受时空限制。

四、电子（数字）类型平面传播材料的局限

（一）需借助电源与电子设备等条件，传播内容才能得以呈现

电子（数字）类型平面传播材料必须借助于电源与电子设备才能得以呈

现,如果缺乏这个先决条件,传播内容将无法展现。

(二) 通过电子屏幕阅读、观看时,注意力难以持久,难以形成深度阅读

用户(受众)通过电子屏幕获取信息时,可通过点击、滑动屏幕等动作来阅读新的信息内容,可以说是灵活、迅捷、方便。与此同时,这也带来了一些问题,比如容易形成泛泛浏览的阅读习惯,注意力难以持久,更难以形成深度阅读。

(三) 长时间通过电子屏幕阅读、观看,对视力会造成损伤

长时间尤其是较长时间不间断地通过电子屏幕进行阅读、观看,容易对受众/用户的视力造成一定伤害,尤其在夜间没有灯光的环境下阅读更甚。

五、平面传播材料的高质量发展

2019 年 1 月 25 日,习近平总书记在十九届中央政治局第十二次集体学习时的讲话中指出,"全媒体不断发展,出现了全程媒体、全息媒体、全员媒体、全效媒体,信息无处不在、无所不及、无人不用。""传统媒体和新兴媒体不是取代关系,而是迭代关系;不是谁主谁次,而是此长彼长;不是谁强谁弱,而是优势互补""要坚持移动优先策略,建设好自己的移动传播平台,管好用好商业化、社会化的互联网平台,让主流媒体借助移动传播,牢牢占据舆论引导、思想引领、文化传承、服务人民的传播制高点。"

这些论述为我们在全媒体时代从事健康科普与传播工作指明了方向。首先,我们要正确认识全媒体时代的传播特点,即"四全"媒体,要发挥出传统类型平面传播材料与电子(数字)类型传播材料的各自优势,扬长避短,做到此长彼长、优势互补、融合发展,而不能厚此薄彼,要坚持以人民为中心的发展思想,做到应时应势开展健康科普与传播,着力构建健康科普的全媒体传播格局。其次,要坚持移动优先策略,发挥新媒体的优势特点,制作、分发更多符合新媒体传播特点的健康科普平面传播材料,让健康科普通过移动传播"飞入寻常百姓家",创制出让老百姓听得懂、听得进、听得明白的优质科普资源,从而助力不断提升全民健康素养水平。再次,随着人工智能(artificial intelligence,AI)大模型快速发展和广泛应用,给我们从事健康科普与传播工作带来了新的契机,我们要积极探索 AI 新技术(如"文生图""文生视频"等)的有效、合理应用,最终让 AI 应用成为我们健康科普与传播工作中"新质生产力"。

第三节　平面传播材料中的色彩运用技巧

一、色彩的功能特点和运用

（一）色彩具有进行有效传播、从而引发关注的功能

平面传播材料作为一种视觉传达形式，强调视觉冲击力。而公众在观看一幅视觉作品时，总是首先注意和感受到色彩。因此，平面传播材料设计中，色彩的成功运用将直接影响平面传播材料的有效传播。

（二）色彩具有传达与揭示主题、喻示行业特点的功能

在长期的生活实践中，人们根据共同的生活经验和视觉经验，将色彩抽离出象征意义，用以表达特定的主题，甚至是某类行业的特点。在揭示主题方面，比如红色一般代表革命、绿色代表生命、白色代表纯洁等；在喻示行业特点方面，绿色代表环保、农业等。

一般来说，蓝色代表着理性，世界卫生组织（WHO）的徽标（由世界地图与蛇杖图形构成）的色彩就运用了深蓝色，原卫生部的徽标（由中国地图、长城与蛇杖图形构成）也承袭了这一色彩，因此深蓝色逐渐成为了卫生健康的象征色彩，即所谓的"行业色彩"。中医药文化是我国传统的民族瑰宝，在长期的文化传承和演变中，黄褐色调成为了中医药文化的象征色彩。因此在健康科普平面传播材料（其他视觉形式也是如此）的设计中，如果要表现卫生健康主题内容，一般可以考虑运用深蓝色作为色彩基调；如果表现中医药文化，可以考虑运用黄褐色作为色彩基调。当然，这只是从一般性的行业性角度考虑的，在实际应用中，往往还会考虑到其他的因素，如受众群体的年龄阶段、色彩偏好、地域、民族、文化等不同特点。

（三）色彩具有产生情感、情绪力量和心理暗示功能

色彩作为视觉元素，能够引发公众的联想，比如由红色想到了火焰、太阳等。色彩直接作用于人的感觉器官，能够使人引起情绪、情感以及心理上的变化，形成了一种由视觉到心理的联动机制。例如红色作用于心理，能够使人产生莫名的躁动，而绿色和蓝色能够使人安静，因此大多数医院的墙壁都

是以蓝色或绿色搭配白色构成的。

在健康科普平面传播材料的设计中，可以充分运用色彩这一功能特点。如在表达食品安全的主题时，色彩的整体感觉应该是以绿色为主调，同时配置纯度较高的色彩进行搭配，形成一种清新、明丽、新鲜的色彩氛围，给受众/用户以安全、温馨、引发食欲的心理感受。如在表达关爱病患的主题时，色彩主调可以暖色系为主，达到一种暖意融融、纯净美好、积极向上的色彩氛围，给受众/用户以温暖和被呵护的心理感受。

（四）色彩具有文化功能（文化背景、历史沿袭、民族特色、地域特色等）

不可否认，在人类的长期实践中，经过几十万年甚至上百万年的历史沉淀，人类对色彩的认识和使用逐渐形成了一定的民族特色、国家和地区（地域）特色，赋予了色彩很强的文化意蕴。不同民族、国家和地区之间，相同色彩的文化含义可能极为不同。例如同样是红色，在我国更多是表达喜庆、吉祥的气氛，而西方国家则表达为血腥、残暴等。另外，藉由历史发展的不同阶段演化，色彩的文化含义也在不断变化。

在健康科普平面传播材料的色彩设计中，尤其是在进行国际交流和传播时，要充分考虑色彩的特定文化属性，考虑当地的民族、国家和地区的特点，对于其禁忌色，千万要规避，以免引起误解甚至是争端。例如，一般而言，大多数国家和地区都喜欢绿色，将其视作生命的象征，可日本人却忌讳绿色，认为是不吉祥的；埃及人将绿色视为恶魔；英国人也比较厌恶绿色，因为他们用作裹尸布的颜色就是橄榄绿；在比利时和法国，都比较厌恶墨绿色，这是因为二战期间，作恶多端的德国纳粹的军服颜色就是墨绿色；比利时人忌讳蓝色，如遇不祥，都使用蓝色作为标志；等等。

二、健康科普平面传播材料中的色彩运用技巧

（一）倡导类健康科普平面传播材料的色彩运用

此类平面传播材料的目的在于向公众传达正向的卫生健康科普知识，由于科学本身是客观的，从传播策略上具有"倡导""建议""希望"等含义，是一种平等对话的态度，更强调与受众/用户进行平等交流和沟通，因此此类平面传播材料在色彩构成和表达上，不必像警示类平面传播材料那样使用"先声夺人"的方式，而是采用"娓娓道来""润物无声"的方式。

在色彩基调的运用上,可以强化偏中性的特点,在色彩纯度和明度的使用上要适中、适度。在色彩配置上追求色彩之间关系的协调,多使用同类色或近似色,以富于变化但更注重色调整体统一的方式呈现,形成和谐、含蓄、中性、柔和、温婉、细腻、层次丰富的色彩美感,以使受众/用户在视觉的赏心悦目的氛围中获取健康科普知识,得到思想认同,进而促进健康行动的达成。

(二) 警示类健康科普平面传播材料的色彩运用

此类平面传播材料的主题词中常含有"不要""禁止""请勿"等用语,显示出不容商量的态度,具有强制性,强烈地传达出信息的价值导向。此类平面传播材料在色彩运用上,一般有两种处理方式。

1. 背景色调以暗色调为主　通常是以黑色、灰色或是其他纯度较低、明度较低的色彩构成,营造出一个晦暗、阴森、沉郁的氛围,看了使人产生消极的情绪,这种色彩运用方式常在戒烟、禁毒等公益平面传播材料中使用,意在告诫受众/用户吸烟、吸食毒品等不良行为将会对健康和生命造成严重危害,如不及时改变,必将为此付出沉痛代价。由于此类平面传播材料的目的在于警示,因此还会搭配使用与背景色调对比强烈的色彩(一般应用于主体形象或主要文字)来为画面进行"点睛",引发受众/用户关注。

2. 背景色调较明快　一般比较鲜明,夺人眼目,再搭配以其他色彩,迅速抓住受众/用户的注意力,色彩构成直接明快,强化视觉冲击力,此种方式更注重强调信息传播的速度。

尽管从背景色调角度看,以上两种方式处理截然不同,但在与其他颜色的搭配和构成上存在共性,那就是强调色彩的强烈对比,尽可能对受众/用户的视觉体验造成强大吸引力,达成健康科普的观念导向传播。

色彩作为健康科普平面传播材料设计中重要的视觉元素,具有功能性和审美性的双重特点,满足功能性是平面传播材料设计成功的前提和基础,实现审美性是平面传播材料设计的艺术品质保证,只有将两者很好地结合,平面传播材料才能成功。色彩的成功运用,将会引起受众/用户的观念认同和心理认同,去影响甚至改变受众/用户的思想观念,进而去改变他们的行为或者行动,这个"知—信—行"的过程也就是实现健康教育和健康促进的过程,这正是健康科普平面传播材料的价值和意义所在。

第四节 平面传播材料规范化制作流程

平面传播材料的规范化制作流程,大致可分为三个阶段12个步骤。

一、前期阶段(步骤1~4)

步骤1:拟定计划,做好统筹

确立项目,根据项目的经费预算,做好整体规划,进行人、财、物等资源统筹,列出项目周期、序时进度、阶段目标等。

步骤2:组建开发制作团队,明确职责

组建团队,最理想由四类人员构成(在实际工作中,也可以一人兼多职)。

(1)项目领导及管理人员:负责项目的监管、策划、实施、总结等统筹管理。

(2)专家团队:卫生健康方面的专家,负责编写卫生健康专业知识的核心信息,一般要求副高及以上职称。

(3)专业人员:健康科普或健康传播方面的专家:负责将卫生健康专业知识/核心信息转换为通俗化、趣味化、艺术化的文案。

设计制作人员:负责平面传播材料的创意设计、制作。

需要强调的是,在项目实施过程中,团队既要有明确分工,又要互相补位,集思广益,融合推进。

(4)目标受众/用户代表:这些目标受众/用户代表将为我们开展需求调研和预实验的针对性提供基础和帮助。

步骤3:拟定选题,做好调研前的准备工作

根据项目设计,要初步拟定选题内容,做好调研前的准备工作。

明确目标受众/用户分布的区域,选取其中具有代表性的几个点进行调研。

如何进行组织? 是联合基层的相关机构,由其协助组织? 还是直接联系,自己组织?

调研采用什么方式? 是集体座谈式,是个别访谈式,还是一对一问卷

式？访谈提纲是什么？问卷设计是否具有科学性和典型性？

步骤 4:开展需求调研和评估

在调研时，首先要了解目标受众/用户的健康需求情况(该项知识的水平)是什么，知识盲区与误区是什么？其对传播媒介的拥有情况、获取信息的主要方式、媒体(类型、平台、渠道)是什么？其对传播材料表现形式的喜好等是什么？其年龄阶段、文化背景、受教育程度、所处地域特点各有什么特点？想得越细，对目标受众/用户越了解，将来制作的传播材料才更有针对性。

调研一定要直面典型的受众/用户，这样才能感同身受，获取第一手调研信息。回来后对调研情况要做科学分析，进行综合研判。有时候由于调研受限，得出来的结果未必就是实情和真相，这里就需要系统、整体、全面地进行研判，而不是盲人摸象。如有可能，团队所有人都要参与调研总结，发表意见，在研讨中不断加深对项目目标受众/用户及其需求的认识。

二、中期阶段(步骤 5~10)

步骤 5:统筹协调，设定计划表路线图

做好统筹协调，细化团队成员的具体任务和具体分工。

设定项目的计划表路线图，进一步明确传播材料的形式载体、生产数量、使用范围、发放渠道、使用方法、经费预算、时间安排、评价方法等。

步骤 6:编写健康科普核心信息，同时准备可视化素材

根据需求评估情况，先由卫生健康方面的专家选择和确定健康科普的信息内容，编写出健康科普知识的核心信息；再由健康科普或健康传播方面的专家将其进行转化，编写成符合传播载体特点的传播材料文案；与此同时，设计制作人员可以着手准备图片、图表等可视化的素材。

【小贴士】

文字内容要求：

(1) 主线清晰，结构分明；

(2) 科学准确，核心信息突出；

(3) 信息量适合载体出现，切忌内容过多、面面俱到；

(4) 文字表述简洁有力，语言生动。

步骤7：进行图文设计，形成初稿

根据传播材料文案，设计制作人员在确定适合目标受众阅读习惯的传播材料的形式风格后，可进行编排设计，然后形成初稿。形成初稿是制作传播材料的关键步骤，需要由专业人员和材料设计人员共同根据确定的信息内容、表现形式和制作计划，在一定时限内设计出初稿。初稿无需完美，但有一些基本要求。

（1）画面背景要求

1）越简练越好，应有利于对主题的表现和对信息的理解；

2）不必要的背景坚决去掉；

3）不要单纯为了所谓美观而喧宾夺主，影响画面主体；

4）要充分考虑当地的民族、地域、文化、习俗等特点，规避禁忌使用。

（2）图形图像要求

1）要使用目标受众/用户所熟悉的人物形象和环境，这样更容易产生认同感；

2）多用正面表现手法；

3）画面尽量简洁、层次分明、有美感的画面；

4）使用恰当的符号和颜色；

5）插图要契合主题需要，有助于受众理解主题内容；

6）使用取得著作权的图形图像，如使用真实人物形象一定要取得肖像权。

（3）色彩要求

1）要适合目标人群的一些特征（如生活习惯、时代、民族、地域、行业、环境、年龄、性别等）；

2）非主体部分的色彩不要太饱和、太鲜艳，以免分散视线；

3）要形成主色调，注意色彩的整体关系协调，切忌乱、花、脏、灰、艳。

步骤8：专家和领导进行审核把关

（1）技术审核：初稿形成后，可组织本领域专家对传播材料的准确性、科学性进行审核，保证信息准确、科学、无错误。

（2）风险评估和全面把关：领导和相关专家应对以下内容进行研判，材料发布的时机等是否合适？是否潜含意识形态风险或可能引发舆情？与当下政策、文化、民族习俗等是否有冲突？是否会引起歧义等。

步骤9：开展预实验

在专家和领导初审完成后，可以开展预实验，请目标受众/用户来进行评议、提出修改意见，对传播材料的可理解性、可接受性、可说服性等进行测试和反馈。通过预试验，要了解目标受众/用户对传播材料的理解和接受程度如何。一些成系列、种类多、容量大的传播材料，甚至要经过多次的预实验和修改完善。（注：要终止预实验，可按照这样的标准实施，即至少有70%的受试者可以独立地正确解释图片，并且至少有90%的受试者可以独立地正确解释图片和文字，并理解信息所建议的任何行动。）

步骤10：形成定稿文件，制作发放（发布）

梳理、整合预实验的反馈结果，对传播材料进行相应调整和修改完善。最后，经专家和领导审核通过后，形成定稿文件。

定稿后，要尽快实施生产制作，确定生产方式、确定生产数量、确定制作机构（签订合同，明确要制作的传播材料的规格尺寸、材质、色彩、数量、价格、交货日期等要求）；生产制作完成后，要进行验收、登记；最后，按计划进行传统类型平面传播材料的发放/展示或电子（数字）类型平面传播材料的发布和传播。

三、后期阶段（步骤11~12）

步骤11：进行效果评估

传统类型平面传播材料的发放/展示或电子（数字）类型平面传播材料的发布和传播完成后，要进行效果评估，可遵守以下原则：目的性原则、方向性原则、针对性原则、可测性原则、科学性原则。例如：评估目标受众/用户对材料的使用效果；评估材料影响目标受众/用户认知、行为等的效果；评估传播目标实现的效果（程度）；评估目标受众/用户需求满足的效果（程度）。

步骤12：报账、归档、结项，复盘、总结得失

进行项目的报账、资料归档、结项。项目完成后，要及时进行复盘，总结经验和教训，为以后工作的更好开展提供借鉴。

第五节　健康科普海报的创意与设计

一、海报的概念与功能特点

海报,又称招贴画、宣传画,是平面设计/视觉传达设计中一种极为常见的艺术表现形式。《现代汉语词典》对招贴画是这样定义的:"贴在街头或公共场所,以达到宣传目的的文字、图画。"这是从招贴/平面传播材料的应用场景(贴在街头或公共场所)、目标(宣传)、呈现形式(文字、图画)三个维度进行定义的。

海报作为传播媒介的功能特点是信息的简明性和画面的简洁性。作为海报,通常以主标题(标语口号、主题语、广告语等)作为信息传播的主要形式载体,健康科普类海报通常会在画面中呈现一些科普信息要点(或科普核心信息)。需要注意的是,海报不宜承载过量的信息,否则显得信息繁琐、破坏了其作为传播载体的独立性。如果要表现大量的科普信息,则可以选择挂图的表现形式。

二、健康科普海报创意与设计要点

(一) 进行策划创意

首先要根据前期调研的结果,梳理目标受众的健康科普知识需求和诉求,对设定的选题进行细化,提炼出核心主题和相关知识点。

接下来就是图文创意,以核心主题和知识点为基础,以头脑风暴等方式激发创意灵感,也可通过研究借鉴相关优秀海报的成功案例来寻求图文创意灵感。

在文案创作方面,根据核心主题和知识点创作出海报主题语和知识要点,力求构思巧妙、针对性强、主题突出、内容科学、文字简练。在画面创作方面,要找到创意的支点。

(二) 确定海报的画面风格

海报的表现风格,一般也就是指画面主体形象的表现风格。从大的方面可分为照片式表现手法、美术式表现手法和其他表现手法。

1. 照片式表现手法　常见的有唯美风格、纪实风格、超现实主义风格等。

唯美风格的照片，就是通过一定的技术手段对拍摄对象进行美化甚至会有一定的夸张、变形，使其显得更具诗情画意。在表现一些正向度的健康科普主题时，往往可以采用这种表现风格。有一类照片式海报，画面主体是名人作为代言人向受众进行健康科普，那么名人的形象大多都会以唯美风格来表现。

纪实风格的照片，即画面中的形象更贴近于现实生活中物象的本真状态，其优点是让人感同身受，能够唤起熟悉和亲切的感觉，从而产生认同感。例如 20 世纪 90 年代那张著名的"大眼睛"——"希望工程"公益海报，就是将照片的纪实风格运用得极其成功的范例。

超现实主义风格的照片，具有间离效果，会让人有一种既熟悉又陌生的感觉，同样会引发受众的关注，起到传播作用。

2. 美术式表现手法　类型较多，诸如绘画（国画、油画、版画、漫画、水彩、素描等）、雕塑、民间美术（剪纸、泥塑、农民画等）等，均属于该类表现手法。在健康科普海报的应用中，一般多采用偏写实风格的绘画和漫画。

3. 其他表现手法　常见的有照片手法和绘画手法结合的方式，如果两者结合得巧妙，能给画面带来新意。

（三）海报画面素材的来源途径

海报画面素材的来源一般有这样几种途径。

一是直接在素材图库进行搜索和选取（前提是要取得素材的使用权）。其优点是迅速、高效，缺点是可能找了半天，未必会有适合的素材。当然，作为设计师，有时候也可以利用"移花接木"的方式适当地处理、合成照片素材。

二是组织拍摄或者进行绘制。①照片：相对而言，拍摄更能达到理想化的效果，但缺点是周期较长、环节较多。如果只拍人物不拍环境，相对会快一些；如果带上环境，且需要多人配合的话，时间成本就会高很多。②绘制：如果选择到适合预期风格设定、同时又对主题内容有深刻理解与认识的插画师，合作起来会非常高效。否则就需要进行不断磨合，才能达到认可的效果。

三是利用 AI 的文生图技术获取画面素材。当下 AI 的发展日新月异，文字生成图片的技术越来越成熟，在保证版权无虞的前提下，大家可以积极进行探索和应用。

（四）画面设计

如果素材已经齐备，就可以进行画面图文设计了。这个阶段对于设计师而言，是考验版式设计的时候。需要注意的是，画面必须的功能性要素一定要齐备：大标题、副标题、信息要点、落款、底图（底色）、主体形象（或多个主体形象之间的构成关系）。

在这个阶段，设计师一定要将文字看成图像（点、线、面）的一部分，这样图和文才能有机组合在一起，才能形成视觉上的整体感。当然，文字作为信息的主要承载符号，关键性不言而喻，因此，文字与图形图像的关系是对比统一的。文字的字体形态、字号大小、字的颜色、字距、行距等既是视觉的一部分，又是具有独立意义的关键。

根据健康科普海报信息传播的规律特点，同时兼顾版式设计的审美法则，设计师将诸元素进行整合，从而实现海报功能性和审美性的统一，可以说就做到了成功的海报设计。

（五）图文审核

海报设计完成后，要请专家会同领导进行审核把关，需要从几个方面进行把关。

1. 是否存在意识形态问题　首先，看文字中是否含有涉及意识形态的词句，或可能会引起关于意识形态方面歧义的词句，同时还要谨防呈现"高级黑""低级红"的内容。其次，要看图形图像中是否含有涉及意识形态问题的地方，尤其要对出现的中国国旗、国徽，党旗、党徽、中国地图等象征国家主权和国家形象的图形图像进行严格把关，设计时一定要注意使用规范。

2. 是否存在科学方面，尤其是专业技术方面的问题　科普传播海报，要点在于科普。因此海报中的文字表述、图形图像呈现都要符合科学规范，符合技术规范。例如关于接种疫苗主题的科普海报，网络版本中存在接种动作不规范或者防护措施不到位的情况。生活中有时可能会存在类似问题，但科普海报具有示范效应，因此必须向公众展示出正确、标准、规范的技术动作、合理的物品等。

3. 是否存在其他问题　主要是看海报的功能性元素是否齐备，是否还有缺项，海报的审美性元素是否配置得当、合理，是否存在色调不协调、主要文字信息不突出等其他美学问题。

（六）开展预实验

将海报初稿制作成等大或缩小的样品，面向目标人群中的代表征求意见。可通过访谈式，也可通过事先准备好的调查问卷征求意见。征求意见的范围可涵盖海报的不同方面和维度，包含但不限于：主题内容、文字表述方式、海报的色彩基调、画面的主体形象、纸张的大小、纸张的厚薄。

这个预实验的过程是直接面对预期受众的代表的，因此非常关键，预实验的过程其实就是一个"走群众路线"的过程。

（七）修订确稿

对预实验的结果进行汇总、梳理，与专家、领导进行沟通、汇报，确定修改方案，设计师据此再对海报进行修订、完善。完稿后，再请专家、领导进行终稿的审核把关，直至确稿。

（八）印刷制作

最后一个步骤是印刷制作。在印制之前，需要进行印前检查。检查设计文件的尺寸设定、出血等。

第六节　宣传折页的创意与设计

一、宣传折页的概念与特点

宣传折页，顾名思义，就是将一个整体的页面进行折叠，分成几个部分。这样，宣传页面经过折叠（合起来）后展示出来的面积变小，更便于携带。同时，宣传折页从折叠状态到打开，对于受众也是一个具有体验感的过程，容易得到受众的接纳，因此在纸媒传播材料制作中，宣传折页成为一种极为常见的形式。

二、宣传折页的类别

宣传折页可以分为常规形状和异形折页。所谓常规形状，是根据纸张中的 A3、A4、B3、B4 等大小作为整体页面，折纸的方式也是以等分为原则的，基本都是矩形,这类宣传折页的优势是制作工艺相对简单、成本也较低。异形宣传折页,就是除矩形和正方形以外形状的宣传折页,比如椭圆形的宣传折页、树叶形状的宣传折页、局部镂空的宣传折页等。异形宣传折页的优点是往往给人以新鲜感,具有较强的趣味性和体验感;缺点是制作工艺较复杂,成本相对较高。在实际应用中,主要还是根据主题内容、目标受众/用户特点、经费等因素进行权衡,最终来选择以何种方式呈现。

　　在实际应用中,基于受众习惯、成本等常规因素考虑,最常见的宣传折页是以 210mm×285mm(为不使纸张浪费,一般采用该尺寸规格,口头上也称为"A4 大小")、三折的方式呈现的,下面就以此为例,谈谈宣传折页的创意和设计。

三、宣传折页的创意与设计要点

(一) 编写信息,转化文案

　　首先是根据项目前期开展调研的情况,对标目标受众对选题的具体需求,组织卫生健康专家进行卫生健康相关核心信息/专业知识的编写。

　　专家在编写核心信息/专业知识时,也要对目标受众的特点了如指掌,这样才能更有针对性。例如:编写一个糖尿病防治的核心信息,要针对糖尿病做出"是什么""为什么""怎么样"等具体的问答——糖尿病的定义是什么?如何诊断是否患了糖尿病? 糖尿病的日常主要表现有哪些? 哪些人容易得糖尿病? 糖尿病如何治疗、能否治愈? 糖尿病患者在日常生活中该如何做?如何预防糖尿病? 等等。

　　待卫生健康专家完成核心信息/专业知识的编写后,由健康教育/健康传播专家对相关内容进行文案创作。这一工作非常重要,未来的科普材料是否有料、有趣,好的文案是基础。

　　以制作糖尿病防治内容的科普折页为例,假如目标受众是某个城市的社区 65 岁以上的老年人群。前期做好筹备,采用面对面个别访谈与集体访谈结合的方式进行调研,并联系若干社区予以协助。通过调研,我们给目标受众/用户进行画像,摹画出其文化背景、媒体喜好等特点。经过研判,得出结论:这个人群的媒体喜好是对于纸媒更为信任,而且对于顺口溜、"四六句"、快板书等曲艺形式更为欣赏。这给文案创作带来了具体的方向,所以我们决定采用顺口溜的形式,对糖尿病防治核心信息/专业知识进行改写,语言文字要通俗易懂,每句话要合辙押韵、朗朗上口。一般来说,文案完成后,要经过专家和领导的文字审核把关。专家主要审核知识点/信息点是否传达到位,有无曲解或歧义？领导审核内容中是否涉及意识形态问题,相关表述是否准确？等等。

(二) 确定风格,图文设计

在文案完成(设计师在前期也可以参与文案的意见,一名优秀的设计师往往本身也是一名好的文案创作者)以后,设计师根据文字内容进行设计。这时候,要确定将来折页要制作多少份、多大的开本(尺寸)、常规型还是异型(是整体特殊形状还是部分有镂空效果)、纸张的选择、有无特殊制作工艺等。

例如,上面提到的糖尿病防治折页,根据经费预算,我们确定制作 5 万份。在开本的预设上,考虑到老年人的视力多为老花眼,文字的字号设定也会稍微大一些,因此决定将尺寸设定为比常规的 A4 大一些,又比 A3(尺寸太大的话,不容易携带)小一些,经过反复研究,确定为相对适宜的 B4 大小(250mm×352mm)。由于成本问题,决定采用常规制作工艺。

在这些外部信息确定后,正式进入版面创意设计。我们要考虑,整体设计采用什么样的风格(包括色彩、图案、插画、字体)？色彩基调是什么颜色的？插画是偏写实风格还是动漫风格,或者插画采用照片(自己组织拍摄或购买素材库著作权照片)？

还以糖尿病防治折页制作为例。由于是面向城市社区的老人,我们的色彩基调设定为淡雅、稳重,色彩构成多采用复色及少量的间色,基本不使用纯色;图案上采用现代简约风格的,防止过度装饰,以便更好地突出主题内容。

插画上,因为组织拍摄照片工作量较大(需要协调摄影、灯光、演员、场景、服装、化妆、道具等团队),本次就采用偏写实绘画风格。关于绘画插画,有两种获取途径:一是组织擅长预设风格的插画师根据内容绘制,优点是与文字匹配度高、绘画风格统一,缺点是成本较高,需要一定的时间周期;二是在已经购买著作权的素材库里搜寻合适的插画,优点是相对节省时间、成本较低,缺点是找到与文字内容匹配的插画不太容易,而且要达到风格统一就更不容易。所以在工作中,往往根据实际情况综合考虑。

接下来是版面设计,需要注意的是,考虑到大多数老年人老花眼的因素,版面一定要干净、鲜明,一目了然;在字号使用上一定要大一些,不要出现过小的文字;底色与文字、底色与插画之间的关系,一定要从明度、饱和度上形成反差,底色一定是衬托、烘托的作用。

(三) 完成初稿,审核把关

设计初稿完成后,领导进行全面审核,但更侧重于意识形态等方面的把关;卫生健康专家着重审核文字与插画,例如插画中涉及的技术动作是否准确等;传播专家审核版面、插画等设计因素在美学方面是否存在问题等。

(四) 直面受众,做预实验

在领导、专家的意见基础上进行修改,完成后制作成样品,联系调研点开展预实验。向目标受众了解:折页的色彩是否喜欢,文字信息是否看得懂,插画是否喜欢等;字大小是否合适;阅读折页后,对糖尿病的了解程度如何,是否知道在生活中怎样培养健康的生活方式等。

预实验完成后,根据目标受众反馈的意见,再次对样稿进行修改完善。

(五) 修订确稿,制作发放

将修改完善的样稿报请领导专家进行审核,审核通过后进行制作。将制作文件发给印刷制作公司,对于制作环节(纸张、制作工艺等)还需要进行详细沟通。

印刷制作完成,将折页通过预定的渠道进行发放(一是在宣传活动中进行宣传发放,二是通过机构组织网络进行发放)。

(六) 效果评估,总结得失

项目完成后,进行效果评估,对整个项目推进过程中的各个环节进行复盘,在项目的策划统筹、实施推进、组织管理方面等总结得失,将好的经验运用到下一个项目中。

第五章
音频传播材料的设计与制作

　　在多媒体、自媒体飞速发展的今天,受众接触音频材料的途径已不仅仅限于传统的广播,音频传播的数字技术也越来越成熟。

　　本章主要介绍音频传播材料的概念、特征、种类、播音内容以及如何策划设计广播节目,并提供了部分案例,以期为健康传播活动提供参考。

第一节　音频传播材料的概念、特征和种类

一、音频传播材料的概念

　　人耳可以听到的声音频率在 20Hz~20kHz 的声波,称为音频。音频是个专业术语,音频一词已用作一般性描述音频范围内和声音有关的设备及其作用。音频传播材料是指以声音为符号,以有声语言为主要传播手段,诉诸人的听觉,说明事物,传达情感的信息传播媒介。音频材料可以通过广播、网络新媒体等大众媒介和特定传播技术手段,向范围广泛、为数众多的社会人群传递信息。

二、音频传播材料的传播特征

(一)传播方式直观

　　音频材料通过声音直接作用于人的听觉系统,通过感觉、知觉、记忆传情达意,实现传播目的。人在接收到音频信息后,会在知觉经验和想象力的帮

助下,激发视觉、味觉、触觉等综合的感受体验。

(二)传播便捷

随着录音技术的进步,录音设备相比视频设备更易携带,音频文件的编辑比视频文件更容易,文件所占数据空间更小,传输更方便。受众可以通过广播、网络、高清电视广播频道以及手机等媒体平台获取信息。收听音频信息不受时间、空间、受众文化程度的限制;音频信息接收设备轻便廉价,可以随身携带,便于随时随地收听。在储存方面,音频材料可以通过各种形式进行永久储存,供受众反复播放。

(三)制作和播放成本低

制作音频传播材料只需一套录音设备或简单器材即可完成制作,收音机、手机等均可随时进行播放,传播成本低,传播目的容易实现。

三、音频传播材料的种类和特点

(一)音频传播材料的种类

人耳可以听到的声波信号的频率范围为 20Hz~20kHz。按声音所占的频带区分,音频信号可以分为 4 类。

1. 窄带语音 又称电话频带语音,信号频带为 300Hz~3.4kHz,带宽为 3.1kHz,既能听清语音的内容,也能分辨出讲话人是谁,主要用于各类电话通信。数字化时抽样频率常用 8kHz,每个样值以 8bit 量化,数码率为 64bit/s。

2. 宽带语音 信号频带为 54Hz~7kHz,能提供比窄带语音更好的音质,常用于电话会议、视频会议等。数字化时抽样频率多为 16kHz。

3. 数字音频广播信号 信号频带为 20Hz~15kHz,有较好的音质,主要用于声音广播和电视伴音广播。数字化时抽样频率常用 32kHz。

4. 高保真立体声音频信号 信号频带为 20Hz~20kHz,为人耳听觉的全部频带故称为高保真,用于 DVD、VCD、CD、HDTV 伴音等。数字化时抽样频率用 44.1kHz 或 48kHz,每个样值 16bit 量化,数码率最高为 768bit/s(单声道)。

(二)音频材料的质量

目前,对音频材料的质量评价主要在音调、音强和音色三个方面。

1. 音调 是指声音的频率。频率高则音调高,频率低则音调低。另外,声音的质量高低还与频率范围紧密相关。一般来说,频率范围越宽,声音的质量越高;对语音来说,其可懂度、清晰度和自然度越好,其保真度空间感和音响效果越好。

2. 音强 即音量,又称响度。它与声波的振动幅度有关,反映了声音的大小和强弱。声波的振动幅度越大,声音的强度越高,声音越大。

3. 音色 声音听起来的优美程度。自然界中的大部分声音一般都不是单一频率的声音,大多是由不同频率和不同振幅的声波组合起来的一种复音。在复音中最低的频率成分称为该复音的基音或基频,是决定音调最基本的因素,复音中的其他频率成分称为泛音或谐音。基音和泛音组合起来,就决定了特定声音的音色或音质。人耳辨别不同声音的能力相当强,其主要根据就是各种声音的音色不同。如果某个特定的声音中的谐波成分在传播过程中有所损失或彼此之间的幅度发生变化,就有可能改变原声音的特征,导致走调或称畸变,影响声音的听觉效果。

电视中的伴音在传输中不能有中断现象。因为图像在传输过程中如果出现中断,就可以一直保持静态画面。如果时间短暂受众就注意不到。但是,声音如果出现停顿,可能就会产生信息的突变甚至丢失,或者出现声音和图像不同步的现象,受众对声音的停顿往往是灵敏的。

(三) 音频健康传播材料的节目特点及节目形式

目前,主要的音频健康传播材料主要有以下几种类型。

1. 音频健康公益广告 音频健康公益广告就是为了特定意识和主张,向公众传达健康生活理念,以提高公众的公共卫生及健康意识,获取良好的社会效益的广告形式。这种节目形式一般通过广播电台、网络自媒体等平台向公众进行传播。

2. 音频健康科普短片 音频健康科普短片是结合语言、音响、音乐三种艺术元素,结合调查、访谈、记录等多种表现手法向公众介绍健康知识、传递健康理念的多样化节目形式。

3. 音频健康科普栏目 音频健康科普栏目是以"传播健康"为理念,借助广播、自媒体等传播媒介的优势,综合新闻、专题、故事、访谈、讲座以及公益广告等手段,普及卫生健康知识的综合性音频节目形式,一般以电台或自媒体直播为主要播出形式。

4. 健康公益广播剧 广播剧是以语言、音乐和音响为手段来表现故事情节和矛盾冲突的一种戏剧表现形式。常规的广播剧根据剧情的需要确定时间的长短,分为广播连续剧、单本剧、短剧等不同形式。可以描写一定的人物关系、刻画人物性格,展现戏剧矛盾冲突,凸显广播剧的戏剧艺术追求,在技术处理上,可以综合运用语言、音效和音乐等多种手段,通过复杂的技术合成加工,呈现出精彩纷呈的声音世界,展现其听觉艺术上的特殊魅力。

相对于常规广播剧的艺术追求,公益宣传广播剧的主要目的在于宣传一个政策、弘扬一个道理、传播一项知识,其首先注重的是宣传效果,它的共性特征可以归纳为三个方面。第一,讲究短小精悍。通过简单的人物关系,借助一个特定的故事情节来表达宣传内容,反映主题思想,在短时间内吸引受众注意,达到宣传教育目的,常以短剧的形式出现。第二,在传播途径和播放场所方面,除了通过收音机收听节目的听众外,其受众还可能是社区里的居民、医院的患者、广场上的人群等,对于这部分受众,他们通常在扩音器里或者流动宣传车的喇叭中听到这些宣传资料。第三,根据其宣传的主题内容,指向特定受众群体;例如,宣传无偿献血科普知识的广播剧和宣传优生优育等知识的广播剧受众也是完全不同的。

第二节 音频格式与播音

一、音频文件格式

按格式分类,常用的音频存储格式有 MP3、WAV、WMA、FlAC、MIDI、RA、APE、AAC、CDA、MOV 等。

(一) MP3

全称是动态影像专家压缩标准音频层面 3(moving picture experts group audio layer Ⅲ,简称为 MP3)。MP3 是计算机、手机、MP3 设备、随身数码设备等常用的音频文件格式。使用该格式来存储的音频文件,虽然有一定的损伤,但可以大幅度降低音频数据量,并提供较好的音质效果。它的优点是文件容量较小,方便存储携带传播,尤其是网络收听,或者存储在手机,用来播放 MP3 音乐。

(二) WAV

全称 wave form，WAV 是其缩写，也称为波形文件，可直接存储声音波形，在 Windows 系统中，WAV 格式音频文件较为常见。它是微软公司专门为 Windows 开发的一种标准数字音频文件，该文件能记录各种单声道或立体声的声音信息，并能保证声音不失真。WAV 文件还原的波形曲线十分逼真，音质也非常好。

但是 WAV 有一个非常大的缺点，文件占用的磁空间非常的大。

(三) WMA

全称 Windows media audio，简称 WMA，它是微软公司推出的一种音频文件格式。WMA 在压缩比和音质方面都有着出色的表现，可以与 MP3 文件媲美，在较低的采样频率下也能产生较好的音质。WMA 也属于有损的音频文件压缩格式，但是因为其文件占用磁盘空间少，较为方便和传播，也深受用户喜爱。

(四) FLAC

全称 free lossless audio codec，简称 FLAC，中文名为无损音频压缩编码。FLAC 属于无损失音频文件压缩格式，使用此编码的音频数据几乎没有任何信息损失。该文件占用空间较大，适合存储于计算机或者大容量手机之中，适合音乐爱好者使用。

(五) MIDI

全称为 musical instrument digital interface，简称 MIDI，是一种编曲类的音频文件格式，即乐器数字接口，是编曲界最广泛的音乐标准格式，可称为"计算机能理解的乐谱"。它用音符的数字控制信号来记录音乐，一首完整的 MIDI 音乐只有几或者几十 KB 大小，而能包含数十条音乐轨道。我们听 MIDI 音乐的时候，它都是音乐（乐谱）的声音，而没有人声。它主要的作用是辅助音乐创作、乐曲演奏等。

(六) RA

全称为 real audio，简称 RA，是一种音频文件格式。它是一种可以在网络上实时传送和播放的音乐文件的音频格式的流媒体技术。RA 文件压缩比例高，失真也较为严重，但是可以随网络带宽的不同而改变声音质量（比特率），此文件现在并不常用。

（七）APE

全称为 advanced packaging format，简称 APE，是一种数字无损音频文件压缩格式。我们可以利用相关软件将庞大的 WAV 音频文件压缩为 APE，体积虽然变小了，但音质和原来一样。APE 文件也可以提供非常好的音质还原，其占用的磁盘空间也相对较小。

（八）AAC

全称为 advanced audio coding，简称 AAC，被称为高级音频编码。AAC 文件也是属于一种有损压缩格式，但是与 MP3 不同的是，它采用了全新的算法进行编码，利用 AAC 编码，可使人感觉声音质量没有明显降低的前提下，文件更小。虽然它可以提供更好的音质，但是其效果还是不能与 APE 和 FLAC 等格式文件相比。

（九）CDA

全称为 compact disc audio，简称 CDA。对喜欢用 CD 播放机听音乐的人来，对此文件格式一定不会陌生。CD 播放机播放出来的音乐，音质非常好，有一种"声临其境"的感觉。标准 CD 的采样频率为 44.1kHz，采样位数为 16 位，速率为 88kB/s，因为 CD 音轨可以说是近似无损的，因此它的声音基本上是高度还原原声的。

（十）MOV

OS 系统中常用的音频、视频封装的文件格式是 Quick Time 封装格式。目前，此文件格式也在 Windows 中也较为常用，多数手机和电脑可以直接播放该格式的文件。

以上为常见的音频文件格式，对于音乐、视频博客（vlog）、有声书制作来说，高码流、高音质的音频非常重要，在不同的环境下，选择不同的音频压缩（编码）标准，方便传播，也可以为受众提供更加优秀的音频播放效果，获得更好的传播效果。

二、播音

播音是指电台、电视台等电子媒体所进行的一切有关声音语言和副语言传播信息的信息传播活动。

（一）播音发音

播音的发音要求在进行朗读的时候要做到语速适当，发音清晰。同时要根据文稿分出轻重缓急，分清抑扬顿挫，表达出文章的思想感情。

（二）气息要求

在进行播音的要求中，需要进行偷气、抢气、换气的技巧来进行处理，在换气的过程中，也要注意文中的停顿之处。做到条理分明，在句子中的逻辑要有条理，做好语断气连。语法停顿包括自然段落、标点符号的停顿，要显示条理分明。

两肋打开，双肩自然地下垂，用口鼻同时将气吸入肺部，同时两肋往四周延展，左右的展开幅度要大于前后。降横膈膜，横膈膜位于胸腔一下腹腔以上，腹部收缩，吸气的时候腹部的肌肉向丹田位置收缩，在呼气的过程中，小腹的自然收缩有助于保持横膈膜不至于迅速地复位。

（三）发声的要求

发声的时候应根据与话筒或扬声器距离对音量进行调适，播音的时候可以用口鼻共同呼吸，然后深吸浅呼。正确的呼吸，气息短。坐姿可影响声音的美感度，可通过鼻腔、口腔、胸腔、腹腔等多腔共鸣增加声音的磁性。胸腹联合式呼吸是个很好的方式，可以进行换气、补气、偷气、救气练习。

第三节　音频健康传播材料的设计制作

一、音频传播材料的设计制作原则

（一）科学性

科学性是音频健康传播材料的主要原则，没有科学性就没有生命力。

（二）时效性

音频健康传播材料要求制作周期短、传播速度快，以达到及时、广泛传播的目的。

（三）艺术性

在没有可视画面的情况下，只有具有足够的艺术感染力，才能保证更好的传播效果。

（四）普及性

在注重其"声音写作"的前提下,音频健康传播材料还必须兼顾普及性,也就是说,其内容必须适合广大的目标人群使用。

二、策划与设计

（一）音频健康传播材料的设计理念

音频健康传播材料的设计包括内容设计和音响设计。

1. 内容设计　就是对音频材料的传播内容进行设计。传统媒体所倡导的"内容为王"同样适用于音频健康传播材料,尤其是在新媒体时代,只有好的内容才能够引起受众的注意和关注度,从而提高节目的传播效率。在内容策划方面,音频健康传播材料的内容策划包含语言文字内容、表达、音乐音响的选取等。在语言表达上要简短、准确、精炼,表达内容要准确、科学。同时,还要考虑播放终端、播放时间以及地点等因素。

2. 音响设计　一个完整的音频健康传播材料包含语言、音乐、音响三要素,如何将这三要素合理安排、剪接,呈现给受众有足够吸引力、科学性、感染力的节目,是声音设计的主要任务。

（二）音频健康传播材料的制作流程

1. 明确传播目标和目标人群　在开始音频材料制作之前,首先需要明确的就是这一音频健康传播材料要解决的主要问题、目标人群,以及预期的传播目标。

2. 设计制作人群　①疾病控制、公共卫生专业技术人员:对医学知识、引用数据等进行科学性审核和把关。②健康教育专员:对节目进行设计、制作,以及考虑如何将该项目更好地传播。③目标人群代表:在样片的形成过程中,需在各个环节考量该材料对目标人群的传播效果。

3. 设计制作前,首先需要对标人群进行需求评估,了解目标人群的特点及其对该健康信息的需求程度和已有的知识水平;其次,目标人群对传播媒介的拥有情况,即他们会从哪些渠道获取健康传播材料;最后,需要了解目标人群对传播材料表现形式的喜好,以决定将传播材料以何种节目形式进行投放。

4. 选择和确定传播信息　选择和确定传播信息就是根据需求评估情况,进行原始素材整理的过程,工作小组需要确定原始素材的信息范围,同时确定素材的具体内容、复杂程度、信息量,以及如何将素材整合制作成样片。

5. 制订工作计划　工作计划的制订包含 3 部分:一是明确工作小组人员的分工;二是确定音频健康传播材料的节目形式;三是确定投放范围、发放渠道、经费预算、时间进度安排以及最后的评价方法。

6. 设计形成样片　样片的设计和制作是音频健康传播素材最关键的环节,样片包含语言、音乐和音响三大要素。其中,语言的设计要生动、简练,包含的信息量要适度,切勿面面俱到,以免影响关键信息的传播。在编排上要符合目标人群的收听习惯,尽量使用正面的表现手法,多选取具有权威性的原始素材。在使用真实人物采访内容时,一定要征得本人同意,才可使用其素材。

7. 组织专家进行样片审查　在目标人群中进行预实验之前,须邀请有关专家对样片信息的准确性、科学性进行审查,确保传播材料中信息的准确、科学。

8. 对样片进行预实验　在样片的设计制作完成后,须目标人群代表来评议和提修订意见,在此过程中对传播材料的可理解性、可接受性以及可说服性等进行进一步的测试。

9. 修改成片并定稿　根据预实验结果,进一步修改样片包含配音、音乐及音响。如果需要,再次将修改后的材料进行预实验,以上过程完成后方可定稿。

10. 出版与发行　定稿后需要联系出发行单位,确定样片的生产单位、发行方式、发行量、发行渠道(单位)以及著作权归属等问题。

三、音频健康传播材料设计制作实例

(一) 音频健康公益广告

广播公益广告是通过广播及其他播放终端在目标人群中传播的公益广告。对于这一类公益广告,广播电台有一套严格制作规范。

1. **选题和立意**　如何让公众感到有趣并乐于接受是公益广告制作者的

首要课题。可参考的选题包括:①卫生健康纪念日。如预防艾滋病日、禁烟日等。在相关纪念日来临前后推出相应的广播公益广告能唤起受众对该类公益事业的关注。②日常生活的温馨提示。根据一年四季不同节气和天气变化及时推出温馨的问候和提示,能使受众体会到关爱,如雾霾天提醒公众少出门、戴防护口罩,伏天提醒公众多喝水、吃一些降暑的食品等。③对受众行为的引导。这也是最考验制作人生活观察能力的一个渠道,从生活中的细节入手,能引导公众向善、守法、和谐共处。

2. 演绎与表达 优秀的公益广告需吸引受众的注意并产生良好的社会效果,需要在制作手段上别出心裁,让人耳目一新。为了让公益广告能够新颖、出彩,可以从以下几个方面入手。

(1) 贴近生活的情景再现:如全国优秀广播公益广告《当心健康会黑屏》,利用公众日常都会用到的电脑音效,制作出了一则可听性强、让人意味深长的公益广告。

(电脑键盘敲击声,错误操作提示音)

女:咦? 出错了?

(电脑提示音:发现病毒)

女:呀! 中毒啦!

(杀毒软件发现病毒音效,敲击键盘声,电脑关机音效)

女:哎哟! 黑屏了……

旁白男:电脑会黑屏,当心您的健康也会黑屏。

(音乐起)

旁白男:久坐会影响健康,适当运动,从站起来开始。

(电脑重新开机音效)

这则广告巧妙地运用了公众日常最熟悉的场景,用一系列熟悉的电脑音效,向公众传达了一个简单的动作,引导大众从身边点滴做起,开始运动,开启健康的生活。因此,好的广播公益作品在广播语言上必须把握好"贴近生活"的主旨,才能在方法论上找准定位,演绎出优秀的作品。

(2) 典型鲜明的角色设置:在广播公益广告中,合理地设置广告中的各个角色,对于整个广告的可说服性以及关注度会有很好的作用。在广播公益广告中,常常会将角色设置成为现实生活中最常见的人物,将公益主题鲜明地表达出来,如:控烟公益广告《香烟的遭遇》。

男1:我要投诉! 你们太欺负人了!

男2:怎么了? 你说!

男1:他们不让我上公交车!

(汽车喇叭声、马路车辆行驶音效)

男1:哎呀! (金属关门音效)不让我坐电梯,还不让我吃饭,我受不了啦!

男2:我这儿也不喜欢你呀……

男1:啊? 啊? 为什么呀?

男2:因为这个! (警示音效)请不要在公共场合吸烟!

男1:原来是这样啊,我掐了!

男2:谢谢合作!

(音乐起)

这则广播公益广告中,制作者将角色人物设置成吸烟者,让公众把角色与自身联系在一起,好像广告中到处碰壁的主角就是现实生活中的自己,加深了这则广告使听众感同身受的效果,从而使其更贴近听众,给人留下深刻的印象。

(3) 生动活泼的语言表达、朗朗上口的主题呼吁:广播公益广告中的语言表达是整个广告中比重较大,也是最能表达广告主题的部分。因此,生动的语言表达以及语言内容的设计,在公益广告这样比较正面的主题中显得尤为重要。如:全国爱牙日公益广告《我的朋友》。

(轻松愉快的音乐起,水龙头流水声)

女:我有20多个非常特别的朋友,我们从小就在一起,一起长大。他们特别够意思,什么酸的、凉的、硬的,他们都能应付。当然,全凭我的照顾,早上晚上我都把他们刷得干干净净。给他们多吃蔬菜,少吃糖。

(吃东西、吞咽音效)

女:你看,他们都好漂亮的!

旁白:你的牙齿是你一生的朋友,请爱护他们! 9月20日,全国爱牙日,别忘了,你的朋友!

这则公益广告角色设置简单,也没有复杂的音乐、音响应用,但是却以生动活泼的语言演绎,向公众传达了"牙齿是伴随我们一生的朋友,请爱护牙齿"这一主题。

3. 音效的配合和设置　优秀的广播公益广告不仅要有鲜明深刻的立意,生动活泼的语言演绎,独特的音效配合以及音乐烘托也至关重要。只有三者完美结合才能创作出优秀的广播公益广告。

(二)音频健康科普短片

音频健康科普短片突出一个"短"字,即在短时间内向听众传播主题信息,达到宣传和引导的目的。由于音频制作周期短、传输时间短以及传播速度快的特点,这种节目形式在突发公共卫生事件的应急广播中应用最为广泛。制作要遵循以下几个原则。

1. 精选原始素材　为了能在有限时间内向听众传递更多的信息,音频卫生科普短片在原始素材的选取上要做到精炼、准确。在进行文案策划时,音频制作人员要将当前最重要、最权威的信息放在首位,用简洁明快的方式传递突发疾病的防范、救治措施。

2. 精简表现手法　科普短片是结合调查、访谈、记录等多种表现手法为一体的综合节目形式,但是在有限时间内,如果融合太多表现手法,会使节目显得杂乱,不利于公众关注和理解。因此,在确定原始素材以后,应该选取对当前灾情最有利的表现手法。

3. 将科普短片故事化　科普类的短片所普及的是枯燥乏味的科学知识,如果在策划时一味地注重知识性普及,很容易将短片课程化、说教化,使短片没有可听性,不具有吸引力。为了避免这种情况的发生,一个很有效的做法就是将科普短片故事化。故事性原只属于故事片,但是今天,故事性也成为越来越多科普片的特征之一,不同的是,"故事"对于故事片来说是虚构的,但对于科普短片来说却是真实的,它来源内容本身及编导的创作。现在的受众已经不会满足于对"故事"或者"真实"单一的索取,他们内心呼唤两者兼得。但必须注意的是,故事化知识手段是创作者进行艺术表现的方法。以国家应急广播网的音频卫生科普短片《高温天气防护应对常识》为例,创作者将高温天气的防护应对知识融入《西游记》的故事中,利用孙悟空、猪八戒和土地公的一段对话,将防护知识生动地表达出来。

（《敢问路在何方》音乐起）

八戒：猴哥，咱们歇歇吧！火焰山一带的天气太热了！

孙悟空：说的也是，师父在这里休息一下，待我和八戒去向那土地老儿讨教些避暑的方法。

土地公：大圣，这大中午的你们怎么还出来啊？火焰山无山无丘，四季皆热，这种天气，一定要减轻劳动强度和运动强度啊。

八戒：哎哟，热死俺老猪了，你快说说，有啥法子？

土地公：你们要叮嘱圣僧多喝水，可不能狂饮啊，还要适当补充些淡盐水。孙悟空，快去找淡盐水！

（飞走音效）

土地公：还有，晚上一定要睡好觉，午睡时间不宜过长，白天的时候让圣僧尽量戴遮阳帽或撑遮阳伞，穿透气、易散热的棉麻衣服，防止太阳灼伤皮肤。

孙悟空：你放心，俺老孙拔根毫毛就能变出来！

（魔术音放）

旁白：国家应急广播提醒您，高温天气，请注意科学防暑避暑。

该短片针对高温天气防暑避暑这一主题，设置了大众非常熟悉的西游记中的三个人物，接着创作了师徒几人过火焰山的故事，用轻松诙谐的方式诠释了科学知识，可听性强，也给听众留下深刻印象。

4. 科普短片新闻化　现场采写的素材具有较高的时效性和新闻性，适当地在短片中插入权威人士点评，也是制作音频科普短片的手段之一。因此，制作这一类的卫生科普音频短片，要明确突发公共卫生事件的时间、地点、原因。描述发生情况时可插入对事件亲历者的采访，增加节目的真实性，并加入相关行业专家的科学解读和提示，增加节目的可信度。

（三）音频健康科普栏目

音频健康科普栏目一般是由广播电台、网络广播推出的综合性健康专栏节目，一般由多个版块构成，可以在每周不同时段播出。下面将以某电台健康专题栏目《健康在线》为例，说明此类节目的策划及制作。

栏目名称：《健康在线》

1.《健康行动》　以动态新闻报道为主，全方位关注健康教育活动，宣传全市医疗卫生系统在基础队伍建设、行风建设方面所取得的成绩。

2.《健康关注》 定期发布疾病预防信息,通过市民拨打健康热线反映疾病发生情况、记者调查采访和专家讲解,预报近期多发、易发的季节性、流行性疾病,介绍疾病成因、症状及预防知识,引导公众提高健康意识,掌握保护健康、预防疾病的正确方法,强调节目时效性。

3.《健康档案》 以直播访谈和知识讲座形式,对严重威胁公众健康的心血管疾病、糖尿病、慢性呼吸系统疾病、癌症等主要慢性疾病及典型病例进行分析,介绍疾病成因、预防及治疗方法。采用"主持人穿插引导+听众询问病情+专家分析讲解+主持人点评总结"的形式,强调节目的科学性、知识性、实用性。

4.《人间天使》 以医师、护士为主要表现对象的人物故事类节目,聚焦医疗卫生一线优秀人物或群体,讲述他们积极参与健康服务行动、精心治疗病患的故事,宣传他们在公共卫生应急事件中不顾安危抢救患者的感人事迹,树立医护人员"白衣天使"的良好形象。

这一栏目定位准确、形式丰富。采用版块式结构,在总的栏目名称下,设置 4 个节目版块。从各版块的内容来看,既相互独立又彼此关联,在形成各自特色的基础上发挥整体宣传合力,有深度也有广度:既有科学性,也有故事性。

在节目形式上,报道式、调查式、访谈式、记录式以及讲述式多种表现手法交叉变化,综合运用了动态报道、主题报道、连续(系列)报道、新闻故事、电视访谈、知识讲座等节目形式,覆盖了健康教育、健康知识、健康咨询服务等多方面。同时,在多个节目中加入了热线、问答等环节,增强了节目的互动性,很好地利用了新媒体的特点。

四、健康公益广播剧

(一) 突出强调语言清晰度

在宣传卫生健康知识的公益广播剧中,语言是科学信息的主要载体,保证其清晰明确是第一要务。除语言外使用主要为烘托剧情使用也不宜太过复杂,同时还要注意电平和响度控制。考虑到户外播放环境,录制这类广播剧时,要充分保证语言的清晰度。

(二)用声音形象塑造生活

以科普为目的,服务普通民众的,因此要贴近实际、贴近群众、贴近生活,才能引起受众的共鸣,从而达到宣传教育的目的。因此,在制作方面,要从不同社会群体的生活环境、行为习惯和语言特色出发,营造贴近群众生活的场景,做到用声音形象反映生活真实,让受众感觉广播剧所描述的事件就是自己身边发生的事情,从而增加作品的可信度,提升宣传教育效果。

以广西人民广播电台健康公益广播剧《一朵黄玫瑰》为例。

这部广播剧主题是宣传艾滋病防治知识,属于都市生活题材的作品。时间不长,人物关系相对简单,场景变换也不多,在技术制作上,为了突出其教育、宣传特点,制作人员主要是通过以下方法来实现。

1. 突出语言清晰度　主要做到:①挑选好演员。不仅要求演员发音吐字清晰自然,而且彼此之间的音色对比要十分明显,演员的音色明确区分开。②利用录制设备和录制技术,把好语言录制关。在录制中,可使用适合于语音录制的单指向性话筒(如心形);采用中距离拾音,避免近讲效应;同时安装话筒防风罩,避免冲击话筒的"噗"声出现。③录制场所尽量选择具有吸声处理的语言录音棚,没有条件的可使用吸声屏或其他吸声设施。④尽可能减少录音棚里一切无关的本底噪声,如空调风声、系统电流声等。⑤后期合成尽量使用专业的音频工作站。⑥剧中使用的动效和配乐要简短、简单,不要给语言带来干扰,在各部分的响度控制上,要以语言优先。

2. 营造人物对话的真实生活环境　对于这部都市生活题材的广播剧而言,制作人员通过对声音素材的灵活使用和合理调度,营造出了一个跟生活本身十分相像的听觉空间。比如,剧中第一场戏就是父女俩在城市广场边上停放的献血车上无偿献血的场景,制作者通过铺设适当的街道杂音和机动车声音,来体现献血车所处的城市中心车水马龙的场景;还有一场戏是两位年轻夫妇结婚纪念日,在家里享用烛光晚餐的情景,通过轻柔的音乐盒开启酒瓶、倒酒等音效,营造出了宁静、温馨的空间氛围。

综上所述,听众的审美标准来源于日常生活,只有做到真实才能与听众的生活经验产生共鸣,将他们带入思维想象的空间,从而发挥广播剧的戏剧魅力,达到宣传教育的效果。

第六章
视频传播材料的创意与拍摄

移动互联时代,公众主要通过移动智能终端获取信息,在消费时间和消费内容碎片化的情况下,视频传播逐渐成为公众在移动智能终端获知信息的主渠道。

第一节　视频传播材料的概念、种类和特点

一、视频传播材料的概念

视频泛指将一系列静态影像以电信号的方式加以捕捉、记录、处理、储存、传送与重现的各种技术。图像是视频的最小和最基本单元,连续的图像变化每秒超过 24 帧时,根据视觉暂留原理,人眼无法辨别单幅的静态画面,看上去是平滑连续的视觉效果,这样连续的画面叫作视频。

视频传播材料是以图画和声音为一体的,用形象生动的表达方式,利用人眼视觉暂留的原理,通过播放一系列的图片,使人眼产生运动的感觉。动态的画面和富有感染力的语言,可使复杂的知识或形象能够更生动和直观地展示和传播。

二、视频传播材料的种类

常见和常用的视频材料主要包括微电影、电影短片、广告片、活动视频等。

(一) 微电影

1. 主题营销微电影　移动互联网时代,媒介形态多样,用户的视觉信息选项愈加多元。具备价值力、传播力的微电影产品,通过优化视频叙事品质,契合横屏观看方式,突破了短视频传播的内容短板。相对长视频产品影视剧作品的"沉浸式""场景化"观看、短视频作品的"碎片化""快节奏"观看,夹在两者之间的微电影则对应着中密度的信息产出和知识需求。关于知识科普、产品测评、社会议题深度评论、健康信息传递等内容视频,具备一定的实用性、直观性和专业性,用户可以在不用花费较长时间的前提下,获取更多更有价值的实用信息。上述视频信息生产则需要逻辑化叙事,这一叙事方式更契合直接表达,共同完成深度内容的传播。

2. 产品故事微电影　在一条时长为 3 分钟至 15 分钟的视频作品中,需要内容创作者具备更强的剪辑能力和专业的叙事能力,努力实现知识传播的同时,还要让画面语言给用户以冲击力。短视频的叙事核心在于"短""快",力求在有限的时间内传递更多信息,虽然能在短时间吸引用户注意力,但也带来视频叙事内容、叙事形式的单一化。无论是生活娱乐类视频内容,还是社会议题的表达,视频叙事都要求有相对结构合理的思维逻辑与叙事表达技巧,在 5G 技术的加持下,其产品内容和叙事形式都要有一定的创新。

(二) 电影短片

1. 定义　电影短片(英文 filmlet)是一种称呼,早在电影诞生之初就已产生,用来形容各种形式和风格的电影。是电影中最令人眼花缭乱的一种形式,它既不是一种风格,也不是一个种类。除了时间长短的区别之外,并没有简明的标准或者清晰的特征运用于电影短片的定义。早期的电影几乎都是短片,经历了 100 年技术和美学的发展,短片仍保留着一个世纪前的一些特质。

2. 传播特征　以故事为主要形式,以情感营销为传播目的。用于网络传播的建议时长 3 分钟,若其他用途建议控制在 30 分钟内。

(三) 广告片

1. 定义　广告片是信息高度集中、高度浓缩的节目,是视听兼备、声画统一的一种广告形式。广告片兼有报纸、广播和电影的视听特色,以声、像、色兼备,听、视、读并举,生动活泼的特点成为最现代化也最引人注目的广告形式。广告片发展速度极快,并具有惊人的发展潜力。

2. 特征　广告片的四大要素是图像、文案、声音和时间。广告片是一种视听双重艺术，一则成功的电视广告，首先是在视觉形象上给人以强烈的刺激，才能使观众留下深刻的印象，往往运用夸张的形象刺激消费者的感官，以达到激发其浅层的物质需求和深层的精神需求的目的。

(四) 活动视频

1. 定义　活动视频是一种通过影视技术，以视频的形式记录和宣传活动的方式。活动视频可以实现信息的有效传达和艺术效果的呈现，帮助吸引观众的关注，增加活动的影响力。

2. 特征　活动视频的制作流程包括：策划、拍摄、剪辑和发布。了解受众是制作活动视频的重要前提。

三、视频传播材料的特点

(一) 创意

要求视频健康传播材料，在保证内容科学性基础上，要符合视频创意的一般规律和要求。

(二) 原创性

视频健康传播材料有以下几个关键：视频创作要体现出创造力，视频的创意是真正意义上的创造与发现，而不是框架、人云亦云的模仿和拷贝，以及话题、诱因、情绪、公共性、实用价值、故事等。

(三) 关联性

视频传播材料的内容要与受众的日常生活和工作相关联，否则不利于提高观众的关注度。

(四) 亲和性

以一种让人乐于接受的方式，兼顾人们的情感诉求，增加健康信息的亲和力。

(五) 美感

视频传播材料具有艺术作品的一般特征，除了具有实用功能外，还应具有美学特征、审美价值和感染力，给人带来艺术享受。

(六) 震撼性

视频创作人员要善于在平凡的生活中，以敏锐的洞察力，挖掘出使人感动的意蕴。

第二节　视频传播材料的优势和不足

一、视频传播材料的优势

(一) 满足受众对科普传播形式多元化的需求

新时代新起点,面对公众信息获取方式及习惯的改变。视频化表达已经成为受众所认可的趋势。健康科普短视频顺应了当下可视化传播的趋势,提供更加多样化的科普形式。与图文相比,短视频具有动态化的特点,结合视频策划,利用数字技术,呈现更丰富的科普表现形式,如街头采访、情景剧、实验、3D 动画、分屏和文字特效等。利用短视频的社交属性,还能够增强用户黏性。

(二) 契合现代人碎片化阅读的习惯

视频具备生动直观、方便快捷、碎片化、信息量大等属性,在传递信息、展现场景上具备天然优势。

(三) 适应移动端的传播需求

根据中国互联网络信息中心(China Internet Network Information Center, CNNIC)第 55 次《中国互联网络发展状况统计报告》的数据:截至 2024 年 12 月,我国网络视频用户规模达 10.70 亿,占网民整体的 96.6%,其中短视频用户规模为 10.40 亿。可见,短视频已成为当前进行信息传播以及交流的主要方式,同时也是媒体拓宽影响力的一大手段。

(四) 能满足用户的知识获取诉求

大众的好奇心也是一种对知识获取的动力。虽然获取知识的途径增多,但大家对于知识的渴求并没有因此减少和消失。短视频的表达生动直观,这一形式更有利于满足用户的知识获取诉求。借助短视频这一呈现形式,加上之前短视频平台给人留下各种有趣、好玩的感觉,使得健康科普知识也变得简短化,充满趣味性。

(五) 内容通俗,兼具趣味

枯燥单一的讲解和呈现往往难以激发用户兴趣,一些艰深晦涩的理论和知识更使人望而却步。短视频内容讲述的方式和语言风格更倾向于通俗化与大众化。一些短视频还兼顾视频表现形式的趣味性,实现健康科普短视频专业化与娱乐化的跨界融合,更利于提升用户的接受度,实现更好的传播效果。

(六) 即时互动,拉近用户距离

以抖音为代表的短视频平台本身具有社交媒体属性,即时性、双向互动是其典型优势。用户在观看短视频的同时,能够通过点赞、转发、评论、回复等功能实现与短视频制作者以及其他用户的即时性互动;通过即时性互动,不仅提升了短视频观看过程的趣味性和娱乐性,也加深了用户对短视频内容的理解与认识。健康科普内容具有专业性和完整性特点,普通人在接受过程中可能会产生各种各样的疑问。对于健康科普类信息的传播来说,用户愿意接受、乐于接受并且留下深刻印象,这才是其实现科普的前提。而用户的点赞、转发、评论等交互行为,加速医学科普短视频的快速传播,促使健康科普知识被更多人所理解和接受,从而使健康科普传播模式实现单向教育向双向互动的转变,改变大众对传统健康以及医学科普晦涩难懂的刻板认识。

二、视频传播材料的不足

(一) 多元内容生产主体,内容真假难辨

视频平台由于其制作简单、大量以用户生成内容(user generated content,UGC)内容为主。因此,除了专业医疗卫生机构和政府官方开设的账号外,还有很多个人账号在视频平台上发布健康科普内容。但这些账号鱼龙混杂,只有部分获得了官方认证,个人开设的健康传播类账号并不在少数,但有健康专业资质认证的偏少;而未获得认证的账号所发布内容真实性得不到保障,甚至一些已经多次辟谣的健康信息还在反复传播。

(二) 乘势加入抢夺流量,内容同质性高

视频的创作门槛较低,不需要有专业的技术,所有人都可以进行创作,因此花费的成本也较低。健康传播涉及的内容较庞杂,与公众的生活联系点较多。为了吸引受众,大部分创作者往往会挑选大多数受众较为关注的话题进行创作。这造成了传播内容的同质化程度较高。视频平台在进行内容推送

时本就依托于用户个人的大数据,会根据受众浏览过的内容再不断推送相关内容的视频。

(三)"视频+电商"模式,出现商业化倾向

由于"网红"直播带货的崛起,视频平台在视频播放界面添加了商品购买链接,可以在看视频的同时点击链接进行购买。现在有一些健康传播类的账号会在视频内容中植入广告,引导受众进行购买,受众可能就会轻信这些账号的宣传进行购买,这些商品通过平台跳转功能实现营销互通,但商品功效、质量等往往难以衡量且监管难度大。而过度的商业化会导致以下结果:一是会削弱传播主体的内容质量,为了营销去生产内容;二是会使受众忽视健康传播的内容,只去关注产品。

第三节　网络短视频的策划与拍摄

一、短视频策划

(一)分析短视频策划的基础信息

1. **人口学变量**　在收集短视频用户的基本信息时,涉及的人口学变量包括用户的年龄、性别、婚姻状况、教育程度、职业和收入等。通过对这些人口学变量进行分类,了解每类用户对短视频内容的需求差异。

2. **用户目标**　用户目标是指用户观看短视频的目的。例如,用户使用某款短视频 APP 的目的,特别关注剧情类短视频的目的,以及下载短视频的目的等。了解不同目的用户的特征,有助于制作更有针对性的视频材料。

3. **用户使用场景**　用户使用场景是指短视频用户在什么时候、什么情况下观看短视频的相关性信息,通过这些信息可以了解用户在各类使用场景下的偏好或行为差异。

4. **用户行为数据**　用户行为数据是指用户在观看短视频过程中的各种行为特征。例如,观看短视频的频率、时长,通过短视频购物的客单价等。通过用户行为数据的收集,可以分析和划分用户的活跃等级和用户价值等级等,为短视频的内容定位和脚本创作提供数据支持。

（二）归纳用户的特征属性

1. 整理用户画像　从用户的年龄分布、地域分布、职业分布及学历分布上，分析整理用户的画像。

2. 推测用户的基本需求　一般来说，用户的基本需求主要是获取知识技能、获取新闻资讯、休闲娱乐、满足自身渴望、提升自我的归属感、指导消费等。

（三）定位短视频的内容方向

1. 分析自身条件　包括自己所处的城市，自己的知识水平、年龄、擅长的技能和工作领域，自己的爱好，是否能熟练使用各种拍摄设备、拍摄软件和视频剪辑软件等。

2. 观看各种类型的短视频　从短视频创作者的角度分析这些具体案例，考虑自己能不能创作同样类型的短视频，并根据自己的特长和知识技能选择几种比较适合自己的类型，做出详细的书面分析（形成分析报告）。

3. 分析结果　根据分析结果找到二三个短视频内容类型，然后在短视频平台中搜索该类型的优秀"达人"的账号，观看其发布的短视频，学习和模仿短视频的创作。

4. 尝试制作并发布　先尝试预发该内容类型的短视频，一段时间后（通常是 1~2 个月），如果用户关注度和粉丝量没有达到预期，再考虑其他的内容类型。

（四）确定短视频的风格和形式

1. 确定短视频的风格　一般包括图文拼接、讲故事、模仿、生活 vlog、反差、脱口秀等。

2. 确定短视频的形式

（1）以肢体或语言为主的短视频：是以声音或肢体为主体展示给用户，如遮挡面部，只进行手部展示。

（2）以真人为主的短视频：是目前的主流形式。以真人为主角往往有更大的创作空间，并形成非常深刻的记忆点。

（3）以剪辑内容为主的短视频：以各种影视剧或综艺节目为基础，通过截取精华看点或情节编辑制作短视频。

（4）以虚拟形象为主的短视频：需要专业人员设计虚拟形象，通常会花费较大的人力和时间成本。

（五）短视频脚本撰写

1. 短视频脚本的功能与写作思路

（1）短视频脚本的功能：主要包括提高拍摄效率，保证短视频的主题明确，降低沟通成本。

（2）短视频脚本的写作思路

1）写作准备：确定拍摄时间通常有两个好处，一是可以落实拍摄方案，为短视频拍摄确定时间范围，从而提高工作效率；二是可以提前与摄像约定拍摄时间，规定好拍摄进度。

2）主题定位：短视频的内容通常都有一个主题，主题可以展示内容的具体类型。如以乡村生活为主题的短视频，其内容应始终围绕乡村生活的日常细节来展开，如田间耕种过程、村民的日常生活，以及传统风俗等。

3）拍摄地点：提前确认好拍摄地点有利于内容框架的搭建和内容细节的填充，因为不同的拍摄地点对于布光、演员和服装等的要求不同，也会影响最终的成片质量。

4）拍摄参照：通常情况下，短视频脚本描述的拍摄效果和最终成片的效果会存在差异，为了尽可能避免这个差异，可以在撰写短视频脚本前找到同类型的短视频与摄像人员进行沟通，说明具体的场景和镜头运用，摄像人员才能根据需求进行拍摄。

（3）内容框架搭建：搭建内容框架是指确定通过什么样的内容细节以及表现方式来展现短视频的主题，包括人物、场景、事件以及转折点等，并对此做出详细的规划。

（4）内容细节填充：机位选择、台词、影调运用、道具等。

2. 撰写提纲脚本和文学脚本

（1）提纲脚本：提纲脚本涵盖短视频内容的各个拍摄要点，通常包括对主题、视角、题材形式、风格、画面和节奏的阐述。提纲脚本对拍摄只能起到一定的提示作用，适用于一些不容易提前掌握或预测的内容。在当下主流的短视频创作中，新闻类、旅行类短视频就经常使用提纲脚本。需要注意的是，提纲脚本一般不限制团队成员的工作，可让摄像有较大发挥空间，对剪辑的指导作用较小。

（2）文学脚本：文学脚本中通常只需要写明短视频中的主角需要做的事情或任务、所说的台词和整条短视频的时间长短等。文学脚本类似于电影剧本，以故事开始、发展和结尾为叙述线索。简单地说，文学脚本需要表述清楚故事的人物、事件、地点等。文学脚本是一个故事的梗概，可以为导演、演员提供帮助，但对摄像和剪辑的工作没有多大的参考价值。常见的教学、评测和营销类短视频就经常采用文学脚本，很多个人短视频创作者和中小型短视频团队为了节约创作时间和资金，也都会采用文学脚本。

3. 撰写分镜头脚本

（1）图文集合的分镜头脚本：图文集合的分镜头脚本通常是由脚本撰写人员或专业的分镜师负责，他们会先和编剧或导演沟通，听取其对视频内容的描述，然后进行整理，绘制出导演心中的成片画面，并在其中添加一些必要的文字内容。这种类型的分镜头脚本的主要项目通常包括镜号、景别、画面、内容和台词等，其中，"画面"项目是指分镜图画，一般是 16 ： 9 的矩形框，"内容"项目则是对"画面"项目的描述以及补充说明。

（2）纯文字的分镜头脚本：纯文字的分镜头脚本将短视频的整个内容用文字的方式呈现，在写作此类脚本时通常将所涉及的项目制作成表格的表头，然后按照短视频的成片效果将具体的内容填入表格中，供拍摄和后期剪辑时参照。纯文字的分镜头脚本也是短视频创作中常用的脚本类型。

4. 撰写短视频脚本的写作公式　　常见的公式包括：搞笑段子 = 熟悉的场景+反转+反转 = 熟悉的场景或镜像场景；正能量/励志 = 故事情景+金句亮点+总结；教程教学 = 提出问题+解决方案+展示总结；单品"种草"= 超赞商品+亮点 1+亮点 2+亮点 3+总结 = 超赞商品+适用场景+非适用场景+总结。

二、短视频拍摄筹备

（一）摄影摄像器材

1. 手机　　手机拍摄方便、操作智能、编辑便捷、互动性强。但手机拍摄短视频防抖功能较弱、没有降噪功能、广角或微距功能较弱。如果要选择手机作为短视频的摄影摄像器材，那么需要注意的是，所选的手机除了具备基本的高清晰分辨率外，还应具备防抖、降噪、广角和微距等功能。此外，还应考虑价格和电池容量等其他综合性的因素。在选择手机时可参考一些专业网站和权威机构对手机的性能评测,特别是对手机的相机传感器和镜头的评测,然后根据自己的需求和预算进行选择。

2. 相机　相机主要包括单反相机、微单相机、运动相机、全景相机。运动相机与全景相机有很多相似的特征,其优势在于可以360°无死角地拍摄相机周围的场景。常用拍摄设备的选择及清晰度分为标清、高清、超清等。市面上常见的拍摄设备都能达到高清拍摄的水准,少数单反、微单及大多数数字摄影机现在已有了4K视频拍摄功能。

3. 无人机　无人机主要拍摄的是自然、人文风景,通过大全景展现壮观的景象。使用无人机拍摄短视频需要注意考虑画面质量和传输问题、选择操控方式、综合考虑便携性和拍摄质量及其续航能力。

4. 辅助器材

(1) 话筒:领夹式话筒主要用于收集声音,通常和发射器进行有线连接。

(2) 发射器:主要用于向接收器发送收集到的声音。

(3) 接收器:用于连接手机、相机和摄像机,接收发射器收集和录制的声音,然后将其传输和保存到这些摄影摄像器材中。

(4) 指向性话筒:也就是常见的机顶话筒,直接连接到手机、相机和摄像机中用于收集和录制声音,更适合现场收声的拍摄环境。指向性话筒通常可以分为心形、超心型、8字型和枪型等类型,其中,心形和超心型指向性话筒更适用于短视频拍摄,而枪型指向性话筒更适用于视频采访的电影拍摄。

其他辅助性器材包括脚架、稳定器、补光灯等。

(二) 场景和道具

场景主要包括日常生活场景和工作、学习及交通场景。道具一种是根据剧情需要而布置在场景中的陈设道具;例如居家住所场景中的各种家具和家用电器,其功能是充实场景环境。另一种则是直接参与剧情或与人物动作直接发生联系的戏用道具,其功能是修饰人物的外部造型、渲染场景气氛,以及串联故事情节、深化主题等。

(三) 导演和演员

1. 导演　主要作用如下。

(1) 把控演员表演:短视频的时长较短,所以需要演员在较短的时间内塑造形象、传达情绪和表现主题。而很多短视频是由非专业演员出演,所以,为了保证演员能表演到位,需要由导演来把控演员的表演,提升表演质量。

(2) 拍摄分镜:拍摄分镜的过程通常由设置景别、进行画面构图和运用镜头等步骤组成,有时候还需要设置灯光和声效等操作,这些步骤通常需要导演根据脚本的设置来调控和分配,以完成最终的拍摄任务。

(3) 现场调度:调度主要是指演员调度和摄像机调度两种。演员调度是指导演指挥演员在摄像镜头中移动,安排演员在画面中的位置,从而反映人物性格,表现内容主题。摄像机调动是指由导演指挥摄像调整摄影摄像器材的运动形式、镜头位置和角度等。

2. 演员　在选择演员之前,导演和编剧等应共同讨论短视频脚本中的人物形象,归纳人物的一些显著特点,如表现校园青春剧情的短视频中,男主角具备弹吉他或打篮球的技能;搞笑类短视频中,主角应有幽默感,性格开朗。归纳出人物特点有助于有针对性地选择演员。同时,在选择演员时通常要考虑短视频的主题。

(四) 经费预算

主要包括器材成本、道具费用、场地租金、后期制作费用、人员劳务费用、办公费用、交通费、餐饮费、住宿费及其他费用。

第七章
健康科普写作技巧

科普写作旨在用简明易懂的语言和生动形象的阐述,将复杂的科学知识呈现给公众,帮助其了解和应用科学知识,提高科学素养。

第一节　健康科普写作的特征与原则

一、健康科普写作的概念

健康科普写作即通过科学的方法和语言,向公众传递与健康相关的知识和信息,帮助公众更好地了解和掌握健康知识,养成健康的生活方式,从而促进个人和社会整体健康水平的提升。其内容涵盖疾病预防与治疗、健康饮食、体育锻炼、健康心理、健康生活方式等多个方面。

（一）提高公众科学素养

健康科普写作所传递的知识和信息不仅与健康相关,还包括对科学原理和科学方法的阐释,包括领域内前沿学科信息、临床研究案例等,帮助公众了解疾病的病因、预防、诊断和治疗。同时,帮助公众培养科学的思维和方法,激发对科学的兴趣,从而促进科学文化的传播与普及。

（二）帮助公众养成健康的生活方式

健康科普写作可以帮助公众养成健康的生活方式和行为习惯,通过科普提醒公众关注身体健康状况,通过典型案例、故事等激励公众采取积极行动,通过提供实用的健康建议将复杂的健康知识转化为可操作的行动指南,帮助公众逐步养成健康习惯,例如合理膳食、适量运动、良好作息等。

(三) 搭建沟通桥梁

健康科普写作能够搭建科研人员和公众、医护人员和患者之间沟通与交流的桥梁,帮助公众更好地理解科学原理、认识自然界和人类社会的规律,提升科学素养,推动科学的发展和创新。同时,帮助患者更好地理解和管理疾病,减少对健康相关知识的误解,提升辨别错误信息的能力,帮助其更加积极地配合治疗和管理疾病。

二、健康科普写作的基本要求

健康科普写作是一项重要的社会责任,需要遵循准确性、易懂性、客观性、实用性和时效性等基本要求,以确保文章的科学、可信和有效。

(一) 准确性

健康科普写作需准确反映权威、科学的研究结果和医学知识。在撰写过程中,应基于扎实的专业知识,依据科学研究和权威机构的资料和数据进行分析和解释,准确传递医学和健康领域的知识和信息,确保内容的准确、可信。

(二) 易懂性

健康科普写作需简明易懂,根据受众的需求和关注点,选择合适的表达方式和语言风格,尽可能避免冗长的技术性语言以及复杂的句子结构,确保文章内容通俗易懂、可读性强,文章结构清晰、逻辑性强,便于读者理解。

(三) 客观性

健康科普写作需要保持客观公正的立场,避免片面和偏颇的观点。在撰写过程中,应基于事实和证据,客观地分析和评价,帮助读者形成独立和理性的判断。

(四) 实用性

健康科普写作需要针对不同群体的实际健康需求,提供可操作性的解决方案和实用性的建议。

(五) 时效性

健康科普写作应关注健康领域的最新研究和发展动态,对相关问题进行及时报道和分析,让读者了解最新的健康知识和信息。

三、健康科普写作的性质

健康科普写作是科学传播和科学教育领域的重要组成部分,具有信息传播性、教育指导性、科学性、丰富性等性质。

(一) 信息传播性

健康科普写作的主要目的是传递医学和健康领域的知识和信息,让公众了解最新的健康研究成果;同时,通过科普信息传递,不断提升公众健康素养与健康意识。

(二) 教育指导性

健康科普写作不仅传递知识,也具有教育和指导作用,通过为读者提供实用的建议和解决方案,帮助其更好地应对健康问题和挑战。

(三) 科学性

健康科普作品与文学作品不同,健康科普作品的主要阅读对象为不熟悉该学科的非专业人士,内容上须聚焦卫生健康领域的相关知识,在陈述专业科学知识时,应客观、严谨。

(四) 丰富性

健康科普写作的传播形式丰富多样,包括报纸、杂志、新媒体平台等多种形式,通过不同的渠道和平台,将健康知识和信息传播给更多的人群。语言阐述应清晰、明确、通俗易懂,选题和结构设计应寓教于乐、可读性强。

四、健康科普写作的原则

(一) 注重人文关怀

在健康科普文章撰写过程中,以人为本的理念应贯穿全过程,在讲述案例时,应充分尊重患者隐私,保障患者权利,对于患者姓名等信息进行匿名处理,对于不宜对外展示的图片,应进行替换。同时,应有同理心,注重对于言语的把握,对于一些有歧义、容易引起争议的语句,应谨慎使用,避免给当事人造成心理伤害。

(二) 内容权威、专业、科学

内容是科普文章的"里子",健康科普文章的权威、专业、科学有助于正确传递健康知识。在内容上,要确保所阐述的内容客观、科学,例如"癌症"一词在医学中有明确的定义和指代,但是在部分科普文章中却存在滥用的情况,风湿性关节炎被称为"骨科的癌症",颈椎病被称为"死不了的癌症",类似缺乏科学性的阐述方式会导致公众对"癌症"的误解,甚至会加重对风湿性关节炎、颈椎病等疾病的恐惧心理。在措辞上,要尽可能严谨,在医疗卫生领域,包括疾病类型、医疗制度、疾病预防控制等话题,都有相应的较为独立完整的科学体系,因此,在撰写科普文章时,需要准确、科学地表达,避免因文字上的纰漏而造成公众在阅读时产生误解。

(三) 选题和内容以公众需求为导向

在选题上,要尽可能从公众对健康知识的需求出发,答疑解惑,精准对标用户群体,例如对老年群体,可针对高血压、糖尿病、冠心病等慢性疾病,以及流感、肺炎链球菌感染、带状疱疹等感染性疾病,从疾病预防、调理等不同维度开展健康知识科普,提升科普文章的实用性。

(四) 表达形式丰富多样、通俗易懂

部分卫生健康知识专业性较强,在撰写科普文章时,应尽量采用通俗易懂的表达方式,深入浅出地讲解相关术语,让读者更容易接纳。同时,也需要增强与读者的沟通感,兼顾公众的阅读习惯,采用公众感兴趣、易理解的方式进行科普。

第二节　健康科普写作的创意

一、受众需求分析

(一) 如何开展健康科普写作的需求分析

健康科普写作受众需求分析是内容创作的前提。在进行科普写作之前,应深入了解受众需求和阅读兴趣,并基于受众需求与兴趣,选取契合的健康科普主题,用通俗易懂的语言、生动形象的案例、实用有效的建议,帮助其理解健康知识。

同时,健康科普写作内容应有一定的知识深度,作者需要充分熟悉所要介绍的健康科学知识,包括医学、营养学、心理学、运动科学、生物学等相关领

域的知识,以及最新的科研进展和临床实践,准确理解和整合相关知识点,确保所提供的信息具有科学性。

(二)公众对健康科普的内容需求

在健康科普写作选题过程中,需要思考主要面向的群体和需要解决的问题,包括关注日常生活中实用性强的生活健康知识,例如营养与饮食健康、科学减肥与体重管理等;也可关注常见疾病的预防与管理,例如呼吸系统疾病、消化系统疾病、心脑血管疾病、内分泌疾病等。还可结合社会热点话题与事件,选取适当的维度,开展健康知识科普,例如针对老年群体关注的高血压、糖尿病、冠心病、白内障等常见老年疾病的预防和治疗,进行科普选题;针对适龄女性关心的孕产知识进行科普等。

二、选题创意与设计

健康科普写作选题的好坏和创意的精彩程度直接影响到文章的受欢迎程度和传播效果,因此,在选题过程中,应兼顾选题的实用性、深广度以及创新性,为读者提供更有价值、更实用的健康科普内容。

(一)注重选题特色和创意

选题特色和创意能够吸引公众关注,可以从独特的视角、鲜明的立场、新颖的表现形式等方面注重选题特色和创意,让文章更具吸引力和亲和力。

(二)选取有"温度"的科普选题

健康科普选题应基于公众关注的健康问题,具备较强的实用性。可以通过调查问卷、网络热门话题、新闻报道等渠道了解公众关注的健康话题,或者结合专业领域的最新进展与热点话题开展科普选题。例如,从新闻热点中提炼选题,以新闻为切入点,从不同的视角挖掘并提炼选题。

(三)挖掘选题的深度和广度

健康科普选题不应只停留在表面,要尽可能地挖掘选题的深度和广度。通过收集文献、专家访谈、实地调查等方式,挖掘选题的内涵和外延,为读者提供更全面、更深入的健康科普内容。例如,基于发生在实际生活中的典型案例,就其中疾病发生的原理、预防和治疗方法等进行科普。

(四)关注选题的实用性和可操作性

健康科普选题应注重实用性和可操作性,为读者提供实用的健康科普建议。例如,针对公众关注的常见疾病,包括高血压、糖尿病、心脏病等,介绍常见疾病的预防与治疗方法,并提供实用的健康建议。对于公众关心的饮食营养与健康话题,包括合理膳食、营养元素、饮食习惯等,从不同的维度进行分析并提供科学、实用的饮食建议。

(五) 关注知识盲区和养生误区

在生活中,存在一些常见的养生误区,可能导致越"养"越不健康,这些养生误区可能源于不良的生活习惯,也可能源于网络上的伪科学信息,"谣言""误区"等健康知识的缺口也是科普需要触达的地方。

此外,还可通过关注社群、留言等信息,了解公众关注点,并针对性地筛选科普选题。

第三节　健康科普写作的流程与方法

一、确定写作标题

(一) 好的标题应该具备的特质

好的标题能够吸引读者注意力。在广告界,好的标题能够打开"好奇心缺口",获取受众注意力。同样,在健康科普界,也需要发挥标题的吸引力,激发受众的兴趣并顺势引导其阅读文章内容。

1. 好的标题需要具有吸引力　标题在"第一眼"就能吸引读者注意力,文章才能从众多科普文章中脱颖而出,因此,不仅需要在选题过程中注重题材新颖,在拟定标题过程中,也需要具备一定的创新和新意,避免套路化和千篇一律。

2. 好的标题需要包含有用的信息　标题包含有用信息即读者在阅读标题后,能够对于文章的核心话题有初步的了解和把握,从而确定是否感兴趣。因此,在拟定标题时,应简洁明了,用最少的文字传达核心信息,让读者通过标题快速了解文章能解决什么问题。

3. 好的标题能够精准定位受众群体　标题应突出文章重点内容,使读者在阅读标题后,能快速识别是否与自己有关,从而吸引受众群体的关注。

因此,在拟定标题时,要提升标题内容的实用性,通过标题提示读者,正文将提供实用、可操作的健康建议,帮助其解决实际问题或满足需求。

4. 好的标题能够与读者互动 互动的本质是"双向交流",标题的互动性能够让读者在阅读标题后,对于文章要表达的内容有初步的了解,通过互动激发他们的兴趣并提升参与感。例如,通过提问的方式引发读者思考,从而激发兴趣、引起关注与共鸣,进而吸引读者阅读正文内容。

(二)标题撰写的基本思路与常用模式

同一篇文章标题不同,传播效果则不相同,在健康科普文章传播过程中,常用的标题形式包括提问式、内容突出式、目标导向式、对比式、案例引入式等多种形式,不同形式的标题须结合主题和内容使用。

1. 提问式标题 通过提问、悬念等方式激发读者的阅读兴趣和好奇心。提问式标题在拟定过程中,需要聚焦读者本身的"利益",包括他们想知道什么、需要什么,提出的问题要能与读者产生共鸣。

2. 内容突出式标题 内容突出式标题即将文章中最核心、最吸引人的信息直接呈现在标题中,拟定标题时,应简洁明了,直接点出文章核心内容,例如引用专家观点、政策文件内容等,在有限的字数内,尽可能传达更多关键信息,让读者一眼就能抓住重点,产生阅读兴趣。

3. 目标导向式标题 目标导向式标题即以引导读者采取特定行动为目标而设计的标题。在明确目标的基础上,清晰地告诉受众群体应该怎么做,并引导读者进行下一步操作,起到提醒和引导的作用。

4. 对比式标题 对比式标题即通过运用对比手法,对比两种或多种事物、观点、方法等,制造冲突和反差,从而突出文章的核心观点,吸引读者注意力,并引导读者思考。拟定标题时,选择的对比对象应具有可比性,对比要尽可能鲜明,通过对比论证,帮助读者从不同维度了解文章主题。

5. 案例引入式标题 案例式标题即在标题中,通过生活中的故事、就医就诊案例等典型事件引出主题,这类标题在拟定过程中,案例的选取需要具有典型性、新颖性,能够吸引读者注意力,并能够同健康知识科普有机结合。

二、设计呈现形式

健康科普写作的呈现形式也至关重要,恰当的呈现形式,能使健康科普知识更直观、更生动地展现,更容易被读者理解和接受。文字是传播信息的载体,清晰、醒目的文字表达能够让读者更快掌握科普文章的核心信息。在科普文章撰写过程中,除了文字的表达,还可以充分利用内容配图、信息图表、互动问卷、漫画等设计方式,以及彩色字体、字体加粗、字体倾斜、波浪线、分栏、色块等工具辅助。

(一)提炼核心信息

提炼核心信息的关键在于要充分熟悉将要表达的内容。一方面,将每个板块的重要信息提炼并前置,即设计段落、板块的主题词与中心句;另一方面,从读者的角度思考,了解他们最想知道的信息并提炼、前置,这类信息通常与生活息息相关,包括新旧变化、常识误区与谣言等。

(二)设计针对性的表达方式

根据文字、数据等不同信息的特点,运用数据信息图表、结构图、照片、漫画等不同表达方式呈现科普内容。以更直观、更清晰的方式帮助读者快速锁定关键信息,提升信息获取便捷度,让知识更直观易懂。例如,涉及多个数据及分类,可运用柱状图、折线图、流程图、表格等,将复杂的数据和信息以图形化方式呈现。

三、内容撰写

(一)语言风格与结构设计

健康科普文章的语言风格应清晰、简明,以确保读者能够更便捷地理解和吸收信息。一方面,语言风格应尽量活泼生动,借助生动、有趣的语言,吸引读者的兴趣和注意力。例如,运用具体实例辅助解释较为复杂的概念和问题,增加文章的可读性。尽管健康科普文章需要涉及一些医学类专业术语,但要避免使用过多专业性强的术语,以免让读者感到困惑,尽量使用通俗易懂的语言来解释术语和概念,并提供实例帮助读者理解。另一方面,文章结构设计应具有逻辑性,做到重点突出、层层递进、由浅入深。例如,可采用经典的三段式结构,在引言中简要介绍主题,吸引读者兴趣,在正文中详细展开内容,分段论述,在结论中总结核心观点,提出行动建议。在段落结构设置方面,将核心要点前置,每个段落应围绕一个核心观点展开。在行文逻辑顺序方面,根据内容特点选择合适的逻辑顺序,包括重要性顺序、时间顺序、因果关系等。

(二) 篇幅

健康科普文章的字数没有严格限定,需要根据文章的主题、内容设计、受众群体、发布平台等综合考虑。如果主题比较简单,那么文章篇幅可以相对较短,通过合理地控制文章篇幅,帮助读者更快捷地获取信息,更好地满足读者的需求和期望。如果文章主题较为复杂,可以适当延长文章篇幅,以便深入探讨主题。通常短篇科普文章字数为300~800字,内容简洁明了,适合快速阅读。中长篇科普文章字数为800~3 000字,内容更为详细、全面,适合深入解读健康知识和探讨较为复杂的健康话题。此外,系列科普通常为专栏或连载形式,实行分篇发布,总字数不限,适合对系统性的健康主题进行解释,帮助读者建立系统性、逻辑性和连贯性的知识框架与体系。图文科普的篇幅与字数更为灵活,通过视觉元素增强理解,尤其适合新媒体平台快节奏的传播路径。

四、选择发布渠道

在选择健康科普稿件的发布渠道时,应根据稿件的内容,结合不同平台用户群体特点,选择适合的渠道。例如,报纸作为相对传统的媒体形式,具有较高的专业性和公信力等特点,对于健康科普文稿的发布和推广具有一定的优势,可以将科普内容推广给更广泛的读者群体,特别是老年人和不熟悉网络的群体。新媒体传播具有易于推广、时效性强、交互性好等特点,例如,新媒体平台能够实时更新文章,有助于及时反映最新的医疗知识和信息;同时,支持文字、图片、音频、视频等多种呈现形式,通过点赞、转发、留言等互动形式,为读者提供更好的阅读体验。因此,在发布健康科普稿件时,需要权衡稿件内容、受众群体等多方面因素,选择更适合的发布渠道。

第四节　健康科普写作的常见问题

一、标题拟定环节的常见问题

标题以最简洁的文字向读者传递文章的信息,好的标题能够激发读者兴趣、吸引读者阅读正文内容。然而,在健康科普文章标题的拟定过程中,仍存在文不对题、刻意夸大等情况,也即通俗意义上的"标题党"。"标题党"指用夸张的标题吸引人点击查看,内容却是非官方来源的"小道消息",甚至是严重失实信息,"标题党"容易造成误导大众、降低公信力。

(一) 文不对题

标题吸引眼球,但内容与标题无关或关联性弱,存在断章取义、猜测谣传、内容偏离主题等问题,例如,"好消息,重大突破! 一滴血可测癌症,已被批准临床使用"。这类文章会让读者在阅读正文后产生上当的感觉。

(二) 标题夸大或误导

部分标题以"哗众取宠""故弄玄虚""偷换概念"等方式出现,例如"99%的人不知道""吃这种食物,癌症风险增加 100% !"。刻意夸张或者具有误导性的标题会令读者对文章内容的真实性存疑,降低信任感。

二、撰写环节的常见问题

(一) 泛泛而谈

科普文章需要切实让读者受益,因此在内容撰写环节,应避免泛泛而谈、大而空、言之无物、空话套话等情况。部分泛泛而谈的科普文章在内容呈现上往往浮于表面,没有深入研究,甚至部分文章通篇套话、空话。因此,读者在阅读文章后,会产生没有收获、不知所云等阅读体验。

(二) 深奥难懂、行文晦涩

部分科普文章通篇专业术语,甚至以英文缩写替代,例如帕金森病用"PD""震颤麻痹"表述,心肺复苏用"CPR"简称,通篇专业术语会让读者望而生畏,影响科普知识的传播。同医学论文、研究报告不同,健康科普文章面向公众,因此,在内容撰写过程中,应遵循通俗易懂的原则,生动形象地解释,方便读者理解。

第八章
健康科普的评价技术

第一节 概 述

一、健康科普评价的意义

评价是指依据一定的目标、标准、技术或手段,选择合适的评价技术和手段,系统收集相关资料,进行分析、研究,从而判断其效果和价值,为项目或活动提供参考依据的过程。评价贯穿于工作规划、方案设计到实施、监督和总结全过程,其本质是用客观实际结果与原定计划目标进行比较。

健康科普评价是对健康科普的影响或效果进行分析和评价的过程,是以健康科普工作目标为标准,通过资料收集和分析,对健康科普内容的准确性、可信度、适用性等进行分析,对工作过程中各项活动的实施情况、适宜性、效益、效果及影响因素改变情况等进行科学评定的过程。它涉及健康科普工作的各个方面,包括内容的准确性、信息来源的权威性、传播渠道的可靠性、受众反馈的积极性以及对受众的影响等。

通过评价,明确取得的成效、实现的价值、存在的问题,不断累积经验,促进健康信息传播的效率和质量,使健康科普工作不断改进,进而保证公众获取到准确、可靠、有用、实用的健康信息,以及保障公众健康权益。评价是健康科普工作不可分割的一部分。

二、健康科普评价的分类

健康科普工作包括信息的创意编写、现场活动的组织开展、材料的开发、制作与传播。评价工作应围绕以下三个方面展开。

（一）针对健康科普传播材料与形式的评价

这种评价需要关注健康科普信息的准确性、适宜性、实用性以及传播形式的吸引力和效果。通过对这些数据的分析和研究，可以了解受众对健康科普信息的接受程度、满意度以及改进建议等，从而为制作更好的健康科普材料提供参考。

（二）针对健康科普项目或活动的评价

这种评价需要关注健康科普活动的目标是否实现、活动的效果和影响、活动组织的效率和质量等方面，旨在了解活动的实施情况、存在的问题和不足，并提出改进建议等，为提高健康科普项目或活动的质量和效果提供参考。

（三）针对各类场所健康科普工作的评价

这种评价需要关注健康科普工作在不同场所的适宜性和效果，包括社区、学校、医院、企业等不同场所的健康科普工作。以此来了解健康科普工作在不同场所的实施情况、效果和影响，为调整和改进健康科普工作在不同场所的策略和方法提供参考。

第二节　健康科普传播材料的评价

一、健康科普传播材料评价的目的与意义

设计和制作健康科普传播材料是开展健康科普工作的基础，一般来说，健康传播材料包括平面材料、音频材料和视频材料，各类材料又具有多种多样的展现形式。如平面材料包括海报、折页、手册、书籍、宣传栏等；随着互联网和新媒体技术的普及，音视频传播材料逐渐成为主流，形式内容极为丰富，如动画片、短视频、纪录片、专题讲座或访谈节目等。健康科普工作的开展，需要因地制宜、因人而异，采取适应科普对象特征和需求的材料和形式，因此，对健康科普传播材料的科学性、生动性、适宜性进行评价，不仅是健康科普评价的环节之一，也是健康科普活动评价的基础。

二、健康科普传播材料评价的内容

健康科普传播材料的制作与传播遵循科学性、适用性、通俗性、可及性、经济性原则，因此，对科普材料的评价可从以上几个方面重点考量。

（一）科学性

健康科普信息的准确性、科学性是评价的重点。传播材料中所涉及的专业医学知识或健康常识来源的可靠性、权威性，以及文字、图片、音视频、动画等表达形式的恰当性，均需要评价者给予客观评价和反馈。

（二）适用性

不同受众对健康科普材料的理解和接受程度会有所差异，因此，健康科普信息的甄选、文字表达，以及传播媒介等均需要适合目标人群的特点。对于科普材料的适应性也是重要的评价内容。

（三）通俗性

在科学性的前提下，健康科普材料应尽量通俗易懂，易于被不具备医学专业背景的普通大众所接受，需要评价者站在大众的视角下进行考查评价。

（四）可及性

健康科普传播材料能够发布或传递到目标受众可接触到的地方（如公告栏、电视、广播、社交与人际网络等），其发布后的大众可及性、普惠性也是评价内容之一。

（五）经济性

经济性健康科普材料的制作也要兼顾节约原则，在满足信息传播内容和传播效果的前提下，选择经济的制作方式、传播方式和传播渠道。

三、健康科普信息的评价

在健康科普信息开发之前进行，主要是明确受众的主要健康问题，发现信息生成和传播的有利条件和障碍。可以按照以下清单进行评价。

（1）健康科普信息的内容和形式是否通俗、适当？

（2）媒体传播的信息是否与真实信息出现偏差，科学性如何？

（3）健康科普信息的具体展现形式是否合适？

（4）信息是否得到公众的正确理解，预计会有哪些偏差，是否有必要做出更正？

（5）预计受众是否对信息的内容、形式、传播的方式满意？

（6）信息的覆盖面是否达到预期？

（7）传播材料的核心知识是否注明来源，是否标明证据来源，来源是否权威可靠？

（8）核心信息是否注明作者（个人或机构）和/或审核者的身份，有无专业资质与经验？

（9）是否注明了信息发布、修订的日期？

（10）是否说明信息的适宜人群或目标人群？

（11）是否说明了出版或发布的信息的目的？如养生保健类信息须说明其旨在促进健康，而不是取代医生的治疗或医嘱。

（12）是否注明了依据？

四、健康科普材料评价方法

（一）文献检索法

文献检索法是一种系统地检索、收集、整理、筛选和评价文献的方法，可以帮助研究者了解某个领域内已有的研究成果，以便为研究工作提供参考。在健康科普材料评价中，文献检索法可以帮助评价人员全面了解和掌握有关健康科普过程的最新研究成果和实践经验，从而提高评价的准确性和科学性，为健康科普工作的改进和提高提供支持和保障。

（二）专家咨询法

专家咨询法主要通过邀请一些具有健康科普评价相关专业知识和经验的专家进行评价，以获取专业性和客观性的评价结果。优点是专业性强，评价结果客观、可靠；缺点是评价成本较高，评价时间较长，可能会受到专家个人经验和主观意见的影响。因此，在使用专家咨询法进行健康科普材料评价时，需要注意专家的选择和评价指标的制订，确保评价结果具有可比性和可信度。

（三）需求评估法

需求评估法主要通过收集、分析健康科普评价相关的信息，了解受众人群在健康知识和信息方面的需求，从而评价健康科普材料的实用性和适宜性。需求评估法能够确保健康科普材料的内容和形式符合受众的需求和期望,提高健康科普材料的实用性和适宜性。

（四）预试验法

预试验法是指在正式评价之前,先在小规模、典型性样本中进行试验性评价,以检验评价工具的实用性,发现未来在健康科普评价过程中可能存在的问题,从而进行必要的修正和改进,完善健康科普评价的全过程,保障评价的顺利开展。

（五）抽样调查法

抽样调查法通过从全体受众中随机选取一部分受众,对所选受众进行调查,以获取受众对健康科普材料的反馈和意见,从而推断全体受众对健康科普材料的接受程度和满意度。抽样调查法可以通过多种方式实施,包括纸质调查、网络调查、电话调查等。在进行抽样调查前,需要明确调查的目的、内容、调查对象、调查方式等,以确保调查结果具有代表性。

第三节　健康科普项目或活动的评价

一、健康科普项目或活动评价的目的与意义

健康科普项目或活动是指有计划、有组织地在目标人群中传播健康知识,传授健康技能,倡导健康行为的过程,一般具有社会性、群众性、持续性的特点,如我国连续多年举办的"世界艾滋病日"主题活动。评价也是健康科普项目或活动的重要组成部分,通过科学评价,反映健康科普项目的设计、实施过程、取得的效果、存在的问题等,为下一步工作提供参考依据。

二、评价分类

一般来说,健康科普项目或活动的评价可分为以下几个方面。

（一）形成性评价

形成性评价是对项目或活动计划可行性与必要性进行的评价,是一个完善项目或活动计划,避免工作失误的过程,包括评价计划设计阶段进行的目标确定、目标人群选择、策略和方法设计等,其目的在于使计划符合实际情

况。此外,在计划执行过程中及时获取反馈信息、纠正偏差,进一步保障计划实施的成功,也属于形成性评价的范畴。因此,形成性评价主要发生在项目或活动设计阶段及项目实施阶段。

在形成性评价中,可采用多种技术,包括文献、档案、资料的回顾、专家咨询、专题小组讨论、目标人群调查、现场观察、试点研究等。形成性评价的指标一般包括项目的科学性、政策的支持性、技术上的适宜性、目标人群对策略和活动的接受程度以及项目目标是否合理、指标是否恰当等。

(二) 过程评价

过程评价的主要目的是评价健康科普项目或活动的质量与效率,控制计划质量,确保项目真正实现计划目标。过程评价起始于活动开始实施之时,贯穿于计划执行的全过程。完善的过程评价资料可以为解释活动结果提供丰富的信息。过程性评价还可以有效地监督和保障计划的顺利实施,从而促进活动目标的实现。

过程评价方法可以分为查阅资料、目标人群调查和现场观察三类。如项目活动进度、目标人群参与情况、费用使用情况可以通过查阅资料获得;目标人群满意度等可以通过目标人群定性、定量调查获得。此外,活动执行情况、目标人群参与情况、满意度等还可以通过现场观察来了解。

(三) 效应评价

效应评价是评估项目引起的目标人群健康相关行为及其影响因素的变化。与健康结局相比,健康相关行为的影响因素及行为本身较早发生变化;故效应评价又称为中期效果评价。效应评价指标包括健康知识知晓率、健康素养水平、信念持有率、行为形成率、行为改变率,以及是否有新的政策/法规出台,是否有环境、服务、条件方面的改变等。

(四) 结局评价

提高目标人群的健康水平和生活质量是健康科普工作的最终目的。结局评价正是立足于评价目标人群健康状况乃至生活质量的变化。对于不同的健康问题,从行为改变到出现健康状况改善所需的时间不同,但均在行为改变之后出现,故结局评价也常被称为远期效果评价。评价内容包括:①健康状况,包括生理和心理健康指标、疾病和死亡指标;②生活质量,包括生活质量指数、生活满意度指数等。

　　健康科普工作对于人群远期健康结局的影响是一个长期、缓慢积累的过程,在短期内,往往难以观测到结局性指标的改变。因此,针对健康科普工作的效果评价,更加侧重于过程评价和效应评价。

（五）总结性评价

　　总结性评价是对形成性评价、过程评价、效应评价和结局评价的综合考量,以及对各方面资料作出的总结性概括,能全面反映健康科普项目的优点与不足,为今后的计划制订和项目决策提供依据(表 8-1)。

表 8-1　健康科普项目或活动评价的分类及内容

分类	评价内容
形成性评价	1. 项目或活动目标是否符合目标人群的特点,如健康知识水平、态度和行为、健康状况和活动的可及性。 2. 了解干预策略的可行性,如目标人群的文化程度、健康教育资源的可及性、政策制定和环境改善的受益人群、影响程度和可行性等。 3. 传播材料的适宜性、测量工具是否齐全、预试验及政策和环境改善情况等。 4. 是否在最初的计划执行阶段根据出现的新情况、新问题对计划进行适当调整。
过程评价	1. 哪些人参与了健康科普项目;接触到哪些具体活动;目标人群对科普活动的反应如何;是否满意并接受这些活动;目标人群对各项活动的参与情况。 2. 计划开展活动的执行率;活动的覆盖率;资源使用进度指标。 3. 活动涉及哪些组织方;各组织方是如何沟通的;他们参与项目的程度和决策力量如何;是否需要对参与的组织进行调整,如何调整;是否建立了完善的信息反馈机制;项目档案、资料的完整性、准确性如何等。
效应评价	1. 目标人群的健康知识、技能水平是否得到提高? 2. 目标人群的健康行为是否改变,改变的程度是多少?
结局评价	1. 目标人群健康状况是否得到改善? 2. 目标人群疾病发病风险是否降低?
总结性评价	1. 健康科普活动是否取得了预期效果? 2. 健康教育活动实现了哪些目标,哪些目标仍未实现? 3. 有哪些经验和教训? 4. 提出进一步改进措施。

三、评价方法

(一) 专家咨询法

对健康科普活动的专业性、适用人群、传播方式和渠道、传播目标、项目和活动设计等方面，均可进行专业领域的专家咨询，综合专家意见，特别是在健康科普活动的形成评价中，专家咨询法是常用的方法。

(二) 定性访谈

可以采用专题小组访谈和个人访谈等方式，深入了解目标人群对健康科普信息的理解程度、接受程度、语言表达方式是否合理等内容，可以深入了解参与者对活动的感受和反馈。因此，在活动评价中，工作人员可在每一次活动结束后及年度活动完成后，组织参与者进行访谈和交流，并对参与者的回答做好记录，对访谈结果进行汇总分析和提炼。表 8-2 列出了访谈中常用的一些问题，评价者也可自行设计访谈提纲。

表 8-2 对健康科普活动参与者的访谈问题示例

序号	访谈问题
1	您对本次活动满意吗？总体感受如何？
2	请谈一谈您在本次活动中最大的收获是什么？
3	您是否从本次活动中获得了您想了解的知识或方法，以及健康问题的答案？
4	请谈一谈您对本次活动的组织的看法？有哪些您难忘的环节，还有哪些您认为可以改进的地方？
5	您是否愿意下一次再来参加我们的活动？是否会推荐其他亲友加入本活动？

通过对参与者进行访谈，评价者可对活动的效果有直观了解，也能深入了解活动的成功经验和不足之处及其背后的原因。然而，定性访谈无法获得定量指标，对健康科普活动的定量评价往往更具有说服力，也能更好地去对标活动的目标。

(三) 定量调查

获取定量指标数据，就需要对参与者进行问卷调查。一般来说，问卷调查可在活动前、活动后分别进行，采取前后对照的方式，比较参与者健康知识、健康行为是否产生了变化，这是比较简便的量化评价方法，可在活动组织者对工作初步评价中采用。表 8-3 列出了一些问卷调查中常用的题目作为示例,评价者也可以根据活动内容,自行设计题目。

表 8-3　满意度调查问卷(示例问题)

条目	5 分	3 分	2 分	1 分	0 分
您对本次的健康科普活动是否满意	☐	☐	☐	☐	☐
您对本次活动中的专家讲解是否满意	☐	☐	☐	☐	☐
您对本次活动的组织安排是否满意	☐	☐	☐	☐	☐
本次活动对您是否有帮助	☐	☐	☐	☐	☐

通过问卷调查法,设计封闭式的问题,由科普对象进行作答,多用于健康科普效果的评价。问卷调查是获取量化指标的方法。

(四) 舆情监测

主要是通过网络监测和公众反馈等方式,了解公众对健康科普信息或现实生活中热点、焦点问题的态度、情绪、意见和建议。可用于健康科普信息生成与传播阶段以及效果的评价。

四、量化评价指标

(一) 过程评价的常用指标

健康科普活动的过程评价是对活动开始实施到活动结束的全过程进行评价,确保活动完整有效地实施,评价活动的一些过程指标,确保活动开展的质量。

(二) 效应评价的常用指标

效应评价是考核被干预群体的行为及其影响因素改变、生活质量等方面的改善,是否达成了预期目标,又称为中期效果评价。一般效应评价指标多选择健康行为形成率、生活质量指数、健康素养水平等。常见的行为影响因素评价指标包括卫生知识均分、卫生知识合格率、卫生知识知晓率(正确率),以及环境、服务、条件、公众舆论等方面的改变等。

(三) 健康结局指标

在健康教育活动结束后,对其人群的一些健康结局进行评价,评价活动对人群健康所产生的影响(表 8-4)。

表 8-4　健康科普活动的评价指标(举例)

评价过程	评价指标
过程评价	发放健康科普印刷资料的种类和数量
	播放健康科普音像资料的种类、次数和时间
	健康科普宣传栏设置和内容更新情况
	举办健康科普讲座和咨询活动的次数和参加人数
效应评价	健康知识均分 = 调查对象知识得分总和/被调查者总人数
	健康知识合格率 = 健康知识达到合格标准人数/被调查者总人数 ×100%
	健康知识知晓率(正确率) = 知晓(正确回答)某健康知识的人数/被调查者总人数 ×100%
	健康信念持有率 = 持有某种信念的人数/被调查者总人数 ×100%
	健康行为流行率 = 有特定行为的人数/被调查者总人数 ×100%
	健康行为改变率 = 在一定时期内改变某特定行为的人数/观察期开始有该行为的人数 ×100%
	健康行为生活方式合格率 = 达到健康行为生活方式合格水平的人数/测量总人数 ×100%
	超重(肥胖)率 = 测量人群中超重(肥胖)人数/测量总人数 ×100%
	戒烟率 = 过去一定时间内已经戒烟人数/吸烟者总人数 ×100%
	某疫苗(某剂次)接种率 = 某疫苗(某剂次)实际接种人数/该疫苗(该剂次)应种人数 ×100%
结局评价	某病发病率 = 一定时间内某疾病的新发病例数/出现病例地区总人口数 ×100%
	与历史同期相比,某疾病患病率的变化

五、评价报告

对健康科普项目(活动)进行总结性评价,并形成评价报告,有助于各相关方了解项目或活动情况,为进一步改进项目提供参考。因此,对于评价者来说,撰写评价报告是评价工作的重要内容。评价报告一般需要先介绍项目的背景、意义和具体目标,重点总结项目执行情况、组织实施过程、参与情况,将产生的实际效果与预期目标进行比较,给出评价结果;最后,需要由评价者对项目(活动)进行经验总结和亮点发掘,并提出进一步改进的建议。

第四节　不同场所健康科普工作的评价

一、社区健康科普工作的评价

(一) 社区健康科普工作的内容及意义

社区健康科普是指在社区范围内,以社区人群为对象,以促进居民健康为目标,有计划、有组织、有系统、有评价的活动,目的是促使社区成员积极学习健康知识,自觉采纳有益于健康的行为和生活方式,主动消除或减少影响健康的危险因素,预防疾病,促进健康,提高生活质量。

社区健康科普的对象包括社区内居民和社区所辖企事业单位、学校、商业和其他服务行业的从业人员,其重点人群是儿童青少年、妇女、慢性病患者及老年人、残疾人等脆弱人群。社区健康科普的核心是帮助人们树立健康意识,促使人们养成良好的行为习惯和生活方式,以降低或消除影响健康的危险因素。

健康教育是我国国家基本公共卫生服务项目的主要工作内容之一,国家基本公共卫生服务项目是由政府出资,通过购买服务的方式,免费向社区居民提供的公共服务。目前我国各社区开展的健康科普活动主要依托于基本公共卫生服务开展。基层医疗卫生机构通过提供健康教育资料、设置健康教育宣传栏、开展公众健康咨询活动、举办健康知识讲座等方式,对辖区内的常住居民进行健康知识的普及与宣传。

(二) 评价内容及指标

1. 评价内容　社区健康科普工作的评价,需要紧密围绕社区科普工作的一般性内容展开,也要考虑到在评价时期内,社区健康科普的重点工作、实施计划等情况。可从以下几个角度开展评价。

(1) 评估社区健康科普实施情况:健康科普活动的实施情况是否与计划相符;科普活动是否有针对性;根据实际情况是否需要对原定计划进行调整,计划调整的原因以及具体的变化如何;是否按照计划和进度实施;计划推行是否理想等。

(2) 评估社区健康科普目标人群情况:包括科普活动能否触及拟定的目

标对象;实际接受科普的目标人群所占比例是多少;目标人群对社区健康科普活动的参与情况;目标人群对健康科普活动的反应,其接受程度和满意程度如何等。

(3)评估社区健康科普工作的组织情况:包括科普工作者的知识、技能掌握情况;是否在各自的岗位尽职尽责;在工作中是否相互帮助合作;是否以热情、耐心、真诚的态度对待受教育人群;项目的组织参与程度及决策能力;各组织间的沟通方式和沟通质量如何;项目是否有完善的信息反馈机制;对资料收集和处理是否完整、准确、高效;是否需要根据情况对参与的组织进行调整及如何调整等。

(4)评估社区科普工作所取得的效果:包括科普工作是否提高了辖区居民的健康知识水平;是否对社区健康文化和氛围有促进作用;是否有助于参与者的健康行为改变;是否帮助了重点人群(妇女、儿童、老人、慢性病患者等)提高健康知识和技能水平;社区居民是否提高了自我保健和主动健康的意识;居民健康素养水平是否有所提高等(表8-5)。

表8-5 健康科普项目(活动)的评价报告模板

XX健康科普项目(活动)的评价报告	
一、项目(活动)背景	介绍健康科普项目(活动)的背景信息。
二、项目(活动)目标	介绍健康科普项目(活动)的目标,包括总体目标和具体目标。
三、项目(活动)的组织情况	介绍科普项目(活动)的组织开展过程情况,可以附照片、图表等。
四、项目(活动)的工作完成情况	就整个科普项目(活动)过程进行评价总结,工作指标完成情况是否达到预期。
五、项目(活动)效果评价	就项目(活动)的效果进行评价总结,包括访谈结果、调查结果的分析,给出结论。
六、总结	对以上内容作出综合总结,得出评价结论。
七、改进计划	通过总结经验,对下一步工作提出改进建议。

2. 常用评价指标 比较健康科普项目(活动)实施前后的量化指标的变化是各类健康科普项目(活动)评价常用的方法。对于项目评价来说,指标的选取和设计需要结合项目目标、内容,评价指标的选择需遵循科学性、重要性、可行性和敏感性原则。表8-6结合目前我国社区健康科普活动的内容和

要求,以高血压防治科普工作为例,列出了一些常用的指标,可供社区科普工作者在评价中参考使用。需强调的是,没有统一的标准指标体系,社区科普工作的评价者往往需要自行设计有针对性的量化评价指标。

表8-6 社区健康科普项目或活动的评价指标及记录表

评价阶段	评价指标
过程指标	每年社区发放健康科普印刷材料的种类
	每年社区发放健康科普印刷材料的数量/个
	每年社区播放健康科普音像材料的种类
	每年社区播放健康科普音像材料的次数/次
	每年社区播放健康科普音像材料的时长/h
	每年社区健康科普宣传栏设置个数/个
	每年社区健康科普宣传栏更新次数/次
	每年社区举办健康科普讲座的次数/次
	每年社区健康科普现场咨询活动的次数/次
效应指标 (以高血压健康科普活动为例)	高血压患者健康知识知晓率/%
	高血压患者吸烟率/%
	高血压患者戒烟率/%
	高血压患者平均吸烟量/支
	高血压患者过量饮酒率/%
	高血压患者饮酒率/%
	高血压患者戒酒率/%
	高血压患者日均饮酒量/g
	高血压患者经常参加体育锻炼者的比例/%
	高血压患者平均每日身体活动千步当量
	高血压患者身体活动量达标比例/%
	高血压患者蔬菜水果摄入不足比例/%
	高血压患者平均食盐摄入量/g
	高血压患者自测血压行为改善率/%
	高血压患者服药依从率/%
结局指标 (以高血压健康科普活动为例)	高血压患者血压控制率/%
	高血压患者并发症发生率/%

二、医院健康科普工作的评价

(一)医院健康科普工作的内容与意义

由于医学与健康领域具有很强的专业性和复杂性,且关系到人的生命健康,健康科普的首要原则是要保证科学性、权威性和严谨性。由非专业机构开展的健康科普活动的质量往往是参差不齐的,科学性难以把握。医疗卫生机构具有开展健康科普工作的天然优势,普及健康知识也是医生和患者之间沟通的重要内容,临床医生具有丰富的医学知识储备,如果由专业临床医师亲自进行科普宣传,那么内容会更加专业化、准确,效果会更好。近年来,互联网和新媒体技术的高速发展,也为临床医生开展健康科普工作带来了前所未有的便利与机遇。

医院开展的健康科普工作主要是围绕着疾病防治展开,由各临床科室发挥其专业优势,开展特定人群或特定疾病知识的普及,医院内的科普宣传渠道和形式也是多种多样的,手册、海报、宣传栏、音频、视频等,宣传材料可在医院内完成发放,也可通过官方网络平台、即时通信工具向目标人群发放。

(二)评价

目前,针对医院科普工作的评价尚没有公认的评价指标,各个医院对科普工作的部署安排也各有侧重和特色,采取的传播渠道和方式不一,效果也无法完全量化,给医院健康科普评价工作带来一定难度。医院科普的评价主要分两个方面,一是面向大众开展的大众性科普活动,评价主要从科普形式、科普平台几个角度展开,评价指标包括了讲座报告次数、科普文章篇数、科普视频数量、科普图书册数、病友会活动次数、平台影响力、传播能力及媒体影响和公信力等多个方面。二是医护人员针对门诊患者和住院患者开展的有计划、有目的、针对性的科普,主要目的是提高患者治疗依从性,改善治疗和康复,评价指标可结合临床治疗和康复确定。

三、学校健康科普工作的评价

(一)学校健康科普工作的内容与意义

中小学生群体是健康科普的优先对象。保障学生健康是学校的重要功能之一,从学生时代掌握健康知识、形成健康行为、养成健康习惯,可使人受益终身。此外,在各类学校中广泛开展健康科普宣传,通过"小手拉大手"作用,可以把健康科普知识有效地向家庭和社会辐射,是一项投资少、见效快的健康科普途径。

我国政府一直以来都十分重视儿童青少年的健康教育和健康促进工作。2016年,中共中央、国务院印发的《"健康中国2030"规划纲要》中明确强调将健康教育纳入国民教育体系,建立学校健康教育推进机制。2019年,国务院发布《健康中国行动(2019—2030年)》,中小学健康促进行动是其中重大行动之一,教育部门也在大力推动中小学高质量健康教育体系的建设。可以说,我国中小学校的健康科普工作一直是在国家政策的大力引导下,有部署、有计划、有重点地开展。针对学生健康科普的内容,涵盖了个人卫生、饮食健康、身体活动、疾病防控、安全素养、心理健康素养等方面。

(二)评价

健康科普是科普教育的重要组成部分,学校健康教育工作的目标就是提高学生的健康素养。众所周知,教育评价是学校教育的环节之一,对于一般性的科学素养的评价,教育部门已形成了一套较为成熟的评价体系和方法。然而,如何对学校的健康科普工作进行评价,如何客观、准确地评价学生的健康素养? 学校及相关管理部门往往都还缺乏有效的手段。因此,近年来,相关学者借鉴国际经验,结合我国政策和实际情况,不断探索出了一些适合我国中小学生健康素养的测量方法、指标和工具。图8-1列举了6~14岁中小学生的综合健康素养测量框架,可为学校健康科普工作的评价提供一些参考和借鉴。

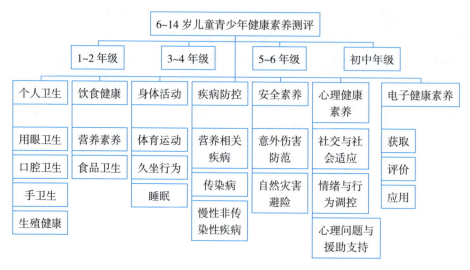

图8-1　中小学生健康素养测评指标体系框架

第九章
健康咨询

健康咨询是为满足人们对健康的需求,而提供疾病、健康、保健、医药、康复等相关信息和知识的服务项目。

第一节　健康咨询概述

一、健康咨询的概念

咨询指的是一个有需求的个体与一个能提供支持和鼓励的个体(健康管理师、心理咨询师、医生等)接触,通过讨论使有需求的个体获得自信并找到解决问题的办法的过程。健康咨询是医疗卫生人员帮助个体及家庭改变不良行为最常用的一种健康教育方式。健康咨询成功与否在很大程度上取决于咨询者的交流技巧。咨询是为咨询对象提供各种选择,而不是强迫对方接受你认为正确的建议。

二、健康咨询的原则

咨询者应对寻求咨询的服务对象表示出关心和爱护,建立友好的关系,取得对方的信任,有助于求助者敞开心扉谈论自己的问题。

(一) 尊重

把求助者作为有思想感情、有内心体验、有生活追求和有独特性与自主性的活生生的人来对待。尊重求助者,既是专业人员基本的职业道德要求,也是助人的基本条件,既有助于创造一个安全、温暖的氛围,也有助于唤起求助者的自尊心和自信心,从而敞开心扉、表达自己。

咨询者应尊重对方,能完整接纳求助者的优点和缺点,求助者无论男女老幼、贫富贵贱、美丑,均一视同仁,做到平等交流。在咨询过程中始终以礼相待,不怒、不讽、不贬、不罚,有耐心,做到不厌其烦,始终表示出对求助者的信任,在与求助者观点相左时,本着实事求是的态度,客观分析,理性处置,对事不对人。

(二) 热情

如果说尊重富有理性色彩,那么热情则充满了感情色彩。两者相结合,使得咨询情理交融。热情贯穿在咨询的全过程。在初次咨询和咨询一开始,通过适当询问来表达关切,在咨询过程中注意倾听求助者的叙述,重视语言与非语言技巧的应用。在对求助者进行指导和解释时,应充满热情,注重求助者的反馈。在咨询结束时,嘱咐注意事项,感谢求助者的密切配合,使其感受到温暖。

(三) 真诚

真诚是尊重的基础,在咨询过程中,没有伪装,不戴假面具,不例行公事,而是表里一致、真实可信地置身于与求助者的关系之中。真诚有助于提供一个安全自由的氛围,让求助者切实感受到被信任,也为求助者提供一个良好的榜样。真诚是一种实事求是的态度,承认并接受自己的不足,不掩饰自己在某一方面的欠缺,做到实事求是。真诚应适度,是内心的自然流露。表达真诚不能变成"自我情绪发泄",真诚也不等于"说实话",尤其在对求助者表示否定的时候,需要一些"善意的谎言",而不是直白的批评。

(四) 共情

共情是指体验别人内心世界的能力。包括三个方面的含义:咨询师借助求助者的言行,深入对方内心去体验他的情感、思维。咨询者借助自己的知识和经验,把握求助者的体验与他的经历和人格之间的联系,更好地理解问题的实质,咨询师运用咨询技巧,把自己的共情传达给对方,以影响对方并取得反馈。咨询师要设身处地地理解求助者,并通过语言和非语言技巧让求助者感到自己被理解、悦纳,只有这样才能促进求助者的自我表达、自我探索。

(五) 保守秘密

求助者可能会告知咨询者自己的许多隐私,咨询者一定要替求助者保守这些秘密,而不能被其他任何人知道,这是咨询者必须恪守的基本准则,也是与求助者保持信任关系的基本条件。

(六) 积极关注、调动参与

对求助者的言语和行为的积极面予以肯定,从而使求助者拥有正向思维,善于挖掘求助者的自身潜力。立足实事求是,既避免盲目乐观,也避免过分消极。咨询者要避免主动指出求助者存在的问题,而是通过仔细地聆听,了解到求助者存在的问题,让他/她自己发现自身存在的问题,鼓励求助者自己找出最适合他们自己的解决问题的办法,而不要试图规劝求助者接受咨询者的建议。

三、影响咨询效果的因素

(一) 咨询关系

建立合作互信的咨询关系是保障咨询顺利开展、咨询目标达成的基础。咨询者要具备能切身感受他人情感和情绪的能力;能够尊重咨询对象的价值观,不评判;对于其所做的努力予以赞赏;坦诚待人,言行一致;能够传达温暖,做到情感支持;充满活力、传达信任,体现自己的专业水平。

(二) 环境因素

咨询不同于正式会晤,不宜过于正式,否则会给咨询对象带来一定压力和不适。谈话应在舒适、不受打扰的环境进行。适宜的家具、照明、温度、通风等环境条件,可以提高访谈的效果。与咨询对象之间的距离在 0.6~1.2m 比较适合,既能留有空间,不产生压迫感,又有利于增进交流。减少座位间不必要的障碍物,如电脑、电话、书籍、植物等。

(三) 语言风格

语言风格是指人们在进行交往时,根据不同的交际场合、目的、任务及交际者的秉性和素质而采用的不同的语言素材和方式。适宜的语言风格包括下面几点。

1. 描述而不评判 对于咨询对象的行为、态度,不应进行评判,尤其是对于可能引起咨询对象防御反应的、敏感的话题,最安全、最不具攻击性的方法是尽可能客观地描述事实。

2. 平等对话 在讨论问题时,双方应平等相待,通力合作,咨询者应注意避免以上级姿态提供建议的倾向,尊重咨询对象的选择权,必要时,需要提供替代方案供其选择。

3. 同理心 努力理解咨询对象的经历、感受、情绪,表示理解、关心、担忧等,而不是以旁观者角度看待。

4. 复述 就是用你自己的话把对方表达的意思重复出来,是一项重要的沟通技能。复述可以表示你在认真聆听,并尽力理解对方;当咨询对象提供的信息含混不清或存在矛盾时,复述还是一种委婉的提醒。

(四) 咨询对象的因素

咨询对象的因素是指咨询对象的特点或特征,包括:

1. 社会人口学特征 咨询对象的性别、年龄、职业、信仰、价值观、风俗习惯等是影响咨询效果的重要因素,需要根据咨询对象特点,灵活调整咨询风格和内容。如对于老年咨询对象,要考虑老年人的健康状况、用药情况、心理特点、行为习惯、家庭支持、教育水平等。

2. 健康素养水平 健康素养是指个人获取和理解健康信息,并运用这些信息维护和促进自身健康的能力。需要根据咨询对象的健康素养水平来调整咨询策略。

3. 自我效能感 指公众对自己实现特定领域行为目标所需能力的信心或信念。咨询对象自我效能感与行动计划是否能够完成密切相关,因此帮助咨询对象建立这种自信和能力,也是咨询过程中特别需要注意的内容。

第二节 健康咨询的流程

一、健康咨询的 5A 模式

以行为评价为基础的 5A 模式被广泛应用于健康行为指导。5A 模式包括:评估(assess)、劝告(advise)、达成共识(agree)、协助(assist)、安排随访(arrange),是帮助或协助个体改变行为的一系列步骤,通过这些步骤完成行动计划的制订,常用于慢性病健康管理或其他需要长期指导行为改变的医疗卫生服务中(图 9-1)。

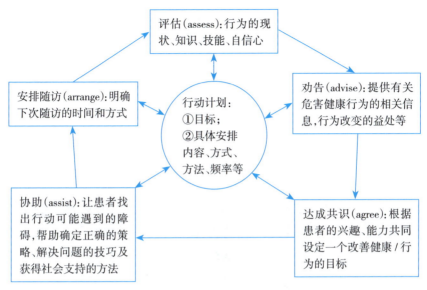

图 9-1　健康咨询的 5A 模式

（一）评估（assess）

了解服务对象的行为现状、知识、技能、自信心等情况。在第一次提供咨询服务时，通过交流与观察，明确服务对象的主要健康问题与服务需求，根据评估情况指导咨询服务方案。

（二）劝告（advise）

为服务对象提供危害健康的因素、行为改变的益处等信息。通过评估，发现服务对象目前存在的问题，劝导其改变不健康的行为和生活方式。

（三）达成共识（agree）

根据服务对象的兴趣、能力共同设定一个改善健康/行为的目标。调动对方的参与意识和主观能动性，共同制订行动计划。这个计划一方面是指导服务对象建立健康生活方式或遵医行为的依据，另一方面也是后期评估咨询效果的标准。

（四）协助（assist）

让服务对象找出行动可能遇到的障碍，帮助其确定正确的策略、解决问题的技巧及获得社会支持的方法。根据服务对象的实际情况及时调整服务方案，先提出容易达到的目标，再逐步提出更高目标。

（五）安排随访（arrange）

明确下次随访的时间或方式（上门、电话、电子邮件等）。在下次咨询前，应进行服务回访,听取反馈,以评估服务对象行为或健康状况改变的效果,并作为调整咨询方案和开展下一步服务的依据。

二、5A 健康咨询的应用实例

由于 5A 模式是个闭环的模式,无论服务对象是第一次来咨询还是后续的回访,通常都需要按照评估→劝告→达成共识→协助→安排随访的顺序进行。

现以减盐行为为例,介绍 5A 模式的应用。

(一) 评估

初次咨询时主要通过询问了解服务对象与钠盐摄入有关的行为现状、饮食习惯,与减盐相关的知识、态度、技能、自信心等。灵活运用本章第三节中介绍的提问技巧,尽量避免连续询问过多的问题。"接下的几个问题都和盐的摄入有关,问题比较多,但都只需要简短地回答即可。如您的口味如何? 您喜欢吃黄豆酱、甜面酱、咸菜、番茄酱、酱肉吗? 您经常吃方便食品、外卖吗? 您经常在外就餐吗? 您自己下厨做菜吗? 如何使用盐、味精、豆瓣酱等调味品? 您买预包装食品时看营养标签中的钠含量吗? 您知道建议成人每天吃多少盐吗? 您了解哪些含盐多的食物? 您了解哪些减盐技巧? 您有信心控制用盐量吗?"通过服务对象对上述问题的回答来评估其基本情况。如果是后续的随访,此环节也不可或缺,只是重点评估自上次咨询以来的变化。

(二) 劝告

结合上述评估过程中服务对象的回答,给其提供有关钠盐相关知识及钠盐摄入过量危害的信息,说明改变的必要性,告知其减盐的益处。例如:WHO 和我国均建议成人每天摄入少于 5g 钠盐;高盐食品和调味品有黄豆酱、甜面酱、咸菜、番茄酱、酱肉、香肠、味精、豆瓣酱等;一些容易被忽视的隐形盐如方便面、坚果、面包、奶酪、饼干等;钠盐与血压的关系是有充足的科学证据的,减少钠盐的摄入可以预防高血压,高血压患者减盐可以降低血压并在一定程度上预防脑卒中的发生。在首次咨询时,此步骤可能更倾向于"单向告知"相关知识和行为益处,但需要关注服务对象在被告知中的反馈,对于积极反馈(如认同减盐的益处)要给予鼓励,对于消极反馈(如不认同减盐的益处)要花更多的时间进行劝说。在后期随访中,此步骤可能花费时间要比第一次少一些,因为在提升知识和认知方面相对容易。

（三）达成共识

结合前面评估的结果，通过与服务对象协商，尤其通过激发服务对象自己的思考，根据服务对象的兴趣、能力共同设定一个行为改变计划。具体包括：

1. **聚焦干预内容**　聚焦最迫切的、改变后收益最大的干预内容，提出备选方案，供咨询对象考虑和选择。

2. **设定可行目标**　设定切实可行的目标是行为改变得以成功的基础。一般一次咨询设定的具体目标不超过 3 个。具体目标要少而小，逐步实现小的目标，能够给咨询对象带来成就感，保持长期的积极性。不切实际的目标，反而会挫败咨询对象及咨询者的信心。在减盐计划中须设定一个执行减盐行为的目标。

3. **商定实施途径**　目标设定后，与服务对象商量可能减盐的途径，让服务对象分析自己的情况，选择对自己来说最容易实现的一些途径，也包括促进行为转变的因素（奖励、社会支持）、自我记录和评估等。

行为改变计划的要素包括：

优先事项：减盐。

重要性：减盐对于预防和控制高血压都非常重要。

具体目标：减掉一半的盐摄入量。

实现目标的具体步骤：①少吃咸菜；②做菜用限盐勺、会估算用盐量；③买食品看营养标签的钠含量；④在外就餐要求厨师少放盐。

需要准备：限盐勺；学会营养标签的含义。

可能妨碍目标实现的事项：一起就餐的人嫌口味淡；无法测量盐量。

可以寻求的社会支持：有效的社会支持对于行为转变非常重要。家人、朋友、同事等都能够给予不同形式的帮助。应帮助咨询对象获得更多的社会支持，如指导咨询对象有关与家人沟通，制作针对家人的传播材料，询问咨询对象是否需要热线电话、互助小组等帮助等。

强化新习惯的措施（奖励或鼓励）：适当的奖励可以促进和加强咨询对象的行为转变。奖励应该是能够令人愉悦的东西，而且不以食物为基础，可以是休闲活动和爱好、与喜欢的人在一起、令人放松或有趣的事情、小礼品等。奖励也可以是精神上的鼓励。咨询师需要帮助咨询对象设置奖励，也要向咨询对象实施奖励。咨询对象达到目标可以给自己一些奖励，如看电影、买新衣服等。

自我监测：自我监测包括行为记录和回顾。记录就餐时间、地点、类别、数量、指标变化等，回顾包括检查自己目标是否实现、未能实现的原因、改进措施、自我感受等。自我监测可以为咨询提供依据，但不能强制检查其自我监测内容。例如每天记录摄入的含盐食品、种类、数量。

开始时间：××××年×月×日。

（四）协助

就上一步的行动目标和计划，帮助服务对象找出行动可能遇到的障碍，确定应对策略和技巧及获得社会支持。在初次咨询时，服务对象可能认识不到可能遇到的困难，需要给他们打下"预防针"；在后续随访中，可能花在此步骤上的咨询时间更长，往往服务对象在某个障碍或者某些难点上止步不前。在减盐问题上，与服务对象一起分析可能面临的困难，如服务对象自己多年的习惯不容易改变，需要说服家人做菜少放盐，需要家人一起吃口味淡的食物，点外卖、在外就餐难以控制盐量等。可以给服务对象传授一些实用技巧，如使用限盐勺、使用低钠盐、不食用菜汤；点餐时事先说明少盐，外卖订单做好备注；要让服务对象认识到减盐非一日之功，须循序渐进并坚持，不仅自己要坚持，最好有家人、朋友、同事一起互相支持。

（五）安排随访

需要为咨询的结束阶段留有足够的时间，对协商确定的干预要点进行总结，明确目标，自我监测和回顾的要求，需要与服务对象明确下次随访的时间、方式（电话、电子邮件、社交 APP 等），询问咨询对象是否还存在疑问，予以及时解答。结束后，咨询师应进行自我评估，可以从咨询气氛、开场效果、沟通技巧、整体效果、时长等进行评价，总结经验和改进措施。

第三节　健康咨询中的沟通技巧

一、言语沟通

健康咨询需要实现有效沟通，首先明确沟通的目的，即双方都清楚进行沟通的原因以及沟通的内容；其次是要实现沟通的价值，双方都在这次沟通中围绕沟通的目的展开了探讨。有效的沟通需要下述技巧。

(一) 提问技巧

提问是获得信息最直接的方式。健康咨询中,咨询师通常需要提问了解咨询对象的咨询需求、生活方式、干预计划执行情况,以及影响其行为生活方式的深层次原因等。问题可以分为开放型、封闭型、中立型、倾向型、先导型、辅助型、探查型、陈述型、复合型等。通常以开放型问题开始,以先导型问题引出某个主题,采用封闭型、辅助型问题进一步追问,以获得详细信息,灵活运用探查型、陈述型问题保证访谈顺利进行,避免采用倾向型、索究型和复合型问题。

1. 封闭型问题 把应回答的问题限制在有限的答案中,要求对方做出简短而准确的答复。咨询对象仅仅需要回答"是"或"不是","有"或"没有","好"或"不好",或者非常简短的答案等。封闭型问题给咨询师较大的主动权,能够快速获取具体信息,尤其适合仅需要简短问题做筛查评定的情况。其缺点是由于限制了问题的答案,导致信息收集不够全面、准确,或者需要提出更多的补充问题来获得额外信息。示例:您家里有血压计吗? 您使用过低钠盐吗?

2. 开放型问题 与封闭型问题相反,指问答没有限定的问题,为咨询对象留有充分发挥的空间,能够自由表达自己的想法、感受和事实,同时也给咨询师倾听和观察的机会,可以获取较多的信息,全面、真实地了解咨询对象。在咨询开始阶段,开放性问题不具有较强的威胁性,能够传递友好,表达信任;开放的答案能够揭示影响咨询对象行为的深层次原因。缺点是需要花费较多的时间,还可能会收集到冗长、杂乱无章的回答,以及不必要的信息。如"您平时参加哪些锻炼? ""您之前的减肥经历是怎样的? ""从上次咨询到目前您实现了哪些目标? "

3. 先导型问题 先导型问题与辅助型问题相对应,用于引出某个相对独立的新的主题或内容,后续的若干问题将围绕这一主题或内容展开。如"刚才了解了您在家烹饪的情况,下面请您说说您在外就餐的情况吧。"

4. 辅助型问题 是在询问完先导型问题后的追问,要求咨询对象进一步补充具体信息或进行明确解释等。需要追问的原因包括咨询对象回答不够具体、表述模糊、可能存在误解等。如"你在家烹饪时,记录了用盐量了吗? ""刚才您说到餐馆用餐的次数,把点外卖也包括在内了吗? "

5. **探查型问题** 是辅助型问题的一种,用于紧跟着某一问题的补充询问,要求咨询对象对提供的信息进行说明或补充。在进行饮食回顾时,探查型问题可以通过一些提示,帮助咨询对象进行回忆。如"刚才您提到的情况,您能再详细说说吗?比如说……"

6. **陈述型问题** 连续的、过多的提问式问题,可能会使咨询对象产生一定压力,有一种被审问的感觉,此时,可以用陈述型问题来引出提问。如"您给我介绍一下上次制订的计划的执行情况吧。""我想听听您采取低盐饮食后遇到的疑问或困难。"

7. **倾向型问题** 也称诱导型问题,提问者在提问时表达个人倾向,给对方以引导或暗示。尽管这种个人倾向可能是无意的,但却会对访谈结果产生不良影响,要尽量避免这种提问方式。需要注意的是,语气、语调、表情等非语言沟通方式也会影响问题是中立的还是带有倾向的。如"您知道吃得咸对血压不利吗?"

8. **中立型问题** 与倾向型问题相对应,指客观、中立的提问,咨询对象能够不受引导或暗示,独立地做出回答。如"您知道吃得咸对健康有什么影响吗?"

9. **索究型问题** 为了了解咨询对象存在某种观点或行为原因的提问,也就是"为什么"类问题。这类问题比较适用于研究类型的访谈,可以帮助了解访谈对象深层次的信息。但是由于此类问题容易传递不赞成、不理解或不高兴等情绪,带有一定的质问色彩,可能会引起咨询对象的防御情绪,导致不能获得真实信息,甚至影响咨询的顺利进行,因此尽量避免采用以"为什么"开头的问题。如"您为什么不更严格地遵守你的饮食?""您为什么没能坚持运动计划?"

10. **复合型问题** 指一句话中包括了两个或两个以上的问题,此类问题容易使回答者感到困惑而无从回答,结果哪个问题都答不清楚,提问者所收集的信息可能会被遗漏或不准确。因此,在咨询中应避免采用复合型问题,而把问题进行拆分逐个询问。如"您抽烟喝酒吗?"应该拆分成"您抽烟吗?"和"您喝酒吗?"

(二) 倾听技巧

1. **倾听的概念** 听的繁体字是"聽",笔画的构成有一"耳"一"目"一

"心",因此真正的听要做到耳到、眼到、心到。倾听不是简单地用耳朵听,它更需要一个人全身心地去感受对方的谈话过程中表达的言语信息和非言语信息。狭义的倾听是指借助听觉器官接收言语信息,进而通过思维活动达到认知、理解的全过程;广义的倾听则包括文字交流等方式。倾听,不仅仅是接收对方信息的过程,还是观察,获取对方感受、需求和请求,并不断反馈的过程。切记不要以自己过去的经历和价值观去评判、教导别人,也不要想着去评断自己或对方的过错。

倾听时,需要首先从事实信息入手,抓住对方想表达的核心事件;其次,围绕核心事件,倾听对方所表达的情绪反应;最后,从情绪反应中,分析对方没有明确表达的内心需求。例如,一个前来咨询的人对你说:"减肥减了6个月,1斤都没有减下来,我真是个没用的人!"首先,分析核心事件"半年减肥失败";其次,分析情绪反应"我真是个没用的人",表现出明显的自卑、自我怀疑;最后,分析内心需求"想减肥,但不知道该怎么办",希望找到解决的方法。

如果在倾听的过程中,没能马上理解对方的意思,有什么办法可以应对呢?最好的办法是"积极澄清",你可以向对方说:"……你说的是这个意思吗?"这样的表达,可以给对方传递的信息是"我可能没有完全理解你的意思,但是我非常努力地去理解你",让对方有被倾听的感觉,同时也避免彼此之间的误解。

2. **倾听的层次** 倾听确实不是一件容易的事。大多数时候,我们与他人的交流过程中,仅仅做到了"听",而非"倾听"。我们甚至很难意识到二者存在的区别。下面,我们将一起学习倾听的层次,学会分辨,"听"与"倾听"。

第一层次:听到。"听到"指当声波传递到我们的耳朵时,产生的感官刺激和反应。人耳能感知到的声波,可以是语言、音乐,也可以是虫鸣、鸟叫,还可以是汽车的喇叭声、机器的轰鸣声。所以,"听到"只是听到了声音,并不代表一定接收到了信息。没有信息是难以进行沟通和交流的。因此在此过程中避免分心以保证"听到",如关掉电话;在说话者开口之前,不要猜对方是什么意思,否则你将听不见他的话,同时保持自己倾听者的角色,避免打断咨询对象。

第二层次:听进去。"听进去"指声音引起的感官刺激和反应,通过大脑加工,形成了一定的信息,大脑对这段信息形成了记忆,并且可以重复出来。比如,英语课上,学习新的英文课文时,老师在课上朗读,学生在下面跟读,英语基础不太好的同学,可能并不能理解课文的含义,但是他可以做到重复老师的发音并跟读出来。这时候,大脑只对这段发音形成了记忆,没有进行理解,自然不能对这段发音信息做出其他的反馈,也就无法形成沟通和交流。对于信息的获取,如有必要,要求澄清,并要求提供详细信息或示例;必要时用自己的语言复述说话者的意思,并默念以帮助形成记忆;在听的过程中确定中心概念,以更容易的方式记忆,并在脑海中重复关键信息。

第三层次:听懂。"听懂"指个体对听到的声音信息,进行了内容上的加工,并且了解了该内容想表达的含义。听懂,又可以分为理解和内心触动两个层次。理解和内心触动的区别在于,内心触动包含了信息接收者对信息情绪、情感上的反应。比如,"敬爱的 ** 院士去世了",理解仅限于了解这句话所表达的事实性信息;而如果听到这句话的人,感受到了伤心和难过的情绪,则说明发生了内心的触动。此外,还需要听懂弦外之音。

第四层次:体会到。"体会到"指倾听者对表达者产生了情感上的共鸣,属于倾听中的共情。比如,你的朋友对你说:"我昨天分手了",你能感受到对方难过的情绪。为保证"体会到",在完全理解咨询对象的观点之前,不要进行评估,而且把事实和说话者的观点区分开来,同时需要识别偏见和个人利益。

第五层次:听出。"听出"是指从有限的沟通信息中,分析出对方的核心需求。这是倾听过程中最难达到的一个层次。因为在沟通过程中,我们擅长的是表述信息、表达观点和情绪,而不擅长提要求、讲诉求;与此同时,我们会无意识地用信息和情绪去掩盖自己的需求。所以,能够透过现象,倾听到事件或情绪的本源,是倾听的最高境界。

3. 具体的做法 包括:①保持沉默,专心地听,不轻易打断咨询对象的讲话,耐心等待对方讲完。避免分心,避免将注意力转移到你自己的问题上。②以客观的态度、开放的心态、探究的精神来听。可以试着在心里重复对方的话,而不是形成自己的观点。③注意咨询对象的语气、语速、语调、表情、肢体语言等信息,帮助确定所说内容的含义及其重要性。④倾听的同时进行思考,充分理解咨询对象的意思,与其他信息相联系;对敏感的问题,更要善于听出话外音,以捕捉真实的信息。⑤始终保持友好和礼貌,利用各种语言和非语言的方式表示在认真听,使对方感到轻松和受到尊重,如用目光注视对方的眼睛,用视线进行交流,或点头,或做简单应答,鼓励对方说话。⑥做记录应尽量简洁,记录关键信息和主要观点。不应在听对方讲话时被其他事情干扰,如接电话、看文件、看手表等。

(三) 反馈技巧

对于咨询对象的回答,咨询师需要做出适当反馈,以推动咨询过程顺利进行。应根据咨询对象的背景、性别、年龄、文化程度、宗教信仰、性格等情况,给予恰当的反馈,反馈既包括语言反馈,也包括非语言沟通方式,如眼神、表情、动作、手势、停顿。反馈的类型可以分为理解型、探查型、质问型、评价型等,有些类型的反馈能够发挥很好的效果,有些类型则是需要避免的。

1. 理解型反馈　理解型反馈是一种较好的反馈类型。咨询师尽力理解咨询对象,而不是评判对方,有助于建立融洽的咨询关系,这是开展咨询的基础。咨询师不仅要关注咨询对象说的内容,更要关注其表达出的情绪和态度,可以运用复述的方法表示对咨询对象的理解,帮助咨询对象自己认识问题,进而采取为更为积极的情绪接受后续的咨询。

示例:

咨询对象:"这周我的体重一点没减。""饮食计划根本不起作用。"

咨询师:"我明白,您因为体重没减而忧虑,担心饮食计划有什么问题。"

2. 探查型反馈　在需要回忆细节时,探查型反馈有利于明确信息或获取更多的信息。运用辅助型、探查型问题及非语言沟通方式等,鼓励咨询对象讲述更多的细节,可以帮助咨询师获得更多的信息,明确问题所在。同时,要避免使用带有威胁性、判断性、诱导性的表述。

仍以前面的情景为例:

咨询对象:"这周我的体重一点没减。""饮食计划根本不起作用。"

咨询师:"看来您觉得饮食计划不起作用。您能再详细说说吗?"

探查型反馈也用于咨询对象没有组织好语言,表述犹犹豫豫的情况下。营养咨询师可以停下来等待咨询对象整理思路,同时应表现出专注、期待的神情,暂时避免目光接触,同时,应避免过长时间的沉默。可以采取"我明白""我理解""您继续"等鼓励咨询对象继续表述。当咨询对象在 30 至 60 秒之间没有继续说话,可以用重复对方某句话或最后一句话的技巧,来打破沉默。

3. 质问型反馈　质问型反馈用于咨询对象的表述前后矛盾、含混不清、与现实情况可能存在出入等情况下,咨询师通过巧妙地、试探性地提醒,引起咨询对象的注意,鼓励咨询对象补充信息,进一步做解释和确认。质问型反馈需要较高的技巧,掌握适当的时机,不建议经验不足的咨询师使用,避免在缺乏融洽、信任关系和良好的气氛的情况下使用。

示例:

咨询师:"刚才您说到您最近进行了运动锻炼,但是从您上周的记录上看没有,您再看看您是记错了还是哪里出了问题? "

4. 其他反馈类型 其他类型的反馈包括:

(1)评价型反馈:是指对咨询对象行为或回答进行评判。肯定性评价通常可以激励咨询对象。否定评价所引出的建议通常效果不好,不能真正解决存在问题,咨询对象可能会不接受建议,因此尽量不使用。

(2)敌对型反馈:指咨询师不能很好地控制愤怒、沮丧等负面情绪,导致咨询对象的对抗或羞辱。愤怒、敌意形成恶性循环,严重破坏咨询师和咨询对象间的关系。咨询过程中,必须避免敌对型反馈。

(3)安慰型反馈:在随访中发现之前制订的计划执行失败的情况,可以适当给予安慰型反馈。但是需要认识到安慰型反馈不利于讨论和解决问题。尽管承认计划失败对咨询对象是一件非常困难的事,但承认失败是表明问题重要、需要讨论的前提。

(4)分享型反馈:咨询师通过自我披露,分享个人有关信息。例如介绍自己行为改变的成功经历或是自己曾经遇到的相似困境等。目的是为咨询对象提供一个有利于交流的环境,拉近咨询对象与咨询师的距离,帮助咨询对象更轻松、更自在地讲述个人信息,影响咨询对象的认知和行为变化。自我披露应注意适度使用,但应避免注意力转移或引起争论。

二、面对面咨询中的非语言沟通

(一)非言语沟通的概念与作用

1. 非言语沟通的概念 非言语沟通行为涉及体势学、副语言学和人际距离学的内容。体势学指各种身体行为,如面部表情、目光接触、肢体语言;副语言学指信息通过语言传递的方式,如语调、流利度;人际距离学涉及环境和个人空间。

在咨询过程中,咨询师要仔细观察咨询对象的非言语沟通行为,理解咨询对象的情绪,调控咨询现场的氛围、分析与语言沟通传达不一致的信息等。同时咨询师自身的非语言行为也会被咨询对象敏锐地捕捉到,应注意恰当使用非语言沟通,表示友好、关心和尊重,树立专业、可信的形象,避免给咨询对象带来压力,保证咨询在良好的氛围中进行。

2. 非语言信息的作用

(1) 加强言语:重音、手势、面部表情与言语一起出现,可使言语的意义更丰富,情绪色彩更鲜明。

(2) 实现反馈:听话者对讲话者做出持续的反应,如用表情、眉毛表示同意、理解、惊讶、不满等。

(3) 传达情感:表达喜欢、理解、尊重、信任的程度时,面部表情和声调的暗示作用比言语信号大。

(4) 言外行为:通过无意识的、难以控制的非言语行为暴露。

(5) 表达共情、积极关注、尊重的有效方式。

3. 目光接触的作用 眼睛是心灵的窗户,有效沟通离不开目光接触,因此将目光接触的作用单独讲述一下。

(1) 观察反馈:通过眼睛观察对方的反应,以调整接下来的谈话内容。

(2) 吸引注意:保持或增加眼神接触有助于吸引及增加对方的注意力。

(3) 调控谈话:目光接触可以用于管理和控制谈话,告知或引导对方参与。

(4) 界定地位:目光接触也有表明自身地位的作用,长时间的眼神接触通常意味着挑衅。

(5) 填补空间距离:适当的目光接触有利于从心理上拉近与他人在空间上的距离。

(6) 眼神的躲避:表示不感兴趣。

(二) 咨询中非语言沟通技巧的应用

在咨询过程中,咨询师应注意大体做到:面带的微笑,营造欢迎、友好的气氛;采取亲切、专注的眼神表示尊重和关心,但不是凝视或盯着对方看;面向咨询对象,身体微向前倾;通过不时点头,以表示肯定;同性的咨询对象,可以用拍肩膀等肢体接触表示鼓励;通过改变声调节奏,合理运用笑声,调节咨询气氛;座位保持0.6~1.2m的距离,既能留有空间不产生压迫感,又利于增进交流,减少座位间不必要的障碍物。此外,还应注意服饰整洁、仪表端庄。

1. 目光接触

（1）目光接触的原则与规律

1）倾听时，目光往往直接注视着对方的双眼，而讲者比听者更少注视对方，注视→移开→重新注视。

2）听话时看着对方，表示同意和感兴趣。

3）听者对讲者扫视一下，若目光表达出"我不太同意你说的内容"的含义，讲者须及时调整，如询问一下对方的意见或重新思考一下自己的观点。

4）讲者看着听者，表示自己有把握，如果说完某句话将目光移开，会透露出讲者的心虚，听者可能感到疑惑，削弱影响力。

5）说话时，停顿+正视＝可以打断，停顿+不正视＝思路在继续/不可打断。

6）被询问或防卫时，视线相交的机会增加。

7）被激怒时，瞳孔会变大。

8）性格内向的人不习惯目光过多接触。既不敢注视别人，也不愿别人看着自己。

（2）目光接触范围

1）看地面、看房顶、偏向一方，显得不礼貌、不尊重。

2）死死盯着对方，会使人感到窘迫。

3）左右乱扫、看对方身后，使人感到惶恐不安。

4）范围过小产生压迫感。

5）范围过大会显得散漫，随便。

6）在咨询中目光接触范围在以鼻尖为中心，上至眉心，底边顶点为嘴角两侧构成的正三角形区域为适宜，如图 9-2 所示。

（3）目光接触的时间规律

1）每次目光接触的时间不要超过 3 秒。

2）直接盯着眼睛的时间过长，让人感到敌意。

3）整个咨询过程中咨询者和咨询对象有 60%~70% 的时间有目光交流是最适宜的；少于 60%，表明咨询对象对话题内容不感兴趣；多于 70%，表明咨询对象对咨询者本人的兴趣要多于

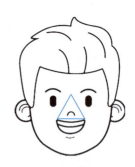

图 9-2   目光接触范围示意图

其所说的话。

2. 面部表情　面部表情反映内心的喜怒哀乐,通过观察有助于判断咨询对象的情绪状态。咨询师也可以通过面部表情来传达自己的情感。

(1) 眼睛和嘴巴张大,眉毛上扬:惊愕。

(2) 脸红:害羞。

(3) 皱眉、仰首挺胸:愤慨、挑衅。

(4) 皱起眉头或眯起眼睛:深思。

(5) 皱眉:迷惑。

(6) 一条眉毛上扬:怀疑。

(7) 双眉上扬:惊讶。

(8) 双眉下垂:沮丧、忧伤。

(9) 眼睛向下看、脸转向旁边:拒绝。

(10) 嘴巴放松、下颌向前、没有机械式的笑容:考虑。

(11) 注视眼睛几秒钟、浅浅的笑意、笑容轻松:接受。

3. 身体姿势、手势的运动和位置变化

(1) 手势:直接表达某些词语,如"OK",伸大拇指,比心。

(2) 图示(比划):伴随语言信息,形象地阐释,如"圆圈"。

(3) 表演:表达感情状态。

(4) 打招呼:引导、保持或控制,如点头、摇头、招手、摆手。

(5) 下意识动作

1) 自主下意识:挠头解痒、舔嘴唇、撩头发。

2) 被动下意识:身体前倾、紧靠在一起的双腿开始分开、抖腿。

3) 器物下意识:咬笔头、搅动咖啡、笔在纸上胡乱画。

4. 语音语调的运用　声音伴随言语产生,也称辅助语言或副语言,对言语有加强或削弱的作用。言不由衷的言语可能被声音所揭穿。辅助语言包括嗓音的音质、音量、音调、速度、停顿。在咨询中进行解释、指导时,尽量保持平和的语气,给人稳重、自信、可靠的感觉。需要善于利用停顿,引起重视、寻求反应、提供思考机会。

(1) 音调提高:强调、情绪激动、愤怒。

(2) 音调降低:怀疑、回避、涉及痛苦、伤心的事情。

（3）音量增大：强调、情绪激动。

（4）音量减弱：失望、不快或软弱、心虚。

（5）节奏加快：紧张、激动。

（6）节奏变慢：冷漠、沮丧，或正在思考。

三、电话和网络咨询中的沟通

随着现代技术的发展，电话和网络的普遍应用，使得通过电话和网络进行健康咨询成为可能。患者和普通人群都可以是电话和网络咨询的指导对象，尤其是对于路途远、身体不方便前来当面咨询的人群来说更方便。因为咨询的人首先已经具备了学习的态度，这时如果给一个好的解答，会对他们学习健康知识、培养健康行为起到关键的促进作用。

（一）特点

电话和网络咨询特别适用于敏感性健康问题的咨询，如艾滋病的预防和诊疗咨询，心理健康的咨询，这是基于其具有以下特点。

1. **经济性**　通过电话和网络咨询，可以减轻路途奔波，节省时间和费用。

2. **便捷性**　只要有电话和网络的支持，就可以提供健康方面或诊疗方面的咨询。

3. **匿名**　被指导者可以匿名接受健康指导。

4. **可能会出现错误判断**　因为指导者不能面对面地见到被指导者，所有的信息来自被指导者电话或网络上提供，如果信息有误，可能会错误判断病情，因此应建议被指导者必要时及时就诊。

（二）电话和网络咨询技巧

电话和网络咨询都不是面对面地交流，表情和肢体语言不能发挥交流的作用。但两者还略有不同，电话咨询更多通过声音来交流，而网络咨询更多的是书面交流，因此技巧也略有不同。

1. **电话咨询技巧**　由于电话咨询少了直接观察和目光接触的沟通，因此听和讲是非常重要的。声音在电话咨询中具有吸引、信服、抚慰及支持等作用。咨询师要注意以下几点。

（1）语言通俗、态度友好：接听咨询电话应该语言热情友好，尽量使用咨询者能够理解的语言；其次要注意语调温和、语速中等、适当停顿，以便让咨询者说出他的主要问题。用话语表现出对来访者的真诚,建立信任关系。

（2）学会倾听并适时反馈:收集信息时要倾听对方诉说,多使用鼓励性的语言,不要轻易打断对方的讲话,必要时可以适当地引导,对咨询者的讲话要适时地做出恰当的反应,明确对方要表达的内容。

（3）适时记录:电话旁边应备有笔和纸,随时可以记录一些重要信息,以便于快速组织语言,避免遗漏关键信息。

（4）由浅入深:收集到一定的信息后要适度提出问题,由浅入深地引导来访者发现问题。

（5）共同分析:交谈过程中与咨询者共同分析问题症结。

（6）建议性语言:提出建议时使用适当语言,切忌过分鼓动。

（7）建立信心:结束咨询时要恰当运用表扬和鼓励,建立咨询者解决问题的信心。

（8）对于咨询师不会回答的问题,不应勉强给予答复,应建议咨询者到专业机构及时咨询。

（9）结束谈话注意礼节:结束谈话前,必须确认咨询者是否理解对话内容,并等待对方先挂掉电话。

2. 网络咨询技巧　在线咨询是通过书面语言异地与网络用户交流的方式之一。书面语言没有动作、手势、语调、语气和语境的辅助,以及某些用户书面表达能力弱,因此往往不像口语表达那样轻松明白。所以除咨询的一般技巧外,还需要以下一些解答的技巧。

（1）在线咨询解答的语言应该简洁、明晰、准确,并尽量采用规范的语言和适当的语体。

（2）对于咨询师不会回答的问题,不应勉强给予答复,应建议咨询对象到专业机构及时咨询。

（3）咨询对象在网络提供的信息可能会有偏差,因此在网络咨询时给予的答复不能太绝对和肯定,应尽量想到可能发生的情况。

（4）设立"问答集锦":为减少咨询人员对重复性问题的解答,可以将咨询解答知识库的内容制作成常见问题解答(即"问答集锦")。

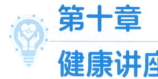

第十章
健康讲座

第一节　健康讲座的概念和特点

一、健康讲座的概念

健康讲座是指医疗卫生人员面向某群体,进行健康知识和技能集中讲授的一种人际传播活动。健康讲座由演讲者、演讲内容、听众、环境、反馈和效果等基本要素构成。健康讲座是传统的、最常用的健康科普方法之一。健康讲座的目的是传授健康知识,引导受众树立健康意识,自愿改变不良的行为,消除或减轻影响健康的危险因素,防治疾病,改善健康和提高生活质量。

二、健康讲座的特点

作为健康传播与健康科普的常用形式,健康讲座具有针对性强、灵活多样、反馈及时等多个特点。

(一)针对性强

健康讲座的内容往往是根据受众的特点或特定防病保健需求而有目的地设计的,受众也往往抱着获取某方面的健康知识或技能的目的而前来听讲。所以,健康讲座一般具有很强的针对性和目的性。

(二)灵活多变

健康讲座的方式、方法、时间、地点可根据听众的接受情况及现场反应等随时进行调整。结合视频、PPT、挂图、实物模型的使用,可以使讲解内容形象直观,容易理解。

(三) 反馈及时

在健康讲座现场,听众可随时进行提问、发表评论或说出自己的感受,演讲者也可以在演讲的过程中,通过听众的提问、评论、表情、坐姿、笑声、掌声等反馈,评估听众的兴趣、参与度和理解程度,进而优化演讲效果。有的讲座充分发挥听众积极性和主动性,采用参与式方法,促进演讲者与受众的深度交流。

(四) 可形成现场群体压力

听众之间往往具有相似的社会人口学特征、健康需求或病情,容易引起共鸣,形成群体压力,影响听众的认知和态度,改善传播效果。

第二节　健康讲座的要素

一、演讲者

健康讲座的演讲者一般为具有医学科普背景和实际工作经验的专业人员,但在健康理念和生活方式倡导等方面,非医学背景的专业人员也可作为演讲者。作为健康讲座的演讲者,既要具有系统的医学科学或健康知识,又要具备一定的演讲技能。对演讲者的基本要求包括如下。

1. 专业性　演讲者一般应接受过系统的医学知识培训,具有扎实的医学科学和健康知识基础,具有一线临床经验,对于解决某一领域的医学或健康问题有丰富的实践经验,在演讲时,对于某一领域的健康问题能够信手拈来、触类旁通。不具备医学科普背景或实践经验者,可以进行倡导性的健康科普活动,进行深度科普时往往知其一不知其二,知其然而不知其所以然,在演讲时有可能出现常识性错误,甚至误导听众。

2. 权威性　演讲者的权威性是影响演讲效果的重要因素,研究表明,演讲者的权威性越高,听众对演讲的内容越容易产生信服感。权威性主要由身份、地位、知识和名望构成。

3. 亲和力　亲和力是指一个人、组织或机构在他人心目中的亲近感,也是指使人亲近、愿意接触的力量。具有良好亲和力的个人更易受到他人的欣赏、接纳和信任,作为健康讲座的讲者自然也会取得更好的效果。亲和力的强弱既受到先天遗传因素的影响,也会受到后天养成因素的影响。

4. 演讲技巧　善于使用谈话、倾听、提问、共情、修辞、总结、归纳等语言技巧和表情、手势、装束等人体语言技巧,会显著提升演讲的效果。

二、演讲内容

根据讲座的内容和目的,一般分为知识性讲座和说服性讲座两类。

(一)知识性讲座

知识性讲座是指以讲解、传授、分享某方面的信息,增加受众知识为目的的讲座,重点在于使人理解、知晓、明白。常用的知识性讲座的方法包括语言描述、明确定义、比较和对比、叙事、技能示范等。它的特点是知识性强,语言准确。知识性讲座的主要挑战是受众容易感到枯燥。常采用的改善知识性讲座效果的方法包括:①激发智力;②创造性共享;③提高趣味性;④使用教具;⑤进行必要的重复;⑥在知识模块之间恰当过渡等。

(二)说服性讲座

说服性讲座是指以影响听众的态度、信念和行为为主要目标的讲座。说服性讲座包括三种类型,分别为:

①事实说服型:主要是为了说服听众相信某事的真假、存在不存在、发生不发生等事实;②价值观型:目的是让听众树立正确的健康价值观念,使听众相信什么是对的、什么是错的、什么是好的和什么是不好的;③倡导型:目的是让受众接受新的健康理念和健康行为。

三、演讲环境与情境

影响健康讲座的环境因素包括物理环境和情境两种。

物理环境是指举办健康讲座的场地条件,如空间大小、温度、湿度、照明、音响设备、桌椅布置等。演讲者应提前到达现场熟悉了解情况,并进行必要的测试,以确保场地条件的适宜性。另外,也应考虑演讲场所周围是否存在交通、工业生产等背景噪声,必要时应与组织者联系,尽量消除或减少这些干扰性因素。

情境是指场合、局面、氛围等,情境的创设应符合以下特点。

1. **生活性** 是指把讲座内容与听众的实际生活情况和鲜活的经验密切关联,举办讲座的场地具有生活气息或设在听众熟悉的场所。如关于合理膳食与营养的健康科普讲座,可提前把讲座现场布置成一个家庭厨房,在讲到如何烹调食物时,可邀请听众或志愿者进行现场操作。

2. **形象性** 即创设一种听众能感知的、具体的、看得见摸得着的场景,如邀请听众扮演急救现场的医护人员和被抢救者,现场模拟演练胸外心脏按压技术。

3. **专业性** 应把讲座内容与医学专业知识联系在一起,使听众在听讲座的过程中体会医学的科学性、严肃性和人文性。

4. **卷入性** 应在演讲时提出问题,并邀请听众参与到问题和矛盾的解决。

5. **情感性** 讲座内容和方式应能够有效激发听众的情感,如亲情、友情、爱情、爱国情感等。

四、激发听众兴趣

一般来说,听众更喜欢听风趣幽默、故事性强和互动参与式的演讲。激发听众兴趣的方法如下。

1. **关联性** 把自己的讲课内容与听众的日常生活、家庭、工作紧密关联起来,让听众感到讲课的内容是为他们量身定做的,从而使其注意力固着下来。

2. **实用性** 使讲课的内容成为听众当前用得着或将来用得着的知识。

3. **邻近性** 应让讲课内容贴近听众的日常生活,使其感觉所讲的内容是发生在他们身边的事。

4. **严重性** 应让听众认识到某个健康问题正在对他们的生命和健康构成威胁,且有可能引起严重后果。

5. **通俗性** 应使用听众熟悉的语言讲授,讲课内容应符合听众的文化习俗,做到通俗易懂。

6. **引导性** 授课过程中应善于使用话题对听众进行引导。

7. **举例** 鲜活的实例能够带给听众近在眼前、身临其境的感觉,可明显改善授课效果。

8. **比较和对比**   通过比较和对比可强化演讲者推荐的健康理念或行为的益处，加深听众的印象。

9. **关键词**   一般用于演讲的阶段小结，每讲完一个内容就可用几个关键词概括，进行阶段小结，便于听众记忆。

10. **分享共同经验**   在演讲中，与听众分享自己的切身经验，容易引起听众的共鸣，会拉近与听众的距离，改善讲课效果。

第三节   健康讲座的基本方法

一、准备

（一）搞清楚讲座的目的

进行健康讲座的第一步，一定要搞清楚讲座的目的：为什么要举办这个健康讲座？希望通过这次讲座取得什么效果？是普及某方面的健康知识，倡导听众接受某种健康理念，还是说服听众改变某个行为？讲座的目的不同，讲座的内容、方法也要有所区别。

（二）了解听众是谁

要搞清楚听众的社会人口学特点（职业、年龄、性别、婚姻状况），现有知识水平、喜欢的讲座风格等。应与讲座组织者提前交流，询问有关情况。必要时应与具有代表性的听众进行提前沟通，以了解他们的基本情况。

（三）确定讲座的重点内容

最好根据讲座内容，梳理出提纲和要点。搞清楚要在讲座中传递的要点以及每个要点需要展示的内容。

（四）明确展示方式

讲座一般要提前制作多媒体讲稿，既可以帮助演讲者理清思路，并在讲课过程中起到提示作用，又可把讲课要点一目了然地展示给听众。在讲课过程中，也可借助视频、图片、模型、模具等。短视频一般用于帮助听众了解健康技能的操作步骤或流程。图片可以使讲课内容更生动，更容易理解。模型模具一般用于展示实物的形状、大小、质地、颜色、结构等。

（五）提前熟悉讲座场地

健康讲座的场地是影响讲课效果的重要因素，最好提前到现场考察，查看是否有场地太大、太空旷、讲台离听众太远、通风不好、照明不理想、温湿度太高或太低、存在噪声、投影和音响设备功能不佳等问题。桌椅也要根据讲座的需要提前布置，要考虑是否需要分组、分几组，是摆成"课堂式""鱼骨形"（图 10-1），还是"圆桌形""U 形"（图 10-2）等。

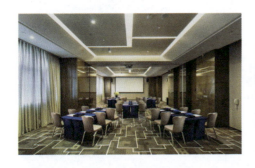
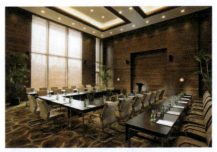

图 10-1　健康讲座桌椅摆放方式——"鱼骨形"

图 10-2　健康讲座桌椅摆放方式——"U 形"

（六）预讲

在一切准备工作做好后，最好进行预讲。在预讲过程中，要留意现场讲课时可能遇到的问题，提前做好应急预案。

二、现场讲课的基本方法

（一）建立融洽关系

演讲者要寻找机会与听众建立联系。如可在听众走进场地时，与他们打招呼，与早到的听众聊天，并在讲座开始时进行自我介绍。这可为讲课时的良好氛围奠定基础。

（二）强有力的开场白

一个好的开场白会迅速抓住听众的注意力，激起听众的兴趣。实用的方法包括提出一个大家都非常关注的问题、引用听众熟悉的名人语录或典故、简要讲述一个生动的故事、设法制造一个悬念等（表 10-1）。

（三）避免"照本宣科"

多媒体只是为了展示要点，讲课时最好不要照着多媒体念稿，要尽量像和听众聊天一样开始讲课。要注意听众在听讲时的表情和体姿,与听众保持眼神交流。

表10-1　健康讲座常用开场白技术

开场白技术	方法	特点
"开门见山"式	直接说出讲座的主题或内容	简单明确,直截了当
赞美式	对听众的准时、秩序、职业、着装、精神面貌、所在地区的特色等提出表扬	可满足听众的自尊心、自豪感,使讲座在愉快的气氛中进行
设问式	就演讲的主题提出问题	能调动听众积极思考,吸引注意力,提高听众专注力
故事式	先讲一个与本讲座主题相关的有人物、有情节、有感情的故事	鲜活、生动、扣人心弦,激发听众的强烈兴趣
幽默式	采用推理、双关、歪解、望文生义、反语、自嘲等方式活跃气氛	使听众的神经迅速放松,消除陌生感

(四) 声音

清晰、坚定、有力、洪亮的声音会显著增加演讲者的说服力。但应避免声音过高、说话速度过快等问题。

(五) 互动

自始至终都要和听众保持良好互动,无论是语言的还是身体的。讲课过程中,要给听众时间就某个感兴趣的话题展开讨论。

(六) 结束语

好的结束语会帮助演讲者的讲课效果达到高潮,在结束时,要告知听众今天的授课要点、希望听众接下来做什么、怎么做,以及下一次讲座的内容。最好高度凝练本次讲座的重要观点,并留出足够的提问题时间。

第四节　常用健康讲座技巧

一、语言技巧

(一) 准确性

语言的准确性是演讲的生命,特别是对于健康讲座,语言的准确性更为重要,应严格避免语言不准确或模糊,造成误解或误导。保证语言的准确性应做到:①使用听众熟悉的语言,尽量少使用医学专业术语;②少使用概念性或抽象性词汇,多使用具体可感知的词汇;③避免冗语、赘述、套话和夹杂语,也应避免生硬地念稿、照本宣科。

(二) 生动性

应使用能有效激发听众的想象的具体词汇和语言:①可使用类比、比喻等修辞手法;②增加用词和语言的韵律性,会增强演讲的感染力,如排比、对仗等修辞手法。

(三) 适宜性

包括使用符合听众文化特征、适合演讲内容和符合演讲者特点和偏好的语言。

(四) 包容性

在演讲时应注意避免造成性别、年龄、种族,特别是患病情况等方面的歧视。

(五) 平实性

应尽量使用质朴的语言和演讲风格,切忌用词过于华丽、夸张,过于表演化;语速不可过快,平均以每分钟 100~150 字为宜。

二、人体语言技巧

(一) 服装打扮

一般着深色(灰、黑、蓝)服装、正装领带,以显示学识、职业素养、权威性和自信心。

(二) 演讲姿势

一般采用放松的站立姿势,根据与听众交流的需要,可以在现场走动。

(三) 表情和眼神

生动的表情和眼神会使听众认为演讲者在关注场上的每个人,表情淡漠、目光游移、盯着天花板等,会使听众认为演讲者漫不经心。

(四) 类语言

语音、语调等类语言会显著增加演讲的感染力,应充满自信,避免声音痉挛颤抖。

三、克服演讲紧张技巧

（一）演讲紧张的概念和特点

大多数人都会出现演讲紧张，包括生理、情感和精神三个方面的反应。在身体方面，会出现胃部不适、心跳加速、脸红、出汗、发抖、头晕眼花、结巴等。情感上主要表现为焦虑、不安、难过，也会出现消极的想法。产生演讲紧张的原因有很多，性格内向者、以往有不成功演讲的经历者，以及缺乏演讲技巧者容易出现演讲紧张。另外，对演讲的内容不熟悉、不了解听众的情况、听众具有较高的学识水平等也有可能引起演讲者的紧张。演讲紧张会显著影响演讲效果。但演讲紧张并非完全是有害的，适度的紧张水平会促使人体激素、酶和乙酰胆碱的分泌，使人体处于"临战"状态，起到调动机体潜能的作用。例如，一定的紧张水平能够使人保持大脑的兴奋和清醒，提高思考能力、专注度和工作效率；适度紧张会使呼吸频率增快，幅度增大，增加肺部通气量，会使机体摄入更多氧气；心跳加速会增加心输出量，为机体输送更多氧气。

（二）克服演讲紧张的方法

有很多克服演讲紧张的方法，主要包括：

1. **强化一切以沟通为导向的心理动机**　应对自己强调，讲座是为了告诉听众一些重要的事项，而不是为了表演或打动听众，听众只关心你讲什么，而不会太在意你本人。

2. **想象**　即在演讲准备阶段，在大脑中"预演"，想象演讲的各个环节以及现场的情况，如列出听众可能提出的所有问题，并且一一准备答案。

3. **系统脱敏**　想象可能出现的各种坏的结果，想出妥善的应对办法，如突然忘词怎么办、观众喝倒彩怎么办等。另外，在演讲准备阶段，可进行自我放松训练。

4. **演讲技巧训练**　包括进行受众分析、情境分析、语言的组织表达、自我评估等。

5. **听众评估**　提前熟悉听众的情况，包括人数、听众的年龄、职业、身体状况、患病情况等，做到心中有数。

6. **讲清楚要点**　认真准备讲课多媒体或列出演讲内容的大纲及要点，

且不要希望一次演讲传递的信息太多，只需把要点讲清楚。

7. **明确演讲的目标**　如希望听众记住几个知识要点，还是希望改变听众某一个或几个观点，还是产生采取健康行动的意愿等。

8. **练习措辞和表达方式**　如用什么语言表达对某些人在公共场所吸烟的看法，用什么办法说明经常参加体育锻炼的好处等。

9. **选择适宜的教具**　使用多媒体、模型、道具等会显著增强演讲的效果。

10. **提前到达讲课地点**　熟悉现场环境情况，包括检查和试验麦克风的音响音效、室外光线对屏幕的影响等。

第十一章 同伴教育

同伴教育就是以同伴关系为基础开展的信息交流和分享,是一种教育形式,一种同伴互助的学习方法。有研究者认为出现在 18 世纪末、19 世纪初一种叫"导生制"的教学,即教师在学生中选择一些学生,将其培训成可以督导其他学生的班长,是最早的有组织、有系统的同伴教育。同伴教育利用个体的从众倾向,利用同伴压力的积极因素对同伴群体进行教育,通过鼓励良好的道德、正确的态度和安全的行为来减少各种危险因素,提供了一种伙伴内部相互间敏感信息的传播途径。同伴教育已经成为一种在社会发展领域内经常采用的培训方法。同伴教育活动形式多样,既可以通过正规的小组活动实施,也可以是在朋友之间聊天等非正式的交流中进行,被广泛地运用在儿童、青少年、老年人、流动人口等群体中,以及倡导安全性行为、预防艾滋病、预防毒品使用、预防烟草酒精等物质滥用、预防老年人跌倒、促进安宁疗护等诸多领域,并逐步扩展到社会交流、家庭生活、个人生活各个维度。

第一节 同伴教育的概念和特点

同伴教育由具有相同背景、共同经历或由于某些原因使具有共同语言的人(即同伴)在一起分享信息、观念或行为技能,以实现教育目标,具有同质性好、平等尊重、榜样示范、情感支持、参与性强、经济适用等特点。

一、同伴教育的概念

(一) 同伴

"同伴(peer)"就是"身份相同的人,属于相同社会群体的人,尤其在年龄、等级或社会地位方面等同"。他们或者年纪相仿,或者有着相同背景,相似的兴趣爱好,共同的经验和需求,也可以是具有同样生理、行为特征的人,容易互相影响、互相学习效仿。如同为青少年、宝妈、孕妇、乳母、老年人、健身爱好者、同事、同乡、邻居、同一类疾病的患者等。同伴成员对群体中每一个成员的价值观、态度、行为等都有重要影响。

(二) 同伴教育

同伴教育是通过对同伴中的某些人(具有一定教育者特质)进行基础培训和必要的支持,由他们在自己的同伴中开展教育活动。不同的研究者对此有不同的表述,如有的研究者认为,同伴教育指由受过半专业训练或者督导的人,运用语言或者非语言交流的方式,对需要帮助的同伴提供倾听、支持和咨询服务;也有的研究者认为,同伴教育是具有相同年龄、背景或者经历、体会、社会经济地位及相同性别等具有共同语言的人在一起分享信息、观念或行为技能,同伴教育者易唤起身边同伴的共鸣,以实现教育目标。不同的定义描述的共同点在于:同伴教育利用同伴之间的共性和相似性,通过榜样(经过培训的同伴教育者)的示范,施加影响,使同伴更好地接受信息,学习技能,共同采纳健康行为。同伴教育是促使行为改变的一种很好的教育形式。一般认为,在同伴中只要有人知道有关的知识和技能,那么这些知识一定会在这个同伴群体中的一定范围内有传播。

(三) 同伴教育者

同伴教育者就是从同伴中经过一定方式筛选出来,接受过一定培训,在活动中通过分享信息和经验来帮助小组成员明确他们所关心的问题并且寻求解决方案的人。同伴教育者由于与同伴处于相同的年龄阶段或者具有共同的经历、处境,更能领会和了解他们的情感、想法、感觉和语言,因此也能更好地与其交流,是传播最新信息和知识的最好人选。同时同伴教育者还可以通过自己的行为为其他人树立榜样,发挥示范带头作用。

二、同伴教育的特点

同伴教育的核心是同伴之间的信息、观念或行为技能交流。因此同伴教育具有以下几个特点。

1. 同质性好 教育者和被教育者之间是同伴、朋友，有共同的背景、经历体验和更多的共同语言，易于建立关系和密切的联系，相互之间的交流障碍少，容易沟通，例如上述提到的同学、病友等同类人群。

2. 平等尊重 同伴教育鼓励每个人在安全和相互信任的环境中考虑自己的价值、所做决定带来的后果，以及对自己决定的信心。同伴教育的目的不是要教会别人什么，而是在彼此讨论之后得出解决问题的办法或者改变态度。没有高高在上的说教者、指导者，教育者和被教育者(同伴)始终处于平等的地位，彼此尊重各自的行为和价值观是顺利交流的前提。

3. 榜样示范 同伴教育的理论基础之一是社会学习理论。社会学习理论认为人的行为可以通过观察学习过程获得，其中很重要的一类就是通过观察示范者的行为而习得，即"通过示范所进行的学习"(美国当代著名心理学家阿尔伯特·班杜拉的观点)。但是获得什么样的行为以及行为的表现如何，则有赖于榜样的作用。榜样是否具有影响力、榜样行为的结果和榜样与观察者之间的关系都将影响观察者的行为表现。故同伴教育中对同伴教育者的选择非常重要。

4. 情感支持 同伴教育不仅能进行健康知识传授、经验与行为分享，还能产生情感上的共鸣，从而使得参与同伴教育的人看到和自己面对同样健康问题的群体，获得情感上的认同感和支持，更容易形成对问题的共识，从而使同伴相信彼此的观点、行为，并模仿同伴的行为。

5. 参与性强 同伴教育的有效性在于它的社会参与性，同伴教育活动形式多种多样。根据年龄和背景的不同，可以选择不同的方式，既可以采取群体小组讨论的方式，也可以是面对面聊天、谈心或者是游戏、竞赛或是角色扮演。灵活轻松的游戏和自由深入讨论能进一步激发同伴们的参与积极性。它使所有参与活动的人融入讨论和活动之中——亲自做比简单地获取信息更利于学习，在参与中坦然交流、自主决策，而不是被告诉应该怎样想或做什么。

三、同伴教育的优势

(一) 具有文化适宜性

能够提供符合某一群体人群文化特征的信息,更容易接近隐秘的人群。如处于青春期的青少年、吸毒人群、HIV 感染者或者高危人群等。

(二) 可接受性强

同伴之间容易沟通,交流更为自然,没有压力。特别对于一些敏感话题,由于具有共同的经验或经历,比专业人员更容易获得认同。且同伴教育丰富多样的形式,如在青少年中,可以用游戏、故事、角色扮演、情景剧、知识竞赛、讨论、辩论等方法,加上鼓励参与的激励机制,使教育对象在轻松的氛围中掌握健康知识和技能;而在成人中,则以现身说法、互相交流为常用,针对性强,教育效果更好。

(三) 经济实用

同伴是人们健康信息的重要来源之一,同伴教育在改变目标对象的观念和行为方面效果良好。同伴教育方法不受时间、地点、人数等因素的限制,同伴教育者可以随时、随地将自己所了解掌握的健康知识和技能传播给同伴,充分发挥同伴教育者在信息传递和健康行为示范中的作用,可以弥补健康教育与促进项目中卫生专业技术人员不足的问题,节省资源。

第二节 同伴教育者的选择与培训

同伴教育者在同伴教育中扮演着重要的角色,直接影响到教育活动的顺利开展以及教育的效果。选择适合的同伴教育者,并给予适当的培训,使其能够承担起相应的角色要求,是开展同伴教育的关键之一。

一、同伴教育者的特质

选择同伴教育者,应重点关注其是否具有以下几个方面的特质。

1. **成为同伴** 一个同伴教育者最基本的条件是成为一个"同伴",也就是要具有与受教育的目标人群相似的社会背景,如年龄、性别、社会地位等。

如开展大学生艾滋病防控同伴教育,同伴教育者应首先是一个大学生,开展患者同伴教育则同伴教育者来自同一类疾病的患者,身为"同伴",具有与他们同样的语言和相似的价值观。同伴教育者既可以来自受教育群体,如同班(校)同学、同一组职业人群,也可以来自受教育群体外,比如用医科大学的学生作为其他大学学生的同伴教育者。

2. **有感召力**　榜样示范的效果与榜样自身的人格魅力密切相关。故同伴教育者应在该同伴群体中具有一定的领导力、影响力,平易近人、值得信赖,有自信、有能力,为目标人群所接受。

3. **善于沟通**　具备良好的人际交流技巧。既要清晰地表达自己的观点和主张,与同伴交流时,思维敏捷、思路清晰;也要掌握一定的倾听技巧,能够做一个好的听众;同时有敏锐的观察能力。

4. **有责任感**　有实现项目目标的社会责任感,喜欢帮助别人,能保证有一定的时间和精力投入同伴教育工作中,并为了达到要求而不断学习,参加培训,提升相应的知识与技能。

5. **客观公正**　同伴教育者应该思想开放,对待各种问题秉持客观态度、公正立场,不轻易对同伴群体做出评判。

6. **身体力行**　对同伴教育所涉及的内容有正确、合理的认知和行为,能够符合社会规范,是健康行为的践行者,发挥榜样的示范作用。一个同伴教育者不仅能教给同伴降低危害的方法,自己也要身体力行,这样才能影响同伴,激励同伴采取健康的行为。

二、同伴教育者的选择

(一) 招募志愿者

可以通过社团等组织形式线上、线下公开发布招募同伴教育者的公告,通过问卷或者询问的方式,遵循自愿申请和正规选拔原则进行。招募通告中明确同伴教育者的要求,包括与目标人群的共性、有参与同伴教育的热情、一定的组织能力和号召能力,有良好的语言表达和人际沟通交流技巧等,以及同伴教育者今后主要工作方向是什么。如某学校同伴志愿者招募中即明确提出"我们的主要工作是开展宣讲预防艾滋病、禁毒、素质拓展训练和学生密切相关的主题班会。初级阶段是面对校内的班级开展,随着讲师团的成长将会对其他周边或同类别学校开展。"

（二）推荐志愿者

除公开招募自愿申请外,由目标群体同伴推荐,相关人士如学校的老师/辅导员、社区机构组织负责人或者专业机构人士的推荐等,也是获得同伴教育者的一种途径。

（三）观察和考核

对有意向的同伴教育者申请人,还可以进一步通过现场观察其工作开展情况,以及培训之后的考核结果,来最终确定是否为合适人选。

三、同伴教育者的培训

培训对于同伴教育者来说是非常重要的,同伴教育者需要不断学习相关知识,提高自身技能以便能够更好地为同伴答疑解惑。同伴教育者在同伴教育过程中能否准确、全面和富有技巧地传授知识、观念和技能,直接影响到受教育者对他们的信任以及对所传递知识观念的吸收和行为采纳,进而影响到教育的效果。如果同伴教育者无法准确地回答受教育者提出的问题,则很难充分展示同伴教育在解决教育对象切身问题和敏感问题上的独特优势。因此,对同伴教育者进行培训,目的是使他们认识到自己作为同伴教育者的重要性,明确作为同伴教育者所要参与的内容,明确自己为了完成同伴教育者的工作所需要具备的知识、态度和技巧,在同伴教育过程中能够从容应对受教育者提出的各种问题,传授更精准、更到位。

（一）培训内容

作为健康教育项目的同伴教育者来说,培训的内容主要包括如下。

1. **了解项目目标和项目内容**　同伴教育者首先需要对所参与的健康教育同伴教育项目的基本情况有清楚的了解,包括项目目标、干预策略和主要的活动。了解在该项目活动中,同伴教育所参与的工作和将要发挥的作用。

2. **掌握相关的基础知识和技能**　不同主题内容的健康教育项目,传播的核心知识和技能不同。作为同伴教育者,需要掌握与所参与教育活动相关的知识和技能,以更好地在与同伴进行交流时传递正确的信息。如关于艾滋病预防同伴教育,同伴教育者培训的一项重要内容就是关于生殖健康知识和艾滋病防控基本知识技能等;针对一项老年人防跌倒的同伴教育活动,同伴教育者培训的内容应包括跌倒的危害、跌倒的原因、跌倒的风险评估、跌倒的预防方法等；涉及远离烟草、远离毒品等主题内容的同伴教育，同伴教育者需要掌握烟草或者毒品等物质滥用的危害、避免烟草或者毒品等危害的生活技能等。

3. 掌握基本的人际交流技巧　人际交流技巧的培训包括如何建立起一个良好的交流氛围，建立彼此信任的关系；如何掌握和运用观察的技巧、说话的技巧、倾听的技巧、提问的技巧、反馈的技巧、举例引证的技巧，以及使用表扬和鼓励的技巧来促进交流。同时还要学习合理运用身体语言、类语言来辅助交流，如用点头、微笑表示赞许和理解，用亲切的目光注视对方，表情平和、不显示出烦躁不安，适当改变声调节奏、合理运用笑声调节气氛。掌握适当的时间语和空间语，如准时赴约给人以信赖感，保持合适距离、创设安静整洁的环境，给人以安全和轻松感，使交流更顺畅无障碍。

4. 掌握同伴教育常用的方法　同伴教育活动形式多样，如游戏的组织、小组讨论、辩论、角色扮演、案例分析、示范和练习等。对同伴教育者开展的培训中需要对这些方法的设计、应用的场景、实施的要点和关键技巧进行说明，并通过反复的练习让同伴教育者掌握，使其能够在实际教育活动中有选择性地使用、组织开展。如学习掌握组织小组讨论的基本原则、小组讨论出现问题时的应对技巧等。

5. 了解获得信息和专业支持的渠道　培训并不能在短时间内使同伴教育者掌握所有的相关知识，成为该领域的专家。因此还应通过培训，使同伴教育者了解更多可以提供技术支持的专业平台和专家网络，引导他们学会判断权威的、官方的、可信赖的信息渠道，获取更多的信息和支持，并能够提供给受教育者。

6. 了解资料收集的方法　在同伴教育活动开展中，如何了解同伴的需求，如何收集相关数据和资料以评价教育活动的开展过程以及取得的效果等，也可以作为培训的一项内容。

7. 学习设计同伴教育活动的方案　基于对项目目的和内容要求的了解的基础上，同伴教育者应学习如何围绕项目任务要求，设计自己的活动开展方案。如确定目标群体、活动开展的方式、活动开展的时间频次、每次活动的设计等。

例如,一项针对艾滋病预防同伴教育者的培训内容主要包括以下几个方面。

(1) 艾滋病的定义、传播、预防、治疗、流行趋势。

(2) 毒品与艾滋病,性病与艾滋病,社会性别与艾滋病。

(3) 生殖器官以及生殖健康知识。

(4) 人权、关爱,价值观讨论,正确爱情价值观。

(5) 同伴压力和如何学会拒绝。

(6) 生活技能教育。

(7) 传播技巧和组织能力的培训。

(8) 同伴教育者应具备的知识、技能和素质等。

(二) 培训的组织

1. 集中培训或者逐级培训 可以由项目专家直接培训同伴教育者,这种方法培训不走样,效果好,但相对成本较高,同伴教育者人数比较少,较为集中时可以采用此方法。也可以采取逐级培训的形式,项目专家先培养骨干,再由他们培训同伴教育者或者下一级骨干。如通过项目专家培训同伴教育者(假设每班两名学生)→同伴教育者利用主题班会时间分头培训本班、本年级的其他学生(项目专家参与指导)→学生把学到的基本知识和生活技能与家人、同伴分享,他们又成为同伴教育者……这种方法成本较低,适合于同伴教育者人数较多,较为分散的情况,但是培训效果较难控制。

2. 培训方法 多采用参与式培训的方法。培训师资应有参与同伴教育活动的经验,熟悉各个环节操作流程,注意参与式方法的运用和现场的观察,避免出现过多的说教。鼓励积极参与培训活动,让同伴教育者自己发现问题,并通过主动学习和交流,解决问题。同伴教育活动方式很多,如头脑风暴、角色扮演、小组讨论、视听材料、案例分析、小讲课、知识竞赛、热身游戏等等,可根据培训的内容以及同伴教育者的特点,灵活选择。但切忌只关注场面热闹,忽略效果,使培训流于形式。培训后还需注意后期的跟进和督导,督促接受培训的同伴教育者开展活动,并及时发现其在实际开展活动中出现的问题,给予针对性的指导。

3. 培训班的设计 要说明培训的目的、培训的时间地点、培训内容、师资、培训日程安排、培训前后的评估考核等。通常培训时长 4~7 天;物质资源准备包括：足够空间的教室，可以自由、灵活组合摆放的桌椅，电脑、投影仪等多媒体设备（或者白纸、白板、水笔等），培训所需的教具、模型等，其他培训活动需要的资料可以根据所涉及的活动和游戏来确定。

4. 培训的原则　在培训筹备及开展期间，需遵循以下原则。

（1）准备充分：做好教学计划和教学的准备，熟悉教育内容和教学的组织流程环节，准备好必要的教材、教具等教学辅助材料。

（2）融洽关系：培训者应提前到达，尽可能与参加培训的同伴教育者相互熟悉，建立良好的关系。

（3）积极参与：同伴教育是一种互动交流的过程，对于同伴教育者来说，也应从培训开始就主动参与培训的各项活动，并从中学习调动参与的方法和技巧。故针对其的培训应充分调动参与意识，建立积极参与的良好氛围。包括共同研究干预策略、共同制作传播材料、共同讨论教育方法等。

（4）形式多样：根据培训希望达成的目标以及同伴教育的年龄特点、认知水平以及兴趣专长，灵活选择多样的培训形式，使其更具有针对性，实效性。如集中的知识讲授、培养思考和决策力的案例分析、寓教于乐的视频和游戏、促进技能学习的模拟和演示等。丰富的形式既激发了同伴教育者的学习兴趣，同时也在学习的过程中了解掌握各种培训方法的使用。

（5）由浅入深：从不敏感的话题开始，逐步过渡到敏感的话题。

以上培训的原则也同样适用于同伴教育者面向同伴开展的培训教育活动。

第三节　同伴教育活动的组织开展

同伴教育无论作为教育干预的一种形式，或者是相对独立完整的以某一健康问题为主题的同伴教育项目活动，在实际组织开展中，与一般健康教育项目一样，都需要经过设计、实施、评价等关键步骤。

一、同伴教育活动的设计

（一）确定目标人群

首先确定同伴教育活动在哪个群体中展开，如是青少年学生群体、同一类疾病患者群体(高血压、糖尿病等)、戒毒人员、性传播疾病高危人群。通常目标人群应为具有共同特征的一类群体,而且适合讨论一些相对敏感问题。

(二) 开展需求评估

通过需求评估,了解目标对象的基本情况、认知行为现状及其需求,结合自身的能力以及可调动资源情况,确定活动拟解决的重点问题和可以采取的活动。

(三) 确定活动目标

基于需求评估,明确同伴教育活动的目的,如:预防艾滋病,倡导不吸第一支烟,在高危人群中开展安全套使用宣教,在患者中交流、学习疾病自我管理技能等。基于活动的目的,有必要进一步细化活动拟达到的具体目标,如对于所传播信息的知晓情况、对所沟通交流理念的认同情况、所倡导行为最终的采纳情况或者行为意向性,结合不同主题活动以及目标人群的实际,合理确定活动目标。确定活动目标需要符合目标制订的基本原则,即 SMART 原则[specific(具体的),measurable(可测量的),achievable(可实现的),relevant(相关的)和 time-bound(有一定期限的)]。换句话说就是要确定在多长的时间内,希望受教育对象在哪些方面,发生多大程度的改变。

(四) 确定活动的形式

同伴教育的形式取决于项目的目的,是传播知识,还是改变行为、提高技能,也要和人群的生活环境和文化水平相适应。故需要根据目标人群的特征、认知水平能力和他们喜欢、乐于参与的活动形式,以及活动组织者希望达成的目标,确定活动的形式,并设计具体的组织流程。如:

1. 希望迅速收集意见和信息,允许更多的意见和看法时,选择头脑风暴。

2. 希望能够代入情境、自我体验、自我感悟,事先设计情境和角色,进行表演。

3. 需要目标人群共同参与、分享经验、激发讨论交流时,可选择小组讨论。

4. 通过分析讨论,运用自己的分析判断能力,学习知识、运用知识和技能、转变态度和增进交流,可以采用案例分析,须事先准备提供案例。

5. 当需要交流知识信息,希望给参与者正确的提示的时候,提高增加知识的掌握程度,也可以选择小讲课的形式,须事先拟定小讲座的题目、讲授的时间、讲授者。

6. 在小讲课的同时也可以结合多种活动形式。如：知识竞赛,把重要知识点作为题目进行竞赛,趣味性强、强化记忆;现场演示,包括实物使用演示等,有助于掌握技巧;游戏,减少焦虑、活跃气氛、增加融洽程度,加深交流和感悟。

(五) 制订实施计划

考虑具体活动开展的时间、地点,参与人员以及所需要的物资准备,经费预算等情况,制订活动实施计划和具体方案。

(六) 制订评价计划

针对活动目标及具体活动,明确对此次同伴教育活动开展的评价方案。包括评价实施的节点、评价的指标、评价方法以及谁来实施评价等。

例:关于预防艾滋病青年同伴教育的计划制订

1. **活动目的** 旨在增强年轻人的自信,传授有关性健康的知识和技能,降低年轻人感染艾滋病的危险性,减少性病和不必要的怀孕,以及增加对 HIV 感染者和艾滋病患者的支持和关心。

2. **具体目标** 通过互动参与性培训,让参与者在活动结束后时,掌握预防艾滋病的基本知识和技巧,激发其保护自己和家人的意识,引导他们学会关爱 HIV 感染者。设置具体目标时,应根据实际情况,提出具体、合理的目标值,如达成的比例等。

3. **目标人群** 青少年(大学生、高中生)。

4. **教育内容** 艾滋病的流行情况,同伴教育的意义,艾滋病的定义、传播、感染阶段、预防、检测和治疗,安全套使用,针具消毒,危险行为,分享与艾滋病有关的故事和经历。

5. **培训形式** 选择适合的同伴教育形式,如小讲课、游戏、角色扮演、演讲等。重在互动,鼓励参与。

6. **实施计划**

(1) 时间:一共几次,每次多长时间,如此次活动 ×× 小时。

(2) 地点:空间足够保证游戏和活动,保持空气流通;空间相对不过于空旷,便于集中注意力。

(3) 培训前的准备:必要的设施设备,在培训场地提前用预防艾滋病的海报做装饰,营造氛围。

（4）人员安排。

（5）经费预算。

7. 评价计划 采用定量问卷测试,在活动开始前、后分别进行了解目标对象对艾滋病的认知和态度;了解受教育者对预防艾滋病的知识和技巧的掌握程度;等等。

采用定性访谈的形式,了解受教育对象的相关信念态度转变的情况及其影响因素,对同伴教育活动的满意度等。

二、同伴教育活动的实施

同伴教育者可以通过发放宣传资料、组织教育活动、一对一交流等多种组织形式,在社区、学校、工作场所等地开展同伴教育。根据开展的时机和场合,同伴教育可以分为正式的同伴教育和非正式的同伴教育,具体操作中,须根据实际情况,合理地选择并组织实施。

(一) 正式同伴教育的组织实施

正式同伴教育即通常意义上通过培训同伴教育者后,由同伴教育者按照整体的计划和方案,回到目标对象(同伴)中开展教育活动。每期同伴教育活动围绕具体的问题按计划举办,有明确的目标,较为严格地设计和组织,正在成为健康教育项目中的一种以人际交流为基础的教育干预方法。在一个小组内,同伴教育者以教育者的身份出现。以一次活动为例,通常的活动安排可以包括以下几个部分。

1. 说好开场白 我是 ****,大家可能都认识我,我们都是同学、同伴。今天我们一起参加这个活动,主要是关于艾滋病(或其他某一个健康问题)的一些问题。这儿没有考试,大家不要有压力,我们一起做游戏、讲故事、自由地表达自己的看法,也没有谁对谁错。

2. 互相介绍(破冰游戏) 通过一些游戏让所有参与的同伴做自我介绍,相互熟悉,帮助同伴放松并变得乐于交往。如:请隔一个位置的同学站起来走到离他最远的地方坐下(发纸),和身边的同学交谈 3 分钟,将了解到的对方的姓名、专业、兴趣、爱好写在纸上并给对方画像,介绍自己画的人,并将画贴在墙上。

3. **热身活动（游戏）** 对于相对敏感的教育内容,可以应用游戏进行热身,达到脱敏的目的。在脱敏游戏中,会出现参与者不好意思说出来或不好意思大声说出来,这时主持人要鼓励其大声说出来,以确保每位同伴都参与到游戏中。

4. **引入相关知识和技能** 通过游戏、视频、知识竞赛等活动,使每个参与者亲身体验、感悟所包含的信息、价值观判断以及相应的行为技能等。

5. **小结** 由同伴教育者总结本次活动的主要含义,强调需要掌握的核心信息和技能等。

根据同伴教育活动的目标和计划,教育活动可以设计成几次,每次活动重点围绕一个主题,活动的形式也可以相应调整。

（二）非正规的同伴教育的组织开展

只要有适宜的场合和时间,同伴教育活动可以随时发生。任何具有同伴特征的群体可以在一起分享信息、观念或行为技能,向同伴讲述自己的经历或体会,唤起其他同伴共鸣,从而影响他们的态度、观念,乃至行为。非正式的同伴教育可以发生在任何地方,如办公室、宿舍、车间、班级、社区,甚至街头巷尾,同伴随时随地都可以以教育者或被教育者的身份交流信息,并且可以角色互换。如同伴之间一对一的咨询活动,方式比较随意,可针对个体解决特殊问题。还可以通过发放宣传材料,推送视频等新媒体传播材料等形式进行信息的传播和交流。但通常非正规的同伴教育目的并不十分明确,也没有事先确定的教育目标。

（三）同伴教育的实施技巧

1. **吸引同伴参与活动** 成功的同伴教育活动要基于同伴们的自愿参加。因此,在活动开展之前,要了解目标对象的信息获取的途径特点,充分利用张贴海报、散发传单、悬挂横幅、网络平台推送等各种能够直达目标对象的形式,广而告之,让同伴知道将要开展的活动形式和重点内容,吸引同伴的注意和兴趣,促使其积极参与活动。但是对于涉及隐私或者敏感话题的同伴教育活动,不适合开展公开的宣传招募活动。

2. **选择合适的同伴教育活动场所** 在社区或者学校开展的一般性的同伴教育活动,可利用社区/学校等组织机构的会议室、社区活动中心作为活动场所,非正式的同伴教育则可以随时随地进行。对于涉及敏感话题的同伴教育活动,最好选择相对隐蔽、私密的场所。而对一些特殊人群的教育场所的选择,选择他们熟悉的场所可能更有利于教育活动的开展。

3. 准备同伴教育活动所需的材料 同伴教育活动可能需要大量的传播材料,可以是纸质的平面媒体材料,比如海报、小折页、手册等,也可以是视听材料,如视频、动画、PPT 等。这些传播材料可以到相关的组织机构、公益机构免费获取,也可以由同伴教育者自行设计,但需要保证传播材料信息的科学准确、有指导性,无歧视。

4. 充分做好正式活动前的热身活动 热身活动可以在短时间内迅速拉近同伴之间的距离,打破僵局,消除紧张和局促感。热身活动形式多样,并无固定程式要求,同伴之间相互介绍、交换名片、人物画像、做游戏;或者以小组为单位,给小组取名字、设计小组的口号标志、制定设计小组学习目标等。这些活动都能达到消除彼此的陌生感和戒备心,放松心情,迅速进入学习状态。

5. 把控现场,保证活动顺利实施 同伴教育者应注意从活动所需物料、用具、场地等各方面做好充分的准备,也包括情绪、心理上的准备。可以在活动开始前到达活动场地,熟悉环境、设备和材料,也可以向陆续前来的同伴打招呼交谈,以拉近彼此的距离,建立良好的关系。在同伴教育过程中,同伴教育者的角色定位是引导者,而不是教导者。应针对不同的教育目标和教育内容选择合适的教育方法,鼓励同伴积极参与,充分调动起同伴的积极性。充分运用人际交流技巧,学会倾听和提问,使用开放式问题,避免只提出答案是"是"与"否"的封闭式问题,问题应简单明了,能够激发同伴的讨论;使用鼓励式提问,就同一个问题询问不同的同伴,同伴之间互相提问和作答,避免让同一个同伴回答所有问题。如有可能,也可以找出同伴中的活跃分子担任组长,协助活动的组织和开展,但是须避免出现组长包揽一切的局面。

三、同伴教育的评价

(一) 形成评价

关注计划制订过程,优先领域和活动形式的确定是否基于需求评估,确保计划的可行性、有效性。

(二) 过程评价

主要关注同伴教育实施过程中是否按照计划执行,各环节的工作质量,同伴教育者的工作能力,以及目标人群的满意度等。事先拟定评价表格,评价内容建议包括是否开展工作,每次活动的内容、时间,参与人员的情况、反馈评价等内容。可以采用研究者评价、同伴教育对象评价以及同伴教育者自我评价的形式进行。

(三) 效果评价

主要关注通过同伴教育是否实现了教育目标,使目标人群的认知和行为达到了预期水平。可以通过问卷测试以及行为观察等方式进行。

四、应用同伴教育法的注意事项

同伴教育法虽然被证实在一些群体,一些相对敏感问题的健康教育行为干预中取得了良好的效果,但是也并非适用于所有的健康教育项目。应用同伴教育法需要综合考虑以下几点。

1. 是否有群体 需要分析是否有明显的群体存在,是否容易产生群体压力。同伴群体是重要支持来源,人们更加愿意倾听和采纳同伴的建议。

2. 是否有足够的同伴教育者 在该群体或者相关的人群中,有没有足够的同伴教育者,愿意有兴趣、有能力投入足够的时间和精力来参与同伴教育活动,是决定同伴教育顺利实施的基础条件。

3. 能够为同伴教育者提供持续的支持

(1) 专业支持:除对同伴教育者开展培训外,还要为同伴教育者提供必要的专业支持,如为同伴教育者提供教材和能够解答一般性问题的参考资料,提供专业的信息资源平台,向同伴教育者提供开展教育活动所需要使用的传播材料等等。

(2) 规范管理和指导:对同伴教育者的管理和指导包括:一对一地观察,观察其行动,是否按照要求和计划开展了教育活动;观察其工作过程,是否保证了同伴教育的质量,并对发现的问题进行针对性的指导;通过同伴教育者的小组讨论分享并解决共性的问题。

(3) 提供发展的机会:通过对同伴教育的认证,肯定同伴教育者的参与和付出,同时为同伴教育者创造一个互相传授交流经验的机会和平台,提升其开展同伴教育的技能,也提升同伴教育活动的质量和效果。

4. 与其他综合干预策略和方法相结合 很多的健康教育项目中的同伴

教育都和其他教育干预策略结合使用，能够取得更好的效果。

5. **注意应用环境场所的选择** 同伴教育可应用于各种环境，应用环境的选择与特定的目标对象有关。如青少年活动中心等场所适合对青少年开展同伴教育；监狱适合对服刑人员开展同伴教育；戒毒机构适合对毒品使用人员开展同伴教育；对于某项运动爱好者、某一疾病的患者或者照护者群体，也有其相应的场所可以实施同伴教育。随着网络信息技术的发展，同伴还可以存在于一些虚拟的社区场景中，如何在这些虚拟环境场所中运用同伴教育也是值得探讨的问题。

第十二章
健康倡导

第一节　健康倡导的概念、目的和类型

一、健康倡导的概念

倡导是提出有益的观点和主张，并尽力争取其他人给予支持的一种社会活动。通过活动策划、媒体宣传等方式，对健康政策、健康相关理念等进行解读、引导、倡议、示范，吸引公众的关注，逐步形成社会共识；对领导者和政策制定者施加影响，以使其做出有关健康的决策，为项目的实施投入更多的资源、社会支持和政治承诺，创建政策和促成环境。

倡导的主要任务包括领导力发展、建立联盟、形成网络化工作机制、政治游说、促进立法进程、建立媒体联系、应对反对者等。倡导活动的常用策略主要有敏感化、动员、对话、谈判、游说、申诉、施压和昭示等。

二、健康倡导的目的

在健康教育工作中，健康倡导的目的包括：

（1）促使有益于健康的政策出台，或通过改革现有的法规、政策或制度，使之更有益于健康和/或促使现有健康政策的全面落实。

（2）重塑有关健康的公众认知、社会规范和程序。

（3）在现有立法、规范和程序框架下，支持对特定人群的健康有益的条款。

（4）为健康传播活动动员资源（投资）。

三、健康倡导的类型

(一)健康政策倡导

健康政策倡导(policy advocacy)是指影响政策制定者和决策者,在立法、社会、基础设施方面进行改革,改善健康影响因素,包括实施促进社会公平的项目,以及调整预算分配等。例如,为了鼓励公众多参加身体活动,健康教育专业人员通过当地媒体,反复播出缺乏身体活动与慢性病疾病负担的关系及体育健身活动对慢性病预防的好处等方面的信息,营造支持体育健身活动的社会舆论环境,后经与医保管理部门反复沟通,最终通过了允许公众使用医保卡到健身场所刷卡消费的政策。

(二)社区健康倡导

社区是公众共同生活、工作和娱乐的地区或场所,社区健康倡导通过给社区赋权,使其在政策、社会和基础设施方面进行改善。例如,为了减少道路交通意外伤害,通过与社区领导者充分沟通,增加其对交通意外预防工作的重视,主动投入资源,采取措施,改善交通安全标识,增加道路交通信号等。

(三)媒体健康倡导

媒体健康倡导(media health advocacy)是指邀请媒体就某一公众关心的健康议题设置议程,连续、反复播出或刊登,从而引起决策者的注意和重视,最终促成政策改变或出台新的政策。

第二节　健康倡导的主要策略与方法

一、健康教育专业人员在倡导中的作用

作为健康教育专业人员,应及时关注国内外相关领域的政策环境、专业进展以及热点问题,积极思考并付诸实践。

(一)分析与评估

收集整理相关领域的资料,进行综合分析,坚持循证原则,撰写评估报告。

（二）提出倡导建议

从各种复杂的因素中找到行为改变的切入点，提出有针对性和操作性的倡导建议。

（三）实施与评价

熟练运用沟通技巧，与各利益相关方进行沟通；对相关工作人员及目标人群进行培训，承担倡导活动的设计、实施和评价等。

（四）及时总结反馈

对于不断变化的社会和政治环境能够及时做出反应。

二、倡导策略的选择与应用

在健康倡导活动中策略的选择和应用是非常关键的环节。科学合理地选择和应用倡导策略能够提升倡导效率，同时有助于实现倡导目标并产生良好的倡导效果。

（一）成立开发倡导策略的工作组

倡导活动是否成功，在很大程度上取决于倡导策略的有效性和适宜性。而倡导策略的制订，离不开掌握具体情况的各方人员经常性地提供有关信息，为此，有必要成立由了解具体情况的专家和工作人员组成的工作组。

（二）收集和分析与倡导主题有关的资料和信息

如相关的国家法律法规、规章制度、能说明拟倡导主题的重要性和必要性的支持性文件、国内外经验和典型案例等，并对倡导可能面临的困难及原因进行分析。结合现有的健康问题及需求，确定倡导主题，撰写研究报告，说明倡导主题的重要性及实用性。

（三）明确利益相关者

分析可能受益的或可能反对倡导活动的个人、群体、组织或机构，明确可能的推动者或阻碍者。罗列一份能够帮助推进该主题的关键人物、团体、利益相关者、决策者的名单，以及一份反对者名单，并找出个人和团体的站位、观点和关切等。

（四）查找倡导的目标人群最常使用、依靠和最信赖的信息源

如电视、报纸、互联网等大众媒体，专家等。

(五) 明确倡导目标和倡导内容

倡导项目目标分为总体目标和具体目标。总体目标是宏观、长远的努力方向和希望取得的最终结果,如改善健康状况、提高生活质量等。具体目标则是项目要直接解决的问题,要明确、要具体、可测量、可行、可评估。总体目标可分解为各方面、各阶段、各层次的具体目标,具体目标必须为实现总体目标服务。倡导内容包括倡导的目的、意义、预期目标以及对公众健康产生的影响。

(六) 明确传播者

根据倡导目标及内容选择适宜的传播者。传播者可能是意见领袖、专业权威人士、其他有社会影响力的组织、机构或个人等。选择传播者应遵循的原则:

1. **专业性**　来自专业机构。
2. **权威性**　来自权威发布平台或权威机构。
3. **可及性**　就近、方便。
4. **感染力**　信息加工、健康科普能力强,受众欢迎。

(七) 明确实施路径

根据倡导目标及内容选择有效的实施路径,确定倡导的范围、对象、时间、形式等。

(八) 开发倡导活动的实施计划

确定合作团队、任务分配、时间表、监测工具等。确认倡导活动所需要的资源,并编制预算。尽量从多渠道争取资金,保证倡导活动能够按计划开展。

(九) 开发倡导工具,并进行预试验

倡导讯息是倡导策略的关键要素,政策制定者或决策人作为倡导的目标人群,把注意力放在倡导的议题上的时间有限,因此要编制清晰、简洁和具有感染力的讯息,有效地传播讯息,强化讯息,以确保议题能够进入领导者的工作议程。所有倡导讯息都应该进行预试验。采用定性研究方法在一定数量的目标受众中进行预试验,包括个人访谈、专题小组讨论等,以评估倡导讯息内容的完整性、实用性、可接受性等。经过预试验全面收集情况,并对内容进行修改。

(十) 根据倡导计划开展倡导活动

根据倡导计划,做好活动的筹备和落实工作。

1. **建立领导小组**　负责倡导工作的统筹、协调和管理;领导小组下设工作组,负责各项具体工作的实施。

2. **明确责任分工**　明确倡导者和主要合作伙伴的职责和分工,建立沟通、联系、反馈机制。

3. **制订时间表和路线图**　制订活动时间表,明确每项活动的时间、地点、内容和责任人等。

4. **开展活动**　按照倡导计划和活动时间表开展倡导活动,包括向各级人大、政协提交议案或提案,召开新闻发布会、媒体沟通会、专题研讨会,制作和播放公益广告等。

(十一)制订倡导活动的评价计划

如实记录倡导活动引起的变化,为倡导策略和倡导活动方案的及时调整提供参考依据。倡导效果评估一般需要考虑以下问题。

1. 倡导产生了哪些效果? 如何传播这些效果?

2. 如何吸引参与者、工作人员和利益相关者?

3. 多个机构如何有效合作? 倡导是否影响政策的变革?

4. 哪些倡导策略对于政策影响最有效?

5. 如何反馈并改善倡导策略以更有效地影响预期的政策变化?

三、影响倡导对象的因素

倡导对象是倡导活动的目标人群,所有倡导活动的目标都是希望促成倡导对象就某个健康议题做出政策的改变以及行动的实施,倡导对象会受到多种因素的影响,主要包括如下。

(一)领导换届或机构重组等不稳定因素,会使决策者缺乏政治意愿

如果倡导对象正处在任期的最后一年,可能会对倡导的内容采取保守的态度。

(二)缺乏关于项目花费和成本效益方面的证据

倡导对象在不清楚经费支出额度,不掌握是否能够取得理想效益的情况下,很难做出决策。

(三)缺乏该项目功效、有效性和价值的资料

倡导者在向决策者进行倡导时,必须提供科学、可靠和充足的证据,说明

倡导的活动或政策具有良好的效果,会取得很好的社会效益或经济效益。

(四) 决策者之间的意见和看法不一致

对于倡导的政策或行动,不同决策者可能会有不同的态度,在决策者之间的意见无法达成一致的情况下,倡导很难成功。

(五) 不同水平工作人员的压力和低能力

如果倡导对象具有较强的行动的迫切性和工作能力,倡导的政策或行动获得成功的可能性就更大。

(六) 专业部门或监督部门的阻力

例如,根据 WHO 提出的 MPOWER(分别为监测、保护、提供、警示、执行、提高对应的英文首字母)国际控烟策略,控烟工作者通过倡导政府采取增加烟草税,提高烟草价格等措施,以减少公众吸烟,有可能遭遇烟草企业或物价部门的阻力。

(七) 系统要求(如人力资源、商品)

是指倡导对象缺乏或不具备实施倡导的政策或行动的人力资源,如垃圾分类非常有利于环境保护,但对于一个城市来说,实施垃圾分类,需要投入垃圾收集、转运和处理人员,需要投入大笔资金购买设备、建立设施等,这些都是现实的困难。

(八) 抵触性政策

例如,为了减少肥胖,营养专家倡导政府出台减少人们饮用含糖饮料的政策,但为了促进经济增长,商业部门出台了鼓励公众消费饮料的政策。

(九) 文化习俗、社会规范和对改革的抗拒因素

例如,在塞拉利昂,为了控制埃博拉出血热的传播和流行,我国疾病预防控制专家倡导当地政府禁止人们亲吻尸体,但亲吻尸体是当地多年形成的文化习俗,很难改变。

(十) 政策制定者缺乏社会责任感

部分政策制定者在决策时,常常仅从局部利益、短期效益出发,忽视了社会的整体发展和长远利益。关键是要根据项目计划,明确倡导对象以及期望其采取的具体行动,深入挖掘倡导对象真正关心、重视的议题。基于此,进一步规划活动类型,研发倡导工具,以获取倡导对象对重要社会议题的支持。

四、倡导讯息

倡导的讯息是倡导策略的关键要素,在倡导讯息中应明确说明:①你准备倡导什么;②为什么这件事对于决策者或民众很重要;③重视这个议题的益处或积极的影响是什么;④具体的行动要求是什么。

(一) 讯息定制

倡导讯息分为核心讯息和配套讯息。核心讯息是在许多基本讯息的基础之上提炼出来的有效的倡导讯息,是倡导所需的最基本和最重要的信息。配套讯息是根据所倡导事物和对象的特性而定制的,内容相对具体,一般包括行动的具体内容、实施方法及相关问题等。也许核心讯息已经对倡导对象产生了影响,但还没有达到使其行动的地步,这就需要进一步的配套讯息。如面向广大儿童家长发布的关于口服脊髓灰质炎减毒活疫苗糖丸的倡导信息。核心信息:口服脊髓灰质炎减毒活疫苗糖丸可以预防"小儿麻痹症"。配套信息包含:①小儿麻痹症如何发病;②为什么"糖丸"可以预防该病;③"糖丸"使用的方法和注意事项等。

(二) 讯息发展

对倡导能够产生作用的讯息应该具有说服力和权威性,能够打动人心。从权威部门和权威学者得到的信息会产生好的倡导效果。同时,倡导讯息也要注意社会公正和道德方面的要素。有效的倡导迅息必须使科学概念简单化和具体化。如关于吸烟致人死亡的讯息"死于吸烟的人比死于海洛因、咖啡因、酒精等加起来的人还要多"。这个讯息是将流行病学研究的科学数据用社会语言来表述,讯息传达的效果要比仅列举数据更好。

五、倡导沟通技巧

健康教育工作者应该具备良好的人际沟通能力,在倡导活动中,能够尊重对方、善于倾听、善于观察,为有效达到倡导目的而采用说、听、问、答、表情、动作等语言和非语言的方式方法来恰当地传达倡导信息。

(一) 说话技巧

说话技巧的关键在于使用受众能够理解的语言和可接受的方式,向其传递健康倡导信息。具体包括:

1. **使用目标对象熟悉、易懂的语言**　根据受众的身份、文化水平及对健康问题的了解程度,有针对性地进行讲解,尽量用群众语言讲解专业术语。

2. **内容明确,重点突出**　一次谈话紧紧围绕一个主题,避免内容涉及过广。

3. **重要内容适当重复**　在交谈中适当重复重要内容,加强理解和记忆。

4. **使用非语言技巧**　语气和蔼亲切,发音吐字清晰,语速平稳、适中,适当停顿,给对方以提问和思考的机会。

5. **注意观察,及时取得反馈**　交谈过程中注意观察受众的表情、动作等,有助于谈话的深入。

（二）倾听技巧

倾听是通过认真聆听,观察受众的每一个动作、表情,借以洞察说话人的真正用意和情感。具体包括如下。

1. **主动参与,积极反馈**　在听的过程中,姿势稳重,目光注视受众,不断点头、发出"嗯"等声音或作简单应答,以表明关注和理解。

2. **集中精力,克服干扰**　集中注意力,对于环境中的噪声、有人打扰等外界的干扰,要听而不闻。即使偶尔被打断,也要尽快集中注意力。要有意识地排除和克服联想、分心、急于表态等主观上的因素。

3. **认真倾听,适当引导**　不轻易作出判断,不急于表达自己的观点,不轻易打断受众的讲话,要尽可能地多听,但如果对方离题过远或不善于表达,可进行适当引导。

4. **注意观察,捕捉真实信息**　注意观察受众不自觉地以非语言形式表达的内心活动,以体察话外之音。

（三）提问技巧

提问是交流中引导对方、获取信息的重要手段,鼓励受众表达自己的想法,从而获取期望信息。提问方式包括以下五种类型。

1. **封闭式提问**　把所提问题限定在有限的答案中,要求受众作出简短而准确的回答,适用于收集简单的事实性资料。如"是"或"不是","有"或"没有",以及地点、数量等。

2. **开放式提问**　所提问题是没有限定的,引导受众说出个人的认识、想法和态度,以获得更全面、深层次的信息。如"你平常都做哪些运动?"。

3. 探索式提问　在封闭式和开放式提问的基础上,深入了解对方出现某种认识、行为和问题的原因。如"你为什么不愿意就医呢?"。

4. 诱导式提问　在提问中含有暗示和诱导如何回答的内容,以证实自己的想法、猜测。如"你今天感觉好多了吧?"。但在以收集信息为首要目的的活动中,如调查研究、健康咨询等,应避免使用此种方法。

5. 复合式提问　在一句问话中包括了两个或两个以上的问题,常用于了解对方对某一问题的看法、态度,并对问题产生的原因、解决方法等进一步征询意见或建议。如"你认为出现这种情况的原因是什么,应该如何应对?"

(四)反馈技巧

交流过程中,及时、恰当地反馈受众传递的信息,能够使其得到激励和指导,也可使谈话进一步深入。常用的反馈形式有语言反馈和体语反馈。体语反馈是用动作、表情等作出应答。

1. 肯定性反馈　对受众的正确言行表示赞同和支持。人们在表明态度和采取新行为时都希望得到他人的理解和支持。在交谈时适时地使用"对的""很好"等语言,并用点头、微笑等体语来表示肯定,能使受众感到愉快,受到鼓舞而易于接受。在进行健康咨询和行为干预时,运用肯定性反馈尤为重要。

2. 否定性反馈　对受众不正确的言行或存在的问题提出否定性意见。否定性反馈也有一定的技巧,首先要肯定对方好的或者正确的一面,力求心理上的接近;避免直接地予以否定。最好用建议的方式指出问题,使对方保持心理上的平衡,从而易于接受不同意见和建议,敢于正视自己存在的问题,如"看来你很关心自己的健康,不过……"

3. 模糊性反馈　没有明确态度和立场的反应,适用于需要暂时回避某些敏感或难以回答的问题,如"哦,让我想想。"

4. 情感性反馈　对受众表达出来的情感恰当地进行反应。以面部表情、头势等微细动作表示理解和同情,如点头、皱眉。恰当地运用语言技巧及时进行反馈,可鼓励受众坦然地讲出心里话。如受众不安地说:"我真担心我处理不了了……",可以作出以下反应,鼓励对方表达其忧虑,同时表示理解,将其情感反馈回去:"什么事使你这么担心?""看来,这确实挺难处理的……"

(五) 非语言技巧

非语言技巧是指以动作、表情、姿态等非语言形式传递信息的过程。非语言常常是人的心理活动的自然反应。非语言技巧常融合在说话、倾听、提问、反馈等技巧中。

1. 动态体语　通过动作来传递信息。如以点头表示对受众的理解和同情,用手势强调讲述内容的重要性,以注视受众的眼神表明在认真地听。

2. 静态体语　个人的仪表形象如服饰、姿势、体态等,能够显示人的气质、态度及文化修养。衣着整洁大方,举止稳重,易于获得信任。

3. 类语言　在交谈中适时适度地运用语音、语调、节奏以及喉音、笑声等辅助性发音,可有效引起注意,调节气氛。

4. 时空语　遵守预约时间、安静整洁的环境、与对方保持适宜的交流距离,注意谈话双方的相对高度,有利于建立融洽的交流关系。

(六) 会谈策略

在进行面对面的说服性倡导时,需要运用各种有效的管理谈话的技术,主要包括桥接(bridging)、吊挂(hooking)和铺垫(flagging)等。

1. 桥接　是指在谈话时巧妙地从一个议题转向另一个议题的手法,常用的语言包括:"是的,但是……""不是,但是……""我不知道这个问题的答案,但我确实知道……""过去常常是这么回事,但是现在的情况是……"

2. 吊挂　是指从对方引出更多话题的一种技术,常用的语言包括"这仅仅是其中的一种情况……""会不会还有其他的一些问题……"

3. 铺垫　是指为引出自己的话题而就一个情况进行重点说明,如"最重要的一点是……""有件事你应当记得……"

第三节　媒体健康倡导的主要策略与方法

一、媒体健康倡导的概念

媒体倡导是指通过大众新闻媒体引导公众舆论,动员社区中的积极分子影响决策者,从而促使有关政策进行调整或改变的过程。媒体倡导常用新闻媒体作为开展活动的工具或渠道,把关注点从个体责任的层面转向了健康问题的社会和环境层面,旨在促使在健康的社会环境因素方面做出改变,即促使政策制定者和决策者履行对公众所应负有的健康责任。

二、媒体健康倡导的特点

(一) 媒体倡导与教育性和说服性健康传播活动的区别

1. 对象不同　教育性和说服性传播活动强调就有关健康问题向个人进行告知或说服,如向孕妇发放传单,说服她们多吃水果、蔬菜和奶类等。媒体倡导强调对社区积极分子的动员以及对政策制定者的影响,如倡议政府采取措施,降低水果、蔬菜和奶类的价格,提高孕妇购买这些食品的便利性。

2. 目的不同　教育性和说服性健康传播活动强调个人的健康责任,旨在帮助公众履行对自身健康所应负的责任,掌握健康知识和技能,改善行为和生活方式,解决自身健康问题,如在工作场所张贴宣传画,倡导员工合理膳食。媒体倡导强调社会责任,如说服雇主为员工提供低脂膳食。

3. 内容不同　教育性和说服性健康传播活动强调个体层面的行为改变,如用电视公益广告劝阻公众吸烟。媒体倡导强调通过政策改变从而改善健康环境,如调高烟草价格、出台公共场所禁止吸烟以及禁止烟草广告的法律法规。

4. 渠道不同　教育性和说服性健康传播活动运用多种传播方法和渠道。媒体倡导主要运用新闻媒体,甚至付费播出的公益广告。

5. 方式方法不同　教育性和说服性健康传播活动通常采用个体化设计的方法,如通过发放传单鼓励妈妈们食用新鲜的水果,通过张贴宣传画倡导单位员工减少脂肪摄入。媒体倡导主要使用社会/环境设计的方法,如促使政府保证对新鲜水果和蔬菜的供应,并保证价格适中,促使单位管理者在食堂提供低脂食品。

(二) 媒体倡导的优势

由于媒体倡导强调的是促使有关政策进行调整或改变,可能会与既得利益者出现冲突。因此要说服新闻媒体介入,不仅要与媒体建立良好的关系,同时也要激发媒体进行新闻报道的兴趣。与媒体沟通的关键是要找到健康与媒体的共同意义空间,将健康相关议题的意义转化为媒体认可的意义,能拿出有力的证据,会讲故事,向媒体提供专业的支持及信息资料,从而影响媒体的态度以及参与的积极性。媒体倡导的优势主要包括如下。

1. 媒体倡导的议题是公共健康问题。

2. 通过与媒体沟通达成共识,建立有效的传播路径,而非依赖付费商业广告。

3. 一旦形成公共政策,会对公众造成更为持久和广泛的影响。

三、媒体健康倡导的步骤

媒体倡导的步骤主要包括:明确工作目标、确定目标人群、确定倡导讯息、开展倡导活动、全过程管理,以及评估倡导效果等。

(一) 明确工作目标

开展倡导活动前,必须明确工作目标,包括目前所面临的健康问题,出现这些问题的原因,产生的影响,通过出台或实施新政策能够改变现状的证据以及相应的成本等。

(二) 确定目标人群

1. 目标人群分析 目标人群分析是倡导活动的核心,是选择策略、编制核心信息、选择传播渠道的基础,包括:①确定目标人群一般如何做决定,如是出台一项新的政策,还是改革现有政策;②确定对于目标人群来说最重要的是什么;③确定如何才能让目标人群接触到核心信息。

媒体倡导的一级目标人群主要是各级政府官员和政策制定者;二级目标人群是指可对一级目标人群产生重要影响的人,包括专家学者、大学教授、社区中的意见领袖、企业负责人等。媒体可通过设置议程,对这些重要人物产生影响。

2. 目标人群分类 在确定目标人群的基础上,需进一步对目标人群进行细分,以确保倡导活动的针对性和效率,包括:

①社会人口学特征:大多数人的性别、职业、工作地点等;②行为特征:目标人群采纳或支持这些政策的障碍或困难是什么;如果采纳或支持这些政策,他们会得到或失去什么;他们对该政策议题的知识和态度处于什么水平,是支持、反对该议题,还是保持中立;③心理特征:他们所属的机构或社交网

络是什么,获取新闻信息的渠道是什么,个性特点是什么,价值观和信仰是什么,什么事情对于他们来说是最重要的。

收集关于目标人群的信息,最简便的办法是查阅现成的资料,包括民意调查报告、未发表的研究报告等,也可以采用现场观察、关键人物访谈等现场调查法。

（三）确定倡导讯息

确定倡导核心信息和配套信息,倡导信息要有说服力和权威性,能打动人心。

（四）选择传播渠道,实施倡导

选择适宜媒体作为渠道和载体,与媒体进行沟通,开展系列活动。

（五）全过程管理

在媒体倡导活动实施的过程中,还需要进行周密的时间、经费等方面的管理。包括:

1. **时间管理**　严格遵守时间进度。

2. **经费管理**　科学准确的预算、经费资源的动员与合理使用。

3. **资料收集**　文献检索、现场调查。

4. **利益相关方的介入**　邀请各利益相关方,全程参与项目活动。

5. **正确决策**　项目进展过程中,随时面临决策,特别是在关键节点,正确、科学的决策会影响到整个项目的进展。

（六）评估倡导效果

效果评价应贯穿倡导活动的始终,评价倡导项目的实施过程与效果,如开展是否顺利、产生了哪些效果、如何收集反馈信息、及时调整完善倡导策略等,确保倡导活动能够达到预期目标,实现持续改进与优化。

第四节　名人效应与名人倡导

一、名人效应的概念和特点

名人是指具有较大社会影响、较高的知名度、美誉度和公众感召力的政府领导人、社会名流、影视歌星或体育明星、播音主持、网络博主、作家、音乐家、科学家、学术权威人士、医学专家等重要人物,公众普遍存在"慕名心理"和"晕轮效应"心理,名人的服饰打扮、行为习惯、生活方式,甚至是表情和发型都会受到公众的喜欢、模仿,甚至追捧。有的名人周围簇拥着一大批粉丝或追随者,他们的一举一动和每个生活细节都会引来密切关注。

名人效应被普遍应用于商业营销、产品推广、品牌包装等领域,各大企业纷纷邀请影视明星作为形象代言人,使其产品更具亲和力,宣传企业服务理念,改善公共关系,推行企业文化。在健康倡导活动中也可以邀请名人,发挥名人效应,增强健康倡导的效果。

二、名人效应的原理

(一) 心理学原理

名人常常是某一个领域、行业或时尚潮流的优秀人物代表,具有较高的知名度和美誉度,其一举一动更易引起公众的注意。名人会促发"晕轮效应",其行为与生活方式会受到倾慕者的追捧,公众往往受爱屋及乌的心理效应的影响,在接受名人的同时进而接受由名人推荐、使用或喜爱的产品或观念。名人常常会激发公众的模仿心理,一种产品和一位名人多次反复地同时出现,会强化公众的条件反射、暗示和联想心理,使产品或服务与名人紧密地联系在一起,公众在使用产品或服务时,会立即联想到自己喜欢或崇拜的名人。对名人的喜欢、信任甚至模仿,会转移到对产品的喜欢、信任和模仿。

(二) 社会学原理

名人往往被赋予美好的社会价值导向,对公众往往会产生"催眠"作用,容易引起盲从,其所代言的产品、服务,其说的话,发表的言论,也容易被社会公众所认同。名人的榜样作用会使公众把其作为自我实现的重要参考符号,从而使名人的一举一动被广泛效仿。美国心理学家曾做过一个有趣的实验:在给大学心理系学生讲课时,向学生介绍说聘请到举世闻名的化学家,然后这位化学家说,"他发现了一种新的化学物质,这种物质具有强烈的气味,但对人体无害,在这里只是想测一下大家的嗅觉。"接着打开瓶盖,过了一会儿,他要求闻到气味的同学举手,不少同学举了手。但实际上,这只瓶子里只不过是蒸馏水,"化学家"也只是从外校请来的德语教师。

（三）传播学原理

创新扩散理论认为,意见领袖对信息具有"过滤作用",公众行为的发生、发展或转变最终要受到意见领袖对信息的二次传播的影响,名人往往也是"意见领袖",从而影响公众的观念、行为和生活方式。

三、如何利用名人效应开展健康倡导

利用名人效应开展健康倡导的方式包括如下。

（一）关键信息通过名人之口说出来

利用名人"意见领袖"的作用,可大大提高健康信息的认同感和说服力,对公众的态度、观念和行为产生显著影响。

（二）倡导材料中出现名人的形象

在倡导材料中出现名人的形象,利用公众对名人的钟爱,可显著增加倡导材料的情感属性,更好地打动公众。

（三）邀请名人在倡导材料上亲笔签名

有名人亲笔签名的材料会被社会赋予额外价值,除了其传播知识和信息的实用属性外,增加了审美和情感属性,读者不但会对倡导材料中的内容格外看重,对材料的保存也会格外小心。

（四）邀请名人出现在倡导活动现场

邀请名人出席以健康为主题的倡导活动,会显著增加活动的影响力和公众关注度。

（五）邀请名人示范某种健康行为

邀请名人进行行为示范会起到显著的倡导效果,如名人戒烟、参加体育锻炼等。

四、应用名人效应的注意事项

尽管名人效应效果显著,但也并非完美无缺,有很多需要注意的方面。

（一）应尽量邀请具有"正面"形象的名人

公众习惯上把名人标签化,使之代表不同的价值。一些央视主持人在公众的心目中常常是严肃认真、仗义执言、针砭时弊的形象,可较好地促进内容严肃的健康倡导活动的说服力。一些明星是美丽、善良、健康、成熟、稳重形象的代表,邀请他们参加促进身体活动为内容的健康倡导活动会取得较好的效果。而幽默滑稽的公众形象用于严肃话题的健康倡导活动,会降低活动的说服力。

(二) 邀请的名人应与倡导的内容相关

邀请的名人如果与倡导活动的内容无关或关系不大,多少会有一些"拉郎配"的感觉,反而不利于倡导的效果。邀请一个身体发胖、很少参加体育健身活动的名人参加健康倡导活动,不会增加多少传播效果。

(三) 健康倡导活动应有明确的诉求点

在倡导活动过程中,如果没有一个强有力的诉求点,公众的注意力很容易转移到名人身上,导致只记住名人而忽略倡导活动的过程和内容的现象出现,公众会完全被名人的风采吸引而忽略了倡导活动本身。如某知名健身网红受邀参加某推广健康饮食理念的健康倡导活动,主办方原本期望通过此次活动使公众了解并重视健康饮食,由于缺少核心诉求点,使得公众的注意力被健身网红的个人魅力吸引,从而忽视了活动真正想要传达的健康倡导信息,最终导致活动效果大打折扣。在健康倡导活动中,确定什么诉求点,邀请名人发挥什么作用,应科学、合理地计划和安排。

第十三章
社会动员

"社会动员"最早由美国学者卡尔·多伊奇提出,"动员"最早出现于军事领域,即发动一切力量做好人力、财力、物力等方面的组织与筹备,争取战争的胜利。我国历史上有名的大泽乡起义,因陈胜、吴广等人不能如期到达渔阳戍边,恐遭杀头之罪,在饱受秦朝统治之苦的情况下,利用"鱼腹丹书,篝火狐鸣"等制造神秘现象传播起义信息,动员戍卒们起义反抗,他们假冒公子扶苏和楚将项燕之名,喊出"王侯将相宁有种乎"的口号,以"伐无道,诛暴秦"为目标,起义很快得到民众的响应。在这里,我们不讨论大泽乡起义的结果如何,但是我们可以看到基于战争的动员需要时代的背景、引领者、"造势"、合适的媒介、有效的信息流、形成共识等。随着经济社会的发展和现代化进程的推进,"动员"的概念已逐步延伸,"社会动员"作为其中一个研究领域,国内外不同学者从不同研究领域进行阐述,认为是政治、经济、社会发展的产物和必然手段。

1990年9月召开的联合国世界儿童问题首脑会议正式将"社会动员"引入卫生领域,认为只有通过动员社会各部门力量,在保护儿童方面才能取得巨大进步。关于人类健康问题,涉及的原因也往往是多层次、多方面的,解决问题的对策也是多角度的,只有动员社会各方面力量,才能达到目标。社会动员是社会积极发展的促成因素,也贯穿于健康科普活动的全过程。本章将介绍社会动员的概念和意义、社会动员的流程、社会动员的具体方法、社会动员与健康科普等。

第一节 社会动员的概念和意义

一、社会动员的概念

社会动员(social mobilization)是一项动员人民群众广泛参与,依靠自己的力量,实现特定的社会发展目标的群众性运动,是一个寻求社会变革与发展的过程。它以人民群众的共同需求为基础,以最广泛的社区参与为原则,以自我完善为手段。简而言之,社会动员就是动员社会成员共同努力、积极行动实现共同的社会目标的过程。

二、开展社会动员的意义

社会动员是现代化社会发展的助推器,表现为一种影响力,推动着社会上各项事业发展的同时,对人群思维方式、价值观念等也产生着深刻的影响。社会动员作为一种工作方法,为完成某个时期的任务或实现特定目标而进行的倡导、号召等传播活动、社区活动、资源筹集等,目的在于促进决策层、操作管理层和行动层的广泛参与。无论是人类社会的历史变迁,还是人类在应对严重急性呼吸综合征(SARS)、新冠病毒感染等新发传染疾病流行以及慢性病防治上,社会动员在促进人群健康目标的实现上都发挥着重要作用。社会动员有以下几个方面的意义。

(一) 社会动员是实现社会发展目标的主要策略之一

任何人类社会发展目标都会受诸多因素影响,涉及社会各行业、各部门,不可能由单个人、独立的系统或机构来完成,需要动员社会各界的力量,共同做出努力。

(二) 社会动员可以广泛影响和促进人群健康

社会动员是影响公众的健康理念,促进健康知识与技能有效传播,践行健康行为的措施之一。社区参与是实施卫生与健康工作的基本原则,只有最广泛地动员一切可以利用的资源,才能有助于实现特定的健康目标。

（三）社会动员对行动的成功至关重要

社会动员的本质即赋权，对某一行动的成功至关重要，能够唤醒社会对共同问题的认识，从而确定共同的发展目标，以及共同的解决方案，实现并共享社会发展成就。

（四）社会动员促使公众获得公平地享有社会资源的机会

社会动员促使不同社会阶层、性别、民族、宗教信仰的公众具有公平地享有社会资源的机会。

（五）社会动员可整合各方资源

社会动员可以整合个人和社区的各方资源，形成促进健康的合作伙伴，会产生强大的动力，同时会促使公众为了实现共同的健康目标而持续地采取行动。

第二节　社会动员的流程

一、社会动员的基本要素

社会动员的基本要素包括动员目标、动员对象和动员方法。

（一）动员目标

社会动员的目标是实施社会动员所要实现的社会发展目标，如健康科普工作动员目标是使公众掌握基本的健康知识与技能，实行健康的生活方式与行为，促进公众健康素养水平提升，最终提高公众健康水平。

（二）动员对象

确定动员目标后，就需要进一步明确实现动员目标涉及的人群，即动员对象。大致可以分为五类：决策者、行政和技术工作者、社会组织、社区组织、家庭和个人。

（三）动员方法

常用的动员方法包括信息传播、社会行动、社会营销等（将在本章第三节详细介绍）。在健康科普工作中社会动员的过程就是选择适宜的动员方法，促使所有相关的社会力量建立对话机制，形成有效的关系网络，促成持续开展健康科普活动,实现健康知识有效普及,提升公众健康素养水平和健康水平,助力健康中国建设。健康知识普及行动是健康中国行动提出的十五大行动之一,且位于首位,表明健康科普工作在健康中国建设过程中十分重要,需要动员不同的对象发挥作用。

1. **决策者** 即政策制定者。决策者要作出有利于特定目标实现的决策,并在领导层面达成共识,作出与决策相关的资源配置和有效运行的相关承诺。在我国卫生健康事业取得长足发展,公众生活方式和疾病谱发生较大变化的情况下,按照党的十八届五中全会战略部署,2016 年 10 月 25 日中共中央、国务院印发《"健康中国 2030" 规划纲要》,提出了健康中国建设的目标和任务,强化健康科普的作用,明确提出普及健康生活、塑造自主自律的健康行为。党的十九大作出实施健康中国战略的重大决策部署,强调坚持预防为主,倡导健康文明生活方式,预防控制重大疾病。党的二十大更是对健康中国建设提出了明确要求和规划,强调了人民健康是民族昌盛和国家富强的重要标志。

2. **行政和技术有关部门工作者** 任何政策的实施都离不开相应的支持系统,包含技术干部、行政干部及对应服务部门的专业技术人员,每个群体都在其中扮演自己独特的角色,要制订自己的工作计划并且实施。为了有效推动健康中国建设工作的开展,2019 年健康中国行动推进委员会印发《健康中国行动(2019—2030 年)》及相应的考核方案,明确提出构建健康科普知识发布和传播机制,医务人员掌握与岗位相适应的健康科普知识,并在诊疗过程中主动提供指导。各级卫生健康行政部门结合国家政策要求及具体工作实际,制定健康科普工作实施的具体政策和要求,如建立并完善健康科普专家库和资源库等;医疗卫生机构为卫生健康行政部门政策目标的实施提供相应技术支持,如进一步明确实施管理办法和考核评价标准,并结合全国或各省健康科普工作开展的实际情况针对不同人群开展培训,建议将健康科普工作纳入医疗卫生人员职称评定办法等。目前国家层面建立了健康科普资源库,各省建立了省级健康科普专家库,但在市县层面,还需要进一步开展社会动员工作,在国家和省级工作要求的基础上,开展具有地方特色的健康科普工作。

3. **非政府组织的社会团体和机构** 是社会动员的组织工作基础,对于产生社会共同行动至关重要,包含商业、企业、专业、宗教等社会团体和机构。这些团体和机构人员在政府和社区的合作中扮演着沟通、调和的角色,能使合作机制正常、高效运行。在健康科普工作中,广播、电视、短视频、手机通信软件、有声读物及载体等发挥着极其重要的作用,促进健康科普知识多元化呈现,满足不同类型人群的健康知识需求。如与医疗、健康相关的协会参与了健康知识讲座、科普作品制作、评比及科普专家沟通交流等。随着对健康相关科普工作要求进一步提高,还需进一步动员非政府组织的社会团体和机构从更多维度参与健康科普工作中。

4. 社区、学校等基层组织 社区在保证计划实施和促进群众参与方面发挥着重要作用。社区具有相对的独立性,其所辖范围内的学校等其他基层组织,在将各项目标转化为社会行动方面发挥着很关键的作用。开展健康科普的目的是向广大人民群众传播健康知识,促使其接受、理解、运用健康知识维护和促进自身健康。我国地域广阔,在不同地区、不同人群之间,健康状况、健康知识普及和运用存在很大差异,需要在基层组织中开展更为充分的社会动员。

5. 家庭和个人 每个人是自己健康的第一责任人,对家庭和社会都负有健康责任。随着以上各类人群的积极参与,尤其是社区的增权,在技术条件具备、资源得到有效保障的情况下,人群就有可能积极行动起来。社会动员侧重于对个人行为的影响。开展健康科普的目的是使人群受益,家庭和个人是组成人群的基础,他们会依据所获得的信息,在促进自身健康方面作出自主选择。

二、社会动员的步骤

(一) 明确目标和内容

社会动员作为一种工作方法,最终实现在某一群体或组织中进行社会发动。开展社会动员前,必须明确此次社会动员的目标是什么,内容是什么,最终将要达到什么目的。首先要做的是开展需求评估或社区诊断,有的学者提出情景分析,常用指导理论为格林模式(Precede-Proceed model);即通过文献查阅、专题访谈、关键人物咨询、专项调查等找出目前共同面临、急需解决的问题,导致出现这些问题的原因,特别是哪些人和机构的行为所引起的以及这些行为受到哪些社会、文化、政治和物质因素影响等。如为了降低交通事故导致的致残、致死情况的发生,针对这一问题开展社会动员,首先要评估主要的交通事故有哪些,主要原因是什么,哪些是客观环境条件造成的,哪些是人为行为或认知因素导致的等等,以便进一步明确动员对象(图13-1)。

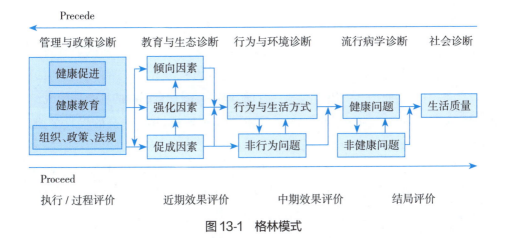

图 13-1　格林模式

(二) 确定动员对象

社会动员工作的开展需要动员者和动员对象。动员者扮演催化剂的角色,其主要职责发现、培育战略合作伙伴,及时为他们提供准确、有用的信息,动员鼓励他们采取行动。动员对象是政策的制定者,项目的参与、组织、实施者。根据社会动员的目标和所要达到的目的不同,要选择合适的动员对象,有针对性地开展社会动员工作。

1. 针对决策者、领导者的政治动员　目的是争取从政策上给予项目或活动的支持,保证提供必需的物质资源,促进制定必要的方针、政策,加强倡导、领导与社会协调,创建支持性环境。一个能够成功进行政治动员的人应具有以下特征:①具有一定的社会成就,在多个社会部门中具有影响力;②被政府机构支持、认可的非政府工作人员;③与政治领导人可以取得联系;④媒体公众人物;⑤具有良好的社会公信力;⑥对某一领域问题能够科学地、客观地分析,并提出解决的办法;⑦容易与其他机构结成联盟;⑧能成为某一领域的先行者。

2. 针对专业技术人员的社会动员　目的是加强对该部分人员的引导、

培训,提高其专业技术水平,明确其职责与任务,促使其在教育、引导公众方面发挥重要作用。比如医疗卫生专业技术人员,他们是卫生服务的提供者,其能力水平不仅直接影响到能否使更多的公众享有高质量的卫生保健服务,同时在与公众的接触中,他们的言行在很大程度上影响着公众的健康意识和健康行为。

3. 针对关键人物的社会动员　最为常见的便是意见领袖,他们是社会动员的重要对象,是大众中具有重要影响力的人,且容易接受新的观点和理念。他们的观念和言行举止往往是某一人群的模仿对象。还有一些"拥护者",他们自觉拥护某一决策或某一行动,他们可能来自不同的社会部门或组织,这些人在自己的领域或群体中,承担着重要职责,具有较高的权威性,他们的参与对周围人及社区成员都具有显著的影响。他们在社区中具有一定的威望,且一直受到广泛的尊重,并且过去曾经参与过有益的社会活动或项目,在自己的领域或群体中有积极的影响,能够努力履行自己的承诺并完成相应的职责,并且愿意为公益活动做出自己的贡献,有服务意识。

(三) 建立关系,达成共识

社会动员最终目的是要激发社会成员自动自觉学习某一知识并采取某一行动。故在开展社会动员时,必须要与动员对象建立良好的互动关系,能够相互信赖,共同分析需求或存在的问题,帮助他们合理制订计划,并提出有效的策略和解决方法,支持他们采取行动。

建立关系的重要合作对象称为重要合作伙伴,为了促成合作,达成共识,与重要合作伙伴接触时,务必强调社会动员的目标是为了实现共同利益,尽量避免谈论一些与伙伴单位不相关的事情,站在对方利益的角度,随时吸纳不同的想法或建议。必要时可以选择某一时间、地点,召开非正式的会议,但是参会人员应该是社会动员的关键人物,会议的内容尽可能是大家的共同兴趣点,能够在参会人员中引起共鸣,会议尽量是参与式的,鼓励参会人员积极讨论,提出问题,并说出自己的真实想法。与会人员承诺愿意根据社会动员的目标尽快采取措施是召开会议取得成功的标志。

(四) 鼓励参与

所有相关人员应积极参与到发现问题、提出问题、解决问题的每一阶段中,要确保所有利益相关人员都被动员起来并采取行动,为实现共同的目标而作出改变。社会动员取得成功的关键是社区层面和个人的参与,在与社区或人群建立良好的关系后,务必要立即鼓励他们参与,要帮助他们发现和分析自身存在或面对的问题,并寻求解决问题的方法,对采取的行动进行过程及结果评价。

第三节　社会动员的具体方法

一、健康传播学理论与方法

社会动员是通过信息的传递与交流实现的,针对不同的动员对象可以选择不同的传播模式与方法,如针对大众或者个人及家庭的动员采用大众传播更为适用,可以在相对较短的时间内向广大人群普及项目的意义、内容等。健康传播是指通过各种渠道,运用各种传播媒体和方法,为维护和促进人类健康而收集、制作、传递、分享健康信息的过程,应用传播学的理论与方法告知、影响、激励公众,促使个人和群体掌握信息与知识、转变态度,作出决定并采纳有利于健康行为的活动。

(一) 健康传播模式

常用的传播模式有以下两种。

1. 拉斯韦尔五因素传播模式清晰地展示了传播过程与传播要素

(1) 传播者:传播行为的发起者,在信息传播中传播者可以是个人,也可以是群体、组织或传播机构。

(2) 信息:传播者所传递的内容。

(3) 传播媒体或传播渠道:信息的载体,是连接传播者与受传者的纽带。包括报告、咨询、培训等;平面形式的宣传单、折页、报纸、书籍、照片、海报等;媒体形式的广播、电视、短视频等。

(4) 受传者或受众:传播者的作用对象,信息的接受者,可以是个人、群体或组织。

(5) 传播效果:传播内容对受传者产生的影响和作用,在接受传播信息后,在知识、态度、行为等方面发生的变化(图 13-2)。

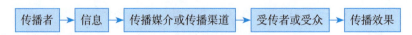

图 13-2　拉斯韦尔五因素传播模式

2. 施拉姆大众传播模式,强调信息传播的双向性　认为大众传播媒介在获取或接到信息源发出的信息后,信息会被整理加工,受传者在接受信息的同时,也会传播该信息,同时信息会再次得到加工,也会向传播者反馈信息(图 13-3)。

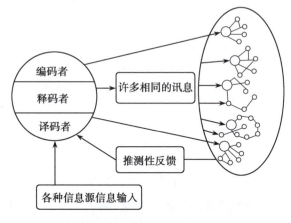

图 13-3　施拉姆大众传播模式

(二)健康传播常用的方法

1. 人际传播　人际传播又称亲身传播、人际交流,是指个人与个人、个人与多人之间进行的直接的信息交流。是社会生活中最常见、最直观的传播形式,包含咨询、交谈或个人访谈、劝服及指导等,社会动员工作使用较多的为交谈或个人访谈及劝服。

采用人际传播时要掌握以下基本技巧。

(1)谈话方面:内容要明确,有重点,语速适中,语调平稳,把握好谈话内容的深度,重要内容可以适当的重复,同时注意观察,及时取得反馈。选择能让受传者领悟的语言,提供适宜需要的信息。

(2)倾听方面:要集中精力,克服干扰,充分听取对方讲话,主动参与,给予积极反馈。通过有意识地听清每一个字句,观察和了解每一句表达,深层次了解其含义和感情。

(3)提问方面:提问的方式往往比问的内容更为重要,收集简明的事实性材料,要注意采用限定答案的封闭式提问;在想进一步了解受众的感觉、认知、态度和想法时,尽量采用开放式提问;在探究存在问题及问题产生的原因时,可采用探索式提问;如暗示受众某一现象或问题时可以采用倾向性或诱导性提问;避免复合式提问,即所说的一句话中包含两个及两个以上的问题。

（4）反馈方面：明确赞同和支持的观点要给予肯定性反馈，不正确的言行或谈论内容存在问题时要给予否定式反馈，当受众态度或立场不明确时要给予模糊性反馈。

（5）非语言方面：注意表情、语音、语调、眼神、动作及姿态等传递的信息。

2. 群体传播　又称小组传播，是群体成员之间进行的直接的信息交流活动，信息交流较为充分，反馈较为及时，能够形成群体意识和群体规范。群体中的"意见领袖"对群体成员的认知和行为的改变往往具有榜样和引导作用，是开展社会动员活动的切入者。利用群体形式的信息传播，可以收集到有效的信息，通过交流经验、互动学习也能够进一步传递信息，在促进态度和行为改变方面也有积极的作用。

3. 大众传播　大众传播是指专业化的传媒组织或传播机构运用先进的传播技术和产业化手段，以社会大众为对象进行的大规模信息生产和传播活动。大众传播所传播的信息公开，信息量大，有专业的传播机构，且传播速度快，受众广泛。开展大众传播需要周密地设计和策划，有相应的传播策略和方案，要明确传播主题、内容和目标，选择合适的媒介，注意资源整合，与媒体建立长期、稳定的工作关系。

4. 组织传播　组织传播是以组织为主体进行的有一定规模的信息传播活动，包含组织内传播和组织外传播。组织传播目的性明确，信息流动是沿着组织的结构进行的，信息流动和反馈具有一定的强制性，能够促成内外协调、指挥管理、决策应变和形成合力。组织内传播是机构或系统内部的信息传播，如印发红头文件、进行工作汇报以及同级间相互沟通交流等。就社会动员工作而言，组织外传播可能应用更为广泛，包含日常公关活动，如公关宣传、公益广告等；再有应对突发公共卫生事件中的危机沟通。

在开展社会动员工作时，选择哪种信息传播方式需要对动员对象的特征和需求综合分析后决定，很多时候一种传播方式不能够满足需要，需要综合多种传播方式，但是一定要确保信息交流的针对性和有效性。针对领导层面的社会动员，可以选择人际传播，对其进行倡导和游说。倡导和游说是向政府领导人、制定政策的人、大众传媒负责人等陈述项目实施的意义，争取他们的支持，给予制定政策、资源配置、信息传播等帮助，出台相应法律法规。倡导与游说需要执行者熟悉政治、行政、立法的运行机制和具有良好的人际交流技巧及传递信息的通道,促成决策层自主决定支持项目。针对行政、专业技术人员及非政府组织等的社会动员,可以采用组织传播的方式。

二、社会营销理论与方法

社会动员是为实现某一特定的目标,需要将社会发动转化为公众的积极主动参与。应用社会营销学理论与方法对决策者、关键人物进行社会动员更有利于项目目标的实现。

社会营销是使用市场营销的原理与技术来影响目标受众,使他们为了个人、群体或整个社会的利益而接受、拒绝、调整或者放弃某种行为。社会营销着眼于个体或群体行为的改变,有利于社会的新理念被受众主动接受,可以有效提高行为变革的效率和效果,更好地满足社会公众的不同需求。

应用社会营销理论进行社会动员,可以按照以下步骤进行。

(一) 分析环境

采用SWOT分析法,即对内部环境优势(strength)及弱势(weakness),外部环境的机遇(opportunity)及可能面对的威胁(threat)进行分析与评价,系统回顾和评价环境的过去与现状,开展社会调研,发掘存在的突出问题及可行的方法,同时界定此问题的主要市场,以发挥优势,规避或改善劣势,及时抓住外部机遇,做好应对潜在威胁的准备。

(二) 选择和分析目标对象

根据所谓"消费者"的需求差异,寻求最合适的方法细分"市场",实现对"市场"全面、细致的覆盖,结合成本-效益原则,提供的"产品"或服务能够满足不同层级"市场"的需求。依据市场规模、问题严重程度等,确定目标对象,并分析目标对象的知识背景、行为方式、个性特征、价值观、需求状况及所持有的信念等。同时细致分析"竞争者",即所要达到目标的阻碍因素。应用社会营销理论深入研究目标对象和竞争者,能够促进形成更为合理,更有针对性的社会动员策略。

(三) 确立预定达到的目标

此阶段的目标为初步目标,是可衡量、具体和可实现的,其评价应包含时间(when)、目标对象(who)、项目行为(what)、作出什么改变或者说改变的幅度(how much)。要随着计划实施,结合实际对目标不断作出调整、完善。

(四) 设计"4P"组合

4P 营销理论被归结为四个基本策略的组合,即产品(product)、价格(price)、推广(promotion)、渠道(place)。

1. 产品　通过实地调研、查阅文献、研究报告及深入访谈方式等分析想要目标对象"买"的东西。对于产品的提供方即动员者提供的思路或者方法,能够满足目标对象的需求,还要具备一定的吸引力,要将"产品"与它为目标对象带来的潜在收益联系起来。

2. 价格　价格对人们选择产品起着十分重要的作用,是目标对象接受某种行为或者要求而必须付出的成本或者代价。从社会动员角度来讲,要么降低预期结果,要么提升实际收益,促使目标对象愿意作出行动。

3. 推广　即社会动员策略和手段,内容是什么,渠道是什么,如何呈现活动内容,通过哪种渠道传递给目标对象,以激发其意愿。

4. 渠道　要结合实际情况,判断是选择固定的场所还是选择媒体开展社会动员。

从活动的启动开始,研究与评价应贯穿于整个计划制定和实施的过程,分析评价每一环节出现的问题,并及时给予调整。

对于健康科普工作的社会动员,可以将科普涉及的知识、技能及行为等作为产品,在健康中国建设的大背景下,详细划分目标对象,通过媒体传播、组织活动等形式进行推广,动员人群学习知识,掌握技能或改变某一健康行为。

三、行为改变的理论与方法

任何项目的实施,最终的落脚点都在行为,社会动员也不例外,促使某一人群实现某种行为,为此支撑的便是行为改变的相关理论。在这里主要介绍三类行为改变理论。

(一) 人际水平的行为改变理论——社会认知理论

社会认知理论是解释行为改变的认知、情感和行为本身之间相互影响的理论模型。认为行为改变是环境、人和行为三者之间相互作用的结果;其中,环境是指影响行为的外部环境,包括社会环境(如家庭成员、亲朋好友、同事等)和物质环境(居住状况、工作条件等)。在健康知识普及方面,如果每个家庭中有一个人能够学习健康知识并用于日常生活中,就能带动家庭其他成员学习并应用健康知识。

按照社会认知理论,针对某一行为的社会动员活动能否完成,主要受以下因素影响。

1. 环境 即影响人们行为的外在因素,如政策要求、环境支持、社区先锋的活动。

2. 情境 即人们对环境的主观心理感受。存在的问题是否已经影响了主观心理感受。

3. 行为能力 实施某种行为的知识与技能。如动员基层医务人员开展文字类科普创作,在他们原有的知识储备的基础上,对他们进行健康传播技巧、版面设计及语言等方面的培训,将会取得较好的效果。

4. 期望 对行为结果产生的心理预期。

5. 效能预期 即一个人是否有能力实施某种行为的心理预期,开展社会动员时目标应该适宜,促使目标人群对某一行为充满自信。

6. 自我控制 即人们为达到某一目标行为的自我调节。

7. 强化 提供外部激励,促使人们践行某一行为。

8. 自我效能 即一个人实施某一特定行为的自信心。包含动员者和动员对象两个方面。

应用社会认知理论开展社会动员时,要注重个人、行为与环境的交互作用,并注重提高动员对象的自我效能。

(二) 群体行为改变理论

1. 创新扩散理论 创新扩散是指一项新事物(新理论、新方法、新技术)通过一定的传播渠道在社区或某个人群内扩散,并逐步被了解和采纳的过程。有效的扩散不仅涉及创新在个体水平上的播散,还涉及不同场所中实施不同策略。健康科普内容涉及方方面面,如新的疫苗,新的行为等在人群中推广,应用该理论进行人群动员非常适宜。

(1) 创新扩散理论的四个要素

1) 创新:包含新观念、新政策、新实践或新物品(新产品)。就社会动员工作而言,创新应该具有价值,才能被接受、推广。

2) 传播渠道:包含大众传播媒体和人际关系渠道。相对于其他传播而言,创新的内容具有新奇性和不确定性,故要考虑重要性、影响面、急迫性、可利用资源及成本大小等综合衡量选择哪种传播渠道。

3) 时间:创新扩散是一个过程,需要时间,时间影响着个体创新的决策过程,同时影响创新扩散的速度和模式。个体对创新内容的接受包含对创新的认知、劝说、决策、实施和确认等五个步骤。

4) 社会系统:即创新扩散的范围,是一组面临共同问题,有着同一目标,相互联系的单位。社会系统中的结构、规则及其中的舆论领袖在创新扩散中具有重要的作用,也是社会动员工作应该着重考虑的问题。

(2) 创新扩散的过程

1) 创新的形成:是人们为了某一目标,运用已知的信息和条件,突破常规,发现或产生某种新颖、独特的有价值的新事物、新思想等,并进一步发展成成型的产品或策略。

2) 创新决策过程:是指个体或群体从知道这一创新,对这一创新形成一种态度,决定采纳、实施使用该创新,并确认自己决定的过程。

使用创新扩散理论开展社会动员工作,一定要确保创新的价值性,选择适宜的传播渠道,在有限的时间内,促使目标人群对创新进行决策。

2. 社区与组织机构改变理论 社区与组织改变理论解释了社会或组织机构如何创立新的目标、项目、技术和观点的过程。该理论认为任何改革和创新都要经历一系列的步骤或者阶段,并且在每个阶段都要有一套完整的策略,这也就需要对每个工作阶段进行准确的评估。增权是社区组织实施的核心概念,通过增权可以提高个体自我意识,增加社会资源,及实现对社会决策的影响等。社区参与是社区组织实施的中心原则,也是社会动员工作的重要手段。常见的形式有社区组织、网络与联盟建设等。

应用社区与组织机构改变理论进行社会动员的实施步骤。

(1) 寻找与即将动员的工作相关的社区问题,并在社区组织层面寻求问题的"创始者",即首先发现并提出问题的人。最好是社区、组织内部人员。

(2) 进入社区或组织:在充分了解目标社区或组织文化习俗等情况下,积极寻求"守门人"。

(3) 对社区或组织进行评估,寻求可利用的资源,包含主要资源、次要资源及潜在资源。

（4）组织动员：从对存在问题或即将推广的项目比较关心，或者感兴趣的人入手，并及时找出领导者，动员更多的人参与其中。

（5）执行相应的工作计划，开展社会行动，并做好评价。可以采用有动员大会、媒体报道、技术培训、参观考察、传播与教育活动、示范建设、检查评比、总结推广等。

第四节　社会动员与健康科普

在公共卫生领域，健康知识的普及与公众行为的改变往往依赖于两大核心策略：社会动员与健康科普。前者通过整合多方资源形成合力，后者以科学传播消除认知壁垒，二者相辅相成，共同促进公众学习健康知识，践行健康行为，最终促进人群健康素养水平的提升。

社会动员通过组织化手段调动政府、社区、媒体、企业等多元主体，形成共同目标下的集体行动（如爱国卫生运动），搭建全社会参与的健康促进网络。健康科普将医学相关知识转化为公众可理解、易操作的信息，帮助公众理解疾病预防、治疗、健康生活方式与行为及应急技能等内容。社会动员为健康科普提供传播渠道和资源支持（如社区活动、媒体合作），社会动员可扩大健康科普覆盖范围、提高内容可信度，特别是在存在宗教、文化差异的地区，社会动员可提高健康科普的效果。健康科普对社会动员的内容、传播技术、行为转化等方面赋能，为社会动员提供内容基础，增强公众参与的主动性和有效性。二者的深度融合，是构建"全民健康"社会的关键路径。未来需进一步打破部门壁垒，以科学为根基、以人为中心，通过创新传播和持续动员，实现健康公平与可持续发展。

案例：某地在防控呼吸道传染病健康知识普及行动中的社会动员

呼吸道传染病呈现季节性高发、人群普遍易感、隐性感染者传播、多病原体叠加和病原体易发生变异等特点，易于在人群中流行，并可能引起老年人、婴幼儿、慢性病患者及免疫力低下者易发展为重型/危重型病例而威胁生命。某地以防控呼吸道传染病为重点，计划在辖区范围内开展健康知识普及行动。拟动员全社会参与防控呼吸道传染病科普传播，广泛普及健康知识，推行勤洗手、戴口罩、常通风等健康的行为与生活方式。设立目标如下：

知识普及方面：当地居民对"科学佩戴口罩""疫苗接种重要性""家庭消毒方法"及"正确洗手"等核心知识知晓率提升 20% 以上；

行为改变方面：提升重点场所(学校、商场、公共交通)防控措施落实率，学校(托幼机构)晨(午)检制度达到 100%；

社会参与方面：培育 500 名社区健康宣传员，形成可持续的健康教育网络。

一、构建社会动员网络

成立由政府卫生健康行政部门牵头，整合医院、疾病预防控制中心、社区、学校、企业、媒体、公益组织等力量，明确分工与资源调配机制的社会动员网络，并进一步辐射到个人及家庭。

二、社会动员对象及具体工作内容

综合利用健康传播与行为干预理论，动员该地全民参与防控呼吸道传染病知识的学习与实践。

(一) 卫生健康行政部门及专业机构

结合国家传染病监测预警系统监测预警结果，通过横、纵向比较，及时发布预警信息，在全社会引起重视。开发、制作公益传播材料、海报、科普视频等，在公交地铁站张贴，商圈 LED 屏循环播放。面向社会开展公益健康讲座。充分利用信息化、数字化手段，研发知识学习、答题等平台，内置知识问答、风险自测、疫苗接种地图等功能，结合 4P 理论，将其作为产品，利用社会动员网络向公众推广，引导人群广泛参与，并通过积分制、礼品兑换等方式确保活动可持续。

(二) 托幼、学校、企业等

联合教育部门培训学校(托幼机构)的校医(班主任)等，将防控呼吸道传染病相关知识纳入生物课、班会和课外实践等内容，严格落实入校(园)晨、午检制度。推进在校学生疫苗接种工作。鼓励家校联合开发、制作防控呼吸道传染病科普作品，并将此活动融入学生健康成长实践中。

推进在大型工厂、写字楼设立健康角。引导职业人群关注权威卫生健康官方网站、微信公众号等阅读科普信息,并参与卫生健康部门或专业机构组织的线上线下公益健康讲座等。严格落实公共(工作)场所通风、消毒等措施。推进职业人群自觉践行正确洗手、佩戴口罩、咳嗽礼仪等行为。

(三) 非政府团体组织

各行业主管部门引导非政府团体组织参与防控呼吸道传染病科普行动,鼓励创作、传播科普作品。鼓励非政府团体组织与短视频平台等联合发起科普作品征集、评选等活动,并通过表彰、政府部门官方账号转发等方式,给予肯定。建立社会组织扶持等机制。

(四) 基层组织

动员社区网格员,开展"敲门行动",入户发放宣传手册或折页,并针对独居老人、慢性病患者等重点人群进行疫苗接种、日常防控等知识的面对面讲解。

利用社区卫生服务中心/乡镇卫生院健康宣传器材等张贴、摆放、播放防控呼吸道传染病科普材料。播放飞沫传播的视频或现场模拟实验等直观展示戴口罩与不戴口罩的防控效果差异,吸引居民参与互动。

培育健康宣讲员,为农贸市场、建筑工地等流动人口免费提供科普手册和海报,提供必要的知识讲解;与乡村医生联合开展农村地区健康讲座,并充分利用广播播放防控呼吸道传染病科普知识。

(五) 个人和家庭

动员个人做好自身健康第一责任人,引导关注权威科普信息,积极参与到社区行动中,围绕防控呼吸道传染病科普知识、健康行为等内容,开展"健康家庭"评选活动,以点带面,形成人人参与的社会氛围。

该案例通过分层动员、广覆盖、数字化赋能,探索出一条低成本、高效率的健康知识普及路径。并且通过培育本地健康宣传员、建立数字化平台,推动健康知识普及行动常态化,减少资源重复投入,实现"短期运动"到"长期生态"。根据行动制订的目标,可以从核心知识知晓率、社会参与激活(培育社区健康宣传员、组织活动场次、社会组织参与情况等)、健康行为形成(如公共场所人群口罩佩戴率、学校和托幼机构晨检落实情况)、防控效果(如呼吸道传染病监测结果等)方面进行活动总结。如核心知识知晓率从62%提升至88%,平台注册用户突破50万,知识答题平均正确率达80%以上。培育社区健康宣传员 600 名,开展活动 5 000 余场;健康科普视频累计播放量达千万次。学校、托幼机构晨(午)检制度落实率达 100%。大型企业、写字楼等公共场所有效通风、消毒率达到 100%。评选健康家庭 100 户。流感高峰期监测结果较往年下降。

防控呼吸道传染病不仅依赖医疗技术,更需要通过健康科普活动的开展提升公众健康素养。社会动员的核心在于让知识"活起来"、让行动"动起来",最终构建"人人懂防控、全民共参与"的疾病防控新格局。

第十四章
健康相关行为指导

第一节　健康相关行为概述

一、健康相关行为的概念

健康相关行为是指与疾病和健康有关的行为。这些行为对健康的影响可能是有益的,也可能是有害的。影响对象可能是行为实施者自身,也可能是他人。

二、健康相关行为的分类

(一) 按行为结果分类

1. 促进健康的行为　促进健康的行为也被简称为"健康行为"。可分为5大类,分别为日常健康行为、避免环境危害行为、戒除不良嗜好、预警行为与合理利用卫生服务行为。

(1) 日常健康行为:指有益于健康的日常生活方式,如合理营养、充足睡眠、适量运动、饭前便后洗手等。

(2) 避免环境危害行为:避免暴露于自然环境和社会环境中的健康危险因素,如远离污染源、不接触疫水、积极应对各种紧张生活事件等。

(3) 戒除不良嗜好:戒除日常生活中对健康有害的嗜好,如吸烟、酗酒、滥用药物等。

(4) 预警行为:指对可能发生的危害健康事件的预防性行为,以预防事件的发生,并在事件发生后正确处置的行为,如驾车使用安全带、骑车佩戴头盔、使用儿童安全座椅、保持消防通道畅通、涉水时穿着救生衣、运动前热身、意外事故发生后的自救与他救。

(5) 合理利用卫生服务:指有效、合理地利用现有卫生保健服务,以实现三级预防、维护自身健康的行为,包括定期体检、预防接种、患病后及时就诊、遵从医嘱、积极配合医疗护理等。

2. 危害健康行为 危害健康的行为可分为 4 大类,分别为不良生活方式、致病性行为模式、不良疾病行为与违规行为。

(1) 不良生活方式:指日常生活和职业活动中不良的行为习惯及其特征,如吸烟、酗酒、高盐饮食、缺乏体育锻炼。这些行为有时并不以健康为目的,是一种特定生活环境下形成的无意识的个人习惯,是一种持续的定势化的行为。

(2) 致病性行为模式:易导致特定疾病发生的行为模式。

A 型行为模式为一种行为情感综合征,包括具有攻击性、竞争性、不耐烦等行为倾向,表现出争强好胜、肌肉容易紧张、讲话常常很大声且呈爆发性、做事有时间紧迫感等特定的外显行为,常有暴躁、易怒、对他人的敌意和戒心等情绪反应。A 型行为者的冠心病发病率、复发率和病死率均比非 A 型行为者高出 2 倍以上。

C 型行为模式具有两方面的特点,即与他人交往时表现得较为顺从,表现为情绪压抑。C 型行为者易遭受负面情绪的困扰,这种行为模式是癌症的危险因素,它可以通过神经内分泌等机制抑制免疫系统从而产生肿瘤,具有 C 型行为模式的癌症患者治疗效果往往更差。

(3) 不良疾病行为:指在个体从感知到自身患病到疾病康复过程中所表现出来的不利于健康的行为。常见表现为疑病、瞒病、恐病、讳疾忌医、不及时就诊、不遵从医嘱、求神拜佛、自暴自弃等。

(4) 违规行为:指违反法律、道德规范并危害健康的行为,违规行为既直接危害行为人自身健康,又严重影响社会健康。如药物滥用、性乱。

(二) 按行为主体的分类

由于行为主体的性质不同,健康相关行为可以表现为个体健康相关行为和团体健康相关行为。

1. 个体健康相关行为 以人类个体为行为主体的健康相关行为,主要包括与日常生活、健康维护、疾病预防相关的行为。这些行为有对自身健康的直接影响,也有对他人健康的间接影响。如在密闭的环境内吸烟,使他人被迫吸入二手烟与三手烟;危险驾驶会危及车内人员及道路上其他人的生命安全;以家庭为单位的食物采购与烹饪,会影响所有家庭成员的饮食健康。个体行为看似可受个人意志控制且具有选择空间,其实易受到自然环境和社会环境的影响。如被迫摄入被污染的空气、水和食物;水资源紧缺而无法做到勤洗手;工作压力大导致的不规律作息、缺乏体育锻炼;社交场合从众性地吸烟、饮酒等。

2. 团体健康相关行为　以社会团体为行为主体的健康相关行为是一种有组织、有计划、有评价、有调节的行为,由社区团体的决策层明确目的和目标,团体内全体成员以此为行为指向。政府制定各种可能影响人群健康和环境的政策,如食品安全、传染病控制、妇幼保健、卫生服务提供、社会保险、给水排水、资源开采与利用、生态保护,企业对"三废"的处理、对职工的劳动保护、群众团体所开展的文体活动等都属于团体健康相关行为。团体有自己的文化特点,对社会压力有更大的承受能力,其行为改变更缓慢也更复杂,但带来的成效也更显著。

第二节　行为形成或变化的相关理论及应用

健康相关行为的发生发展受到各种复杂因素的影响,如个体心理因素、社会文化因素、公共政策因素、物理环境因素等。将与行为形成或变化相关的理论按不同层次分,可分为个体水平的理论、人际水平的理论及社会水平的理论。

一、个体水平

个体水平的行为理论包括理性行动与计划行为理论、健康信念模式和阶段变化理论等。

(一) 理性行动与计划行为理论

人的行为是在其主体意识支配下发生的,各种行为发生前要进行信息加工、分析和思考,一系列的理由决定了公众实施行为的动机,公众所认为的"合理性"是行为发生和维持的主要原因。

根据理性行动理论,个体的行为会受到信念、态度和意向的影响。行为意向的大小直接决定是否执行该行为。行为意向受到行为态度和与行为有关的主观规范影响。个体的行为信念和行为结果评价共同决定个体本身对该行为的态度。对于重要他人或团体，个体感受到的规范信念和本身的遵从动机共同影响主观规范。可以理解为：当行为主体相信某项行为在实施后会带来某种结果的可能性越大（行为信念），且对于该行为结果的评价是正面的（行为结果评价），则行为态度越正向，那么个体执行该行为的意愿就越强烈（行为意向），也就更可能采取行动；当一些重要他人或团体对行为主体有所期望（规范信念），且行为主体的遵从意愿较大时（遵从动机），行为主体容易受到重要他人的影响或社会的约束（主观规范），形成符合他人期望的思想倾向或行为动机（行为意向），就会产生或坚持某种行为。

考虑到个体不可能完全用意志控制行为，计划行为理论中的行为意向还受到"感知行为控制"的影响，即个体在综合了行为的促进和阻碍因素后对自己能否执行行为的判断。"感知行为控制"受到"控制信念"和"感知力"的影响，"控制信念"指个体感知到的是行为的促进因素还是阻碍因素，"感知力"是个体受到这些因素影响的程度。"感知行为控制"反映个人过去的经验和预期的阻碍，当个人认为自己所掌握的资源与机会愈多、所预期的阻碍愈少，则对行为的感知行为控制就愈强，即个人预期在采取某一特定的行为时自己所感受到可以控制的程度。感知行为控制不仅可以通过调整行为意向的方式影响行为，亦能直接预测行为。当公众身处具体的环境或计划中需要对行为做出改变时，感知行为控制的影响至关重要。

以计划行为理论解释使用安全套的行为为例。当个体相信正确使用安全套可以避孕或预防性传播疾病（行为态度），且相信社会上对使用安全套持鼓励的态度（主观规范），那么个体在实施性行为时就会倾向于使用安全套（行为意向）。在性行为中也存在一些阻碍因素，如安全套需要付费、会带来不适感、对方不愿意使用等。当女性性工作者感到安全套是便宜且容易获得的，那么个体更有可能使用（感知行为控制）。当个体感到不值得为了一时的舒适感让自己冒风险，同时懂得一些劝说对方的技巧，那么个体会更倾向于使用（感知行为控制）。

（二）健康信念模式

健康信念模式强调感知后形成的信念在健康行为形成和维持中的决定作用，认为信念是公众接受劝导、改变不良行为、采纳健康行为的基础和先决条件。根据健康信念模式的理论假设,一个人是否形成信念,采纳或放弃某种健康行为,取决于这个人是否具有以下条件:第一,认识到自己面临的某个负性健康结果风险较高,这一负面结果对自己的健康和利益(经济、家庭、社会地位、形象等)威胁严重,而且这种威胁是实实在在的;第二,产生一个正面的积极期望,即希望能够避免负性健康结果发生的信念;第三,相信如果采纳专业机构或人士推荐的某种行为,将能避免发生负性健康后果;第四,具有较高自我效能,相信自己能够克服困难。

以健康信念模式解释妇女宫颈癌筛查行为为例。当个体认识到宫颈癌是女性常见的一种恶性肿瘤,认识到宫颈癌对自己的威胁,定期妇科检查有助于宫颈癌的早诊早治。但在疾病筛查过程中也可能伴有一些生理或心理上的不适,此外还要付出相应的时间与金钱,一旦清晰地认识到这些困难能够通过相应办法解决,个体就会产生宫颈癌筛查的愿望。结合妇女已认识到的疾病威胁与筛查行为的获益,若身边有朋友或亲人罹患宫颈疾病,或曾被医生或朋友建议定期筛查宫颈癌,那么个体很有可能会采取这种行为。

(三)阶段变化理论

阶段变化理论把行为变化的认知、行为和时间有效地结合起来,由于行为变化的过程跨越且联结了许多理论,所以又名为跨理论模型。该理论除了重视行为变化的过程外,还重视不同人群的具体需求,针对需求采用适宜的行为改变策略。根据该理论,行为变化会经历无意向期、意向期、准备期、行动期和维持期5个变化阶段;变化过程包括提高认识、情感唤起、自我再评价、环境再评价、自我解放、求助关系、反思习惯、强化管理、刺激控制和社会解放10种表现;另外还受到决策平衡和自我效能的影响。采用提高认识、情感唤起、环境再评价策略,可帮助无意向期者进入意向期;采用自我再评价策略,可帮助意向期者进入准备期;采用自我解放、社会解放策略,可帮助准备期者直接采取行动;采用求助关系、反思习惯、强化管理、刺激控制策略,可帮助新建立的行为维持下去。行为变化并不是一步到位的,行为出现反复是许多行为变化过程中常发生的状况。

以阶段变化理论解释原发性高血压患者低盐饮食的行为为例。当高血压患者处于无低盐饮食意愿的阶段,若对高血压及高盐饮食的危害有所了解,看到低盐饮食成功控制血压的案例,身边人也倡导低盐饮食,那么患者有希望产生低盐饮食的意愿。在产生意愿之后,还需要探索患者在接受低盐饮食时可能面临的困难并设法解决,如烹饪时添加天然的风味物质以保证对低盐饮食依然充满食欲。分析完行动障碍产生的原因及相应的解决办法,进一步强调采纳行为的益处及重要性,树立起对抗高血压的信心,有助于患者实施低盐饮食的计划。低盐饮食的计划应根据患者的实际情况出发,患者或其护理对象需要学习低盐饮食的方法,如减少在重油盐的餐馆就餐次数,学习食物的选择、贮存及烹饪。在患者真正开始低盐饮食的生活方式后,还需要一个支持这种生活方式的环境。支持低盐饮食的社会网络与适当的物质或精神嘉奖,有助于患者维持低盐饮食的生活方式。

二、人际水平

人际水平的行为理论包括社会认知理论、社会网络与社会支持理论等。

(一) 社会认知理论

社会认知理论关注人和环境的关系,强调人类行为是个体、行为和环境影响等相互作用的产物。该理论认为,公众的行为会影响环境,环境反过来也会影响公众的行为,且环境对行为的作用与行为对环境的作用常常是联动的。环境可以影响人的感知,也就能影响属于感知的知识、自我效能、结果期望及结果预期等方面。人对环境的作用可以表现为,一个社区或社会的集体意识与认知水平将成为社区或社会文化的一部分。行为会影响个人的感知,而个体的认知会支配和控制其行为。个人、行为和环境具有两两交互关系,又是一起共同作用的整体。

(二) 社会网络与社会支持

社会网络指特定人群中人与人之间的社会关系。社会支持是通过社会网络所建立的联系,成员间互相提供帮助和支持。一个人的行为不但受到自我控制力的影响,也常常受到自己所在社会网络的社会影响。社会网络和社会支持不仅可以直接影响压力、健康行为、生理健康、心理健康和社会健康,而且与影响健康的个人及社会因素有关联,从而形成复杂的相互作用。

三、群体水平

群体水平的行为理论包括社区组织理论、组织阶段改变理论、组织发展理论、组织间关系理论等。

(一) 社区组织理论

社区组织理论以社区需求为出发点,重视社区组织能力开发和社会环境因素影响。社区组织是指协助社区中的群体或成员,共同解决所面临问题的过程。它根据本社区的实际情况界定面临的问题,设定计划目标、规划解决策略、动员与组织社区成员积极参与,充分运用社区内外的资源开展行动和评估执行效果等步骤,旨在解决社区成员面临的共同问题,发展社区合作精神,提高居民生活质量,促进社区整体目标的实现。社区组织所隐含的意义是增权,即增强解决自身健康问题的能力,透过个人或组织的力量去控制他们的生活和环境。推动社区组织的实施步骤包括:①发现问题;②进入社区;③组织居民;④评估社区;⑤决定优先并设定目标;⑥寻求解决方案并确定策略组合;⑦执行计划、评价成效、维持效果和循环持续。

(二) 组织阶段改变理论

组织阶段改变理论认为,为了推动创新的发展和成熟,组织在变革过程中会经历一系列的阶段,每个阶段都需要一套相应策略。组织改变需要经历的阶段包括问题的界定、发起行动、革新的实施、革新成果的制度化这 4 个核心阶段。

(三) 组织发展理论

组织发展理论主要通过对组织结构的变革、运作流程和工作人员行为的全面干预,实现提高组织性能和工作质量的目的。策略设计识别组织存在的问题和寻找改变的方法,通常包括问题诊断、计划行动、干预和评价的过程。

(四) 组织间关系理论

理论假设在解决一个复杂问题时,通过不同社会组织的合作能提供比单一组织更综合且相互协调的方法。公众面临的健康问题本身及社会经济、人口和环境等影响因素日益复杂,而应对这些问题的相关部门和组织的分工却日益细化,要解决这些问题需要多个组织或部门之间协作。

四、配合多种行为理论开展健康行为指导

健康行为指导可能发生在诊疗过程中,如医患间的一对一健康咨询;可能发生在孕妇学校,以家庭为单位进行孕产妇保健、儿童喂养的教学;可能发

生在学校,师生与学生家长对儿童常见病及伤害预防进行学习;可能发生在工作场所,对职工开展职业病培训;可能发生在社区,营造出利于老年人及残障人士出行的环境。这些场景中受到行为指导的人会呈现为个体水平、人际水平、社会水平中的一种,但在开展健康行为指导时要注意,探讨倾向因素、促成因素和强化因素对特定行为的影响时,所运用的行为理论可以跨个体、人际和社区三个不同层次,可根据实际情况将多种行为理论结合使用。如合理膳食的健康科普想要有效发挥作用,它的科普对象不仅要针对那些对此感兴趣的就餐者,而且要针对食物的烹饪者,还要为他们考虑健康食品在口味、成本和便利性上是否会有所牺牲。

理性行动与计划行为理论在某种程度上忽视了威胁、恐惧等情绪感受对行为的影响,健康信念模式中对疾病的威胁感知可弥补这一不足。健康信念模式强调个体本身的感知信念而忽视了社会因素,如社会规范对个体的影响,理性行动与计划行为理论中的主观规范概念则补充了个体由于文化不同而产生的特异性行为感知。社会认知理论不局限于个体的心理活动,社会网络考虑到每个人在现实生活中与其他人的复杂联系,社区组织建设与社会环境改变为行为的形成提供了资源。对于特定的行为和目标人群,不同因素对行为的影响程度不同,多种理论配合使用,可达到更为有效的科普效果。

第三节　健康相关行为指导

一、健康相关行为指导的原则

(一) 科学性

健康相关行为指导必须具有科学性。向公众进行健康相关行为指导,要实事求是,准确无误,恰如其分,符合科学原理,有坚实的科学依据。

(二) 针对性

健康相关行为指导的内容要有针对性。在进行健康相关行为指导时,必须考虑内容和形式能否被受众理解和接受。不同的教育对象,其接受能力和行为习惯都可能不同,根据受众的特点,有针对性地指导内容和指导手段,将使受教育者更容易接受,并获得更好的教育效果。形象、具体、直观的媒体,并且有一定的趣味性、吸引力和感染力,常常是被指导者所喜闻乐见的。

(三) 实用性

健康相关行为涉及的健康信息十分广泛,应选择对受教育者实用的内容,从而增加接受指导的兴趣。受众最感兴趣的是与自身疾病特征直接相关的内容,指导目标应遵循实用、切题的原则,尽量满足受众的学习需要,深入浅出、通俗易懂、言简意明地传达那些简便易行、行之有效的健康相关知识和行为建议。

(四) 阶段性

行为的变化是一个长期的过程,健康行为指导要分阶段进行。在对有些人进行行为指导时,他们会产生抵触情绪,身患疾病者甚至不愿意接受治疗。指导者应能够辨别受众所处的身心状态,考虑其健康状况或病情的发展阶段,帮助他们先打消顾虑,过渡到愿意倾听的开放状态,不能急于求成。许多行为是由一系列动作组合而成的,指导者可根据这些动作的先后顺序或难易程度,分阶段进行教学,同时辅助简短的说明。在特定的阶段应该采用适当的指导策略,使行为改变的效能最大化。

二、健康行为指导流程

(一) 需求评估

在开始一项健康行为指导前,应明确指导对象以及需要改善的特定健康问题。让公众掌握知识、提高认识、采纳健康行为的目的,就是为了达到一个更为健康的状态。目标健康问题往往来自受指导者本身,他们最关心的、最迫切需要解决的问题是最好的选题。

在明确了所要解决的健康问题的目标后,就须确定影响该问题的主要行为问题。结合行为的重要性和可变性分级,确定优先指导行为,随后再进一步考虑特定行为的影响因素。影响行为发生的因素可以分为倾向因素、促成因素与强化因素。倾向因素是产生某种行为的原因和动机,如知识、信念、态度和价值观等一些个人的心理因素。促成因素指使行为动机和意愿得以实现的因素,即实现或形成某行为所必需的技能、资源和社会条件。强化因素是那些在行为发生之后提供持续的回报或为行为的维持和重复提供的激励,如社会的支持、社区组织的态度。完成行为的各影响因素评估后,从找出来的诸多因素中,针对那些可改变的因素设计相应的指导策略。

以预防老年人跌倒为例,选择针对老年人开展的身体活动进行相关指导。行为的倾向因素包括:老年人需要了解跌倒相关的知识,形成能够预防跌倒的信念。促成因素包括:让老年人在社区专业人员的指导下进行体育活动,消除室内的环境危险因素,提升社区公共环境的安全性。强化因素包括:为老年人提供多方面的社会支持,形成跌倒预防健康教育的氛围与文化。在这些行为影响因素中,知识可以通过科普与模拟演练的方式获取;列举一些跌倒导致伤亡的例子,让老年人及家属感知到跌倒的危险性及可及性,从而影响到他们的态度。健康行为指导者所担任的角色不同,能调用到的资源也不同,具体可操作的行为影响因素依相应的角色而定。

(二) 计划设计

计划设计建立在需求评估的基础上,对导致行为发生发展的因素进行了解和分析,完善从行为的原因到行为的结果这一因果链后,就能制定出较为完善的健康行为指导策略。计划设计的内容包括目标设计、框架设计、确定参与者及经费预算等。

(三) 计划实施

计划实施的内容包括制订实施进度表、建立人员团队、指导培训、指导活动、质量控制等。一般来说,在计划方案大的原则或方向不能改变外,在计划实施的过程中,应允许有一点的灵活性。

(四) 评价

可对健康行为指导的目标、内容、方法、措施、过程和效果等进行评价。行为指导评价的核心是观察指导对象的行为是否发生了改变或改变的程度。如根据阶段改变理论,指导前处在什么阶段,指导后变化到什么阶段。

三、健康行为指导的技巧

(一) 指导式沟通与引导式沟通

在健康咨询中,可以采用指导式沟通或引导式沟通。采用指导式沟通的咨询大部分时间都在说服对方去实践某种行为。采用引导式沟通的咨询则是鼓励公众主动探索自己行为的动机和愿望,行为改变相关的咨询更适合采用这种沟通方式,它更有助于人们作出行为改变的决定。

无论是指导式沟通还是引导式沟通,谈话中都存在询问、倾听和告知等环节。

例:指导式沟通

医生:从检查结果来看,你的血糖水平比较高,饮食习惯上需要调整一下了(告知)。自己以前注意到过吗(先问后听)?

患者:想过,但是比较困难。我的工作需要长时间开车,吃饭时间很短,快餐简单吃一下又得赶紧开车了。

医生:你可以试下自己带饭,营养上搭配下(告知)。

患者:可以是可以,就是要带隔夜饭了。早上太忙了,还要送家人出门,之前我就在路边小餐馆吃,以后不能这样简单应付了。

医生:建议你先从这一点开始调整(告知)。

引导式沟通

医生:你的血糖今天查下来很高(告知),你怎么想(先问后听)?

患者:就是怕呀,怕得糖尿病呀,现在开始要当心了,不然以后还有更多苦头要吃。

医生:有糖尿病也要继续生活呀(倾听)。

患者:以后要小心点了。

医生:怎么小心(先问后听)?

患者:要注意饮食,多锻炼,不过要做到蛮难的。

医生:你能做到哪些呢(询问)?

患者:稍微运动一下吧,太累了做不动的。

医生:调整饮食或锻炼对控制血糖帮助很大(告知),你可以想想看怎么样能把运动坚持下去(询问)?

指导式沟通往往表现为以告知为主导的一套固定流程,在健康行为指导中使用这种模式需考虑其适用性。如面对一个烟民,先询问"你吸烟多久了?",随后是一系列封闭式的问题,最后提出戒烟的建议。当患者被告知一些单一又看似简单的提议,其实这些解决方案是他们已经知道的,甚至是曾经尝试或抗拒过的行为,他们很容易产生抵抗情绪。这种无效的互动继而又会引起医生对患者的指责,责怪他们缺乏动力或拒绝接受现实。由于诊疗时间有限,医患双方角色不平等,医生在试图改变患者生活行为方式时,几乎都会条件反射性地使用指导式沟通,容易忽视患者的需求。

在引导式沟通中,提出询问是为了引导患者思考改变的原因或方法,保持倾听可以传达出对对方的理解,并鼓励他们进一步思考探索。引导式沟通在向对方进行告知时还需要结合相应的询问,为的是鼓励患者自我抉择,让患者把握住自主权。医生需要克制住自己的表达欲,持有一种解铃还须系铃人的信念,将决定的责任移交给患者,同时还要把握会诊的总体方向并控制谈话用时。帮助患者自己做决定,而不是告诉他们该做什么,行为改变会更有可能发生。

在短暂的对话中,要想减少对话者的抵抗情绪,让对方积极地参与对话,在询问、倾听和告知时应注意以下几点:询问时要注意时机、措辞、语调,以及在回答中可能存在歧义和矛盾的地方;倾听时要确保正确理解对方的意思,可以给出适当的回应,如采用共鸣或确认式询问;告知的内容应当是符合患者需求且有科学依据的,表达上要清晰准确,提供信息、建议、反馈或演示等都是告知的形式。如果受指导者对指导式沟通表现出抗拒,指导者就需要切换为引导式沟通。相反,当受指导者表现出对引导式沟通缺乏耐心时,就要转为指导式沟通。

(二) 助推与助力

助推与助力是行为经济学中的两种行为干预方式,在健康行为的指导过程中也能发挥作用。

助推是对公众基于直觉的思维系统进行干预,它强调在不禁止任何选项、不限制选择自由、不利用经济杠杆、不诉诸命令和指导的条件下,利用公众的直觉所带来的认知缺陷来设计和调整选择架构和外部环境,使公众的行为选择发生符合预期的变化,取得的效果直接、短效、成本低廉。助推法的实际应用如:鼓励公民签订承诺书参与疫苗接种,是一种承诺助推法。将健康食品的名称印制在菜单的显眼位置,以此吸引消费者注意力来引导健康饮食也是一种助推的方式。

助力是对公众基于理性的思维系统进行干预,主张利用人的认知可塑性,寻求提高公众的认知和动机能力,从而去改变行为,帮助个体在有意识的情况下做出更好的决策,取得的效果间接、长效、成本适度。通过互动式健康教育、新媒体宣传,向公众普及健康知识就是助力法在公共健康政策中的一种应用。

助推与助力结合的方式对促进健康行为会有更好的效果。在餐厅入口处设立健康食品通道,吸引个体注意力,促进公众选购健康食品,同时在健康食品通道张贴宣传绿色食品对人体健康作用的漫画海报,塑造个体对健康食品的认知。对乡镇居民实施健康行为的干预,应以助力为主,助推为辅;城市居民的受教育程度以及健康素养普遍更高,应以助推为主,助力为辅。

(三) 利用多种行为原因促成健康行为

根据不同对象,采用具有针对性的行为指导。在家庭中,家庭成员彼此分享资源,共同承担生活方式的威胁与益处。有些人本身的戒烟意愿不强,但会为了家人的健康而去戒烟,组织"小手拉大手"的亲子健康教育活动,巧妙利用父母对孩子的宠爱,鼓励孩子与父母互相监督,可以培养健康生活习惯,共同提高健康素养。对于老年人而言,形成健康行为与他们所持有的老化态度相关。参与志愿服务或体育健身都会增加身体活动,有一部分老年人能够积极响应前者的号召,对后者却置若罔闻。在这部分老年人眼中,他们相信自己还能够发挥余热,愿意承担起新的社会角色,也就愿意投身于社会活动。但要号召他们加入体育健身时,一些消极的刻板印象可能被唤醒,如"老年人是缺乏身体活动的群体"或"肌肉力量下降后无法参与剧烈的运动"。

健康相关结局会影响健康行为的实施。行为在实施后产生的实际结果与预期相符时,行为就有可能继续维持,反之则会终止。采取某些健康行为后,当个体的不适症状得到了缓解,或是群体的疾病发病率有所降低,公众会更有动力去实施健康行为。

行为与环境会相互影响。健康行为会受到环境的制约,而卫生保健工作者、医院管理人员、药品制造商、报纸编辑和政治家这些人的管理或决策行为对环境也存在一定影响。构建起相应环境背后的行为原因,不一定与健康促进规划者采取干预措施的理由相同,如餐饮场所的老板保持店面整洁可能是为了符合相关规定或招揽到更多生意,并非出于食品卫生的考虑。从他们的需求出发,让其感知到健康环境会带来多项益处,尤其是他所在意的益处,健康行为就更有可能形成。

第十五章
慢性病防治科普

　　随着工业化和城镇化的进程、居民生活方式的转变、人口老龄化和全球化的发展,慢性病给我国居民的生命和健康带来巨大的威胁。2020年我国因慢性病导致的死亡占总死亡89.10%。健康科普能够帮助公众掌握慢性病防控知识与技能,促成健康行为的养成,在慢性病防控中发挥着重要的作用。本章从慢性病及其危险因素流行特点出发,分析慢性病防治科普的主要内容、流程与方法,以期为慢性病防治科普工作提供参考。

第一节　慢性病及其危险因素的流行特点

一、慢性病的基本概念

　　慢性病是对起病隐匿、病程长、病因复杂且病情迁延不愈的一类疾病的总称,主要包括心脑血管疾病、糖尿病、慢阻肺和恶性肿瘤。WHO制定的《国际疾病分类第十一次修订本(ICD-11)》是当前国际上影响最大的诊断分类标准,其依据病因、部位、病理和临床表现将慢性病分为:

　　(1)循环系统疾病:高血压、冠心病、脑血管疾病、心肌梗死、肺心病等。

　　(2)恶性肿瘤:肺癌、肝癌、胃癌、食管癌、结肠癌、宫颈癌、前列腺癌、白血病等。

　　(3)内分泌、营养代谢疾病:血脂异常、糖尿病、痛风、肥胖、营养缺乏等。

　　(4)呼吸系统疾病:慢性支气管炎、肺气肿、慢阻肺等。

（5）精神行为障碍：老年痴呆、精神分裂症、神经衰弱、神经症（焦虑、抑郁、强迫）等。

（6）消化系统疾病：慢性胃炎、消化性溃疡、胰腺炎、胆石症、胆囊炎、脂肪肝、肝硬化等。

（7）肌肉骨骼系统和结缔组织疾病：骨关节病、骨质疏松症等。

其中，心脑血管疾病、癌症、糖尿病和慢性呼吸系统疾病是慢性病四大主要致死疾病。2018 年 9 月，联合国第三次慢性病防控高级别会议提出慢性病防控 5 大威胁和 5 大危险因素的"5×5"策略，其中：5 大威胁包括心血管疾病、慢性呼吸系统疾病、癌症、糖尿病和精神卫生问题，5 大危险因素包括不健康饮食、烟草使用、空气污染、有害使用酒精和缺乏身体活动。

二、慢性病的流行特点

全球疾病负担研究显示，2021 年我国慢性病的疾病负担占我国疾病总负担的 86.7%。全国死因监测系统数据分析结果显示，1973—2020 年，慢性病占我国人群的死因构成比已由 53.0% 增长到 89.1%，慢性病已成为影响我国居民健康的主要疾病。

WHO 统计显示：心脑血管疾病、癌症、慢性呼吸系统疾病和糖尿病是造成慢性病死亡的前四位病因。

（一）高血压

《中国高血压健康管理规范（2019）》显示：中国 65 岁以上人群高血压患病率已超过 50%，根据历年全国监测数据来看，与 2010 年相比，2018 年 18~69 岁居民高血压患病率有所下降，但治疗率和控制率仍保持在较低水平。

（二）癌症

作为人口大国，中国约占全球新发癌症病例的 23%，癌症死亡病例的 30%。全国监测数据显示，2022 年中国恶性肿瘤新发病例估计为 482.47 万，发病例数前 5 位的恶性肿瘤（肺癌 106 万，结直肠癌 51 万，甲状腺癌 46 万，肝癌 36 万，女性乳腺癌 35 万）占全部新发病例的 57.4%。2022 年中国恶性肿瘤死亡病例估计为 257.42 万（男性 162.93 万，女性 94.49 万）。中国恶性肿瘤疾病负担存在性别、城乡和地区差异，总体呈现发达国家与发展中国家癌谱共存的局面，防控形势严峻。

(三) 慢阻肺

随着人口老龄化的加剧,慢阻肺患病率呈现持续上升的趋势,我国慢阻肺患者近 1 亿,40 岁以上人群患病率为 13.6%,75 岁以上人群患病率高达 42.9%。

(四) 糖尿病

中国糖尿病患病形势严峻,成年人糖尿病患病率呈上升趋势。有研究显示,1990—2019 年中国糖尿病标化发病率从 176.2/10 万增至 204.3/10 万,增长 15.9%;标化死亡率从 9.2/10 万增至 9.4/10 万,增长 2.6%。

(五) 精神障碍

2013—2014 年中国精神卫生调查显示,我国成年人主要精神障碍(不含阿尔茨海默病)12 月患病率为 9.32%,终生患病率为 16.6%。

三、慢性病的主要危险因素

(一) 慢性病危险因素的概念

慢性病的发生与生物、心理、社会环境因素和个人生活方式等密切相关。慢性病的主要行为危险因素包括吸烟、不合理膳食、身体活动不足、过量饮酒等。

(二) 慢性病的主要危险因素及其流行特点

1. 吸烟　我国吸烟人群庞大,2022 年,15 岁及以上人群吸烟率达 24.1%。吸烟是导致我国人群死亡的第二位危险因素,2021 年导致约 230 万死亡,占全部死亡人数的 20.0%。吸烟也是癌症发病及死亡的主要危险因素,全球每年因吸烟导致死亡的癌症患者占癌症总死亡数的 30.0%。

2. 饮酒　2018 年 18 岁及以上居民过去 12 个月内饮酒率为 39.8%,男性(60.3%)高于女性(19.1%)。2021 年过量饮酒导致我国人群约 38 万死亡,占全部死亡人数的 3.2%。

3. 不健康膳食习惯　不健康膳食习惯包括高脂、高糖、高盐饮食,新鲜蔬菜水果摄入不足及暴饮暴食等。2018 年我国 18 岁及以上居民蔬菜水果摄入不足率为 44.7%,18 岁及以上居民每日红肉摄入过多率为 42.0%。2021 年,不健康膳食习惯导致我国约 170 万死亡,占全部死亡人数的 14.6%。

4. 身体活动不足　身体活动不足是慢性病的主要危险因素,是重要的公共卫生问题之一。与身体活动充足的人群相比,身体活动不足可增加 20%~30% 的死亡风险,而充足的身体活动可降低多种慢性病的患病风险。2018 年我国 18 岁及以上居民身体活动不足率为 22.3%。2021 年,身体活动不足导致我国约 15 万死亡,占全部死亡人数的 1.3%。

第二节　慢性病防治科普的内容

慢性病防治的科普内容应从认识慢性病危害、理解生活方式与慢性病的关系、掌握主要慢性病及其并发症的诊断治疗标准等方面入手。2012 年,卫生部发布《慢性病防治核心信息》,向社会大众广泛宣传适当运动和健康膳食、控烟限酒和保持心理平衡等十条重要慢性病防治知识。《中国防治慢性病中长期规划(2017—2025 年)》提出:开展全民慢性病防治健康教育,居民重点慢性病核心知识知晓率到 2020 年和 2025 年分别达到 60% 和 70%。

2007 年,卫生部疾病预防控制局、全国爱卫会办公室和中国疾病预防控制中心在全国范围内发起全民健康生活方式行动,旨在提高全民健康意识和健康生活方式行为能力,有效控制心血管疾病、糖尿病、慢性呼吸系统疾病、癌症等主要慢性病的危害及其危险因素水平。第一阶段行动为“健康一二一”行动,其内涵为“日行一万步,吃动两平衡,健康一辈子”,以合理膳食和适量运动为切入点,倡导和传播健康生活方式理念,推广技术措施和支持工具,开展各种全民参与活动。2016 年进入健康生活方式行动第二阶段,提出开展“三减三健”行动,提倡“减盐、减油、减糖,健康口腔、健康体重、健康骨骼”6 个专项活动。

一、慢性病防治核心信息

慢性病防治核心信息主要目标人群为社会大众,共分 10 条,分别从慢性病危害、相关危险因素、三级预防、心脑血管疾病防治、癌症防治、糖尿病防治、慢性呼吸系统疾病防治和慢性病防控社会责任等方面进行概括和描述,具体如下。

1. 心脑血管病、癌症、糖尿病和慢性呼吸系统疾病等慢性病发病广、致残致死率高,严重危害健康和生命,给个人、家庭和社会带来沉重负担。

2. 慢性病受经济社会、生态环境、生活方式、遗传等多种因素影响,高血压、高血脂、高血糖、超重肥胖、吸烟、不健康饮食、缺乏运动、过量饮酒是慢性病的重要危险因素。

3. 坚持合理饮食、适量运动、戒烟限酒、心理平衡等健康生活方式可以有效预防慢性病。

4. 每个成年人都应知道自己的身高、体重、腰围、血压、血糖值,定期体检,尽早发现早期征兆,积极采取有效措施,降低慢性病患病风险。

5. 慢性病患者应及时就诊,规范治疗,合理用药,预防并发症,提高生活质量。

6. 防治心脑血管疾病的重要措施是预防和控制高血压、高血脂等危险因素,及早发现冠心病和脑卒中的早期症状,及时治疗。

7. 多数癌症是可以防治的,早发现、早诊断、早治疗是提高治疗效果,改善生活质量的重要手段。

8. 糖尿病的治疗不仅要血糖控制达标,还要求血脂、血压正常或接近正常,保持正常体重,坚持血糖监测。

9. 避免烟草使用,减少室内外空气污染,是预防慢性呼吸系统疾病发生发展的关键。

10. 预防控制慢性病是全社会的共同责任,要做到政府主导,多部门合作,全社会动员、人人参与。

资料来源:中华人民共和国卫生部.慢性病防治核心信息[EB/OL].[2023-10-10].http://www.nhc.gov.cn/wjw/jbyfykz/201207/2ef4ee3752ff44d19ff81cf7d9831a34.shtml.

二、健康生活方式核心知识

1. 追求健康,学习健康,管理健康,把投资健康作为最大回报,将"我行动、我健康、我快乐"作为行动准则。

2. 树立健康新形象。改变不良生活习惯,不吸烟,不酗酒,公共场所不喧哗,保持公共秩序,礼貌谦让,塑造健康、向上的国民形象。

3. 合理搭配膳食结构,规律用餐,保持营养平衡,维持健康体重。

4. 少静多动,适度量力,不拘形式,贵在坚持。

5. 保持良好的心理状态,自信乐观,喜怒有度,静心处事,诚心待人。

6. 营造绿色家园,创造整洁、宁静、美好、健康的生活环境。

7. 以科学的态度和精神,传播科学的健康知识,反对、抵制不科学和伪科学信息。

资料来源:中华人民共和国卫生部.卫生部办公厅关于开展全民健康生活方式行动的通知:卫办疾控发〔2007〕189 号〔EB/OL〕.〔2023-10-10〕.http://www.nhc.gov.cn/bgt/pw10801/200804/9558b1de0a59495487c763549bb66e4a.shtml.

三、"三减三健"核心知识

减盐、减油、减糖行动以餐饮从业人员、儿童青少年、家庭主厨为主,健康口腔行动以儿童青少年和老年人为主,健康体重行动以职业人群和儿童青少年为主,健康骨骼行动以中青年和老年人为主。传播核心信息,提高群众对少盐少油低糖饮食与健康关系认知,帮助群众掌握口腔健康知识与保健技能,倡导天天运动、维持能量平衡、保持健康体重的生活理念,增强群众对骨质疏松的警惕意识和自我管理能力。

资料来源:国家卫生计生委办公厅,体育总局办公厅,全国总工会办公厅,等.关于印发全民健康生活方式行动方案(2017—2025 年)的通知:国卫办疾控发〔2017〕16 号〔EB/OL〕.〔2023-10-11〕.http://www.nhc.gov.cn/jkj/s5878/201704/e73c1934c7f84c709e445f01bf832b17.shtml.

第三节　慢性病防治科普的流程

在了解慢性病防治科普的内容之后,如何开展慢性病防治的科普工作是重点,即需要明确慢性病防治科普的方法、渠道和流程。美国质量管理专家沃特·阿曼德·休哈特(Walter A. Shewhart)提出 PDCA 循环的质量管理基本方法,应用于健康教育工作中,能有效地帮助我们对慢性病防治科普的内容进行分析优化,不断改进创新,提高健康科普质量,打造精品科普,提升受众的健康素养水平。PDCA 循环体系运转的基本方式是以计划（plan）、执行（do）、检验（check）、处理（action）循环，该循环实际上是一个小螺旋，每次循环都将起点提高到一个新的水平。基于 PDCA 循环概念，我们将慢性病防治科普分为"准备与计划、实施与执行、评估与检验、总结与改进"四个阶段。

一、准备与计划

（一）进行人群需求评估，确定主要健康问题

依据健康促进项目计划、实施和评价的理论框架（Precede-Proceed Model，PPM）。通过收集整理现有资料，对所管辖范围内群体的人口学特征和生活质量进行社区诊断；通过开展流行病学调查，获取所管辖范围内群体的疾病谱、死因构成、疾病负担等健康相关资料，确定可干预的危险因素，特别是找出慢性病危险行为的倾向因素、促成因素和强化因素。

（二）抓住人群关注重点，优选慢性病防治科普内容和形式

提取社区网络平台、健康管理系统、问卷调查等平台内容有关数据（如相关文章阅读量等）进行分析，了解其对慢性病相关信息的喜好，结合国家推荐的慢性病防治核心信息等，选择适合目标人群的慢性病防治科普内容和形式。

（三）进行资源发现，确定慢性病防治科普方案

分析可掌握的科普资源情况，如可利用的机构资源、社区资源、人力资源、大众媒体资源等，结合需求评估与人群关注重点，确定科普方案。

二、实施与执行

（一）成立慢性病防治科普小组，对科普人员定期培训

健康科普活动需要有一个专业团队进行运营，如疾病预防控制中心可以成立由中心领导牵头的健康科普委员会，下设负责具体实施的工作小组，确定每月健康科普传播的工作目标、工作计划，召开月讨论会和科普工作质控总结会，系统开展健康科普传播活动，改进存在的问题，不断提高健康科普质量，持续推进健康科普的有效传播。同时疾病预防控制中心可定期开展健康科普培训，通过讲座、培训、研讨、沙龙等形式，逐步提升相关人员的科普

能力。

（二）定期召开科普选题会议

健康科普小组每周召开会议，进行头脑风暴，针对热点选题讨论科普选题，邀请知名专家撰写科普文章，加强内容建设，并对科普文章进行审稿修改，力求科普内容科学、生动、有趣。

（三）开展慢性病防治科普活动

一是可结合世界及我国各类卫生日开展慢性病防治科普宣传，通过线上直播、线下讲座和网络平台传播慢性病防控知识。二是可经常性组织开展义诊、免费筛查、健康宣教等多种线下科普活动。三是可开展健康科普文章、短视频制作竞赛活动，以及科普演讲比赛，挖掘各学科优秀科普人才，推动健康科普的高质量发展。

三、评估与检验

（一）开展公众慢性病防治科普满意度调查

可采用问卷调查和面对面访谈的方法，了解公众的健康科普需求和对健康科普活动的满意度；也可收集特定人群对健康科普作品的阅读次数、转载次数、阅读后关注人数等数据，结合每篇文章的有效留言，分析健康科普活动的关注度和传播效果。

（二）开展慢性病核心知识知晓情况调查

了解目标人群慢性病防控知识水平，对有针对性开展慢性病科普活动非常重要。2020 年，中国疾病预防控制中心慢性非传染性疾病预防控制中心研制了慢性病防控核心知识问卷，可用于开展区域人群抽样调查。

慢性病防控核心知识问卷

1. 心脑血管病、癌症、糖尿病和慢性呼吸系统疾病严重危害人群健康，给个人、家庭和社会带来沉重负担，对吗？（单选）

    A. 对   B. 不对   C. 不知道

2. 下列哪些生活方式可以有效预防慢性病？（多选）

    A. 不吸烟或避免二手烟　　　B. 不饮酒

    C. 规律运动　　　　　　　　D. 保持心理健康

    E. 合理膳食

3. 吸烟可能增加下列哪些慢性病的患病风险？（多选）

    A. 脑血管疾病

    B. 心血管疾病

    C. 哮喘、慢性阻塞性肺疾病等慢性呼吸系统疾病

    D. 2 型糖尿病

    E. 多种癌症

4. 合理膳食的要点有哪些？（多选）

    A. 食物多样　　　　　　　　B. 谷薯类为主

    C. 多吃蔬菜、水果、奶类、豆类　D. 适量吃鱼、禽、蛋、瘦肉

    E. 少盐少油，控糖限酒

5. 目前我国健康成年人每日食盐推荐摄入量是多少克？（单选）

    A. 不高于 5 克　　　　　　　B. 7~8 克

    C. 9~10 克　　　　　　　　D. 大于 10 克

    E. 不知道

6. 目前我国健康成年人每日食用油推荐摄入量是多少克？（单选）

    A. 不高于 25~30 克　　　　　B. 30~40 克

    C. 40~50 克　　　　　　　　D. 大于 50 克

    E. 不知道

7. 下列关于口腔健康行为的说法哪些是正确的？（多选）

    A. 每日刷牙一次　　　　　　B. 每日至少刷牙两次（早晚各一次）

    C. 坚持饭后漱口　　　　　　D. 每年至少进行一次口腔检查

    E. 定期洗牙

8. 下列哪些因素可能增加患骨质疏松的风险？（多选）

    A. 钙摄入不足　　　　　　　B．缺乏锻炼

    C. 少晒太阳　　　　　　　　D. 妇女绝经期

    E. 缺乏维生素 D

9. 以下哪个指标不能评价成年人是否肥胖？（单选）

　　A. 体重

　　B. 腰围

　　C. 胸围

　　D. 体脂率

　　E. 体重指数［BMI= 体重(kg)/身高 ^{2}(m^2)］

10. 18 岁及以上成年人的高血压诊断标准是多少？（单选）

　　A. 收缩压<120mmHg 和/或舒张压<80mmHg

　　B. 收缩压 120~139mmHg 和/或舒张压 80~89mmHg

　　C. 收缩压<140mmHg 和/或舒张压<90mmHg

　　D. 收缩压≥140mmHg 和/或舒张压≥90mmHg

　　E. 不知道

11. 下列哪些人容易患高血压？（多选）

　　A. 超重或肥胖人群　　　　　B. 有高血压家族史的人

　　C. 过量饮酒者　　　　　　　D. 长期高盐饮食者

　　E. 长期精神紧张

12. 为了控制高血压，下面哪个措施不正确？（单选）

　　A. 保持健康生活方式　　　　B. 定期监测血压

　　C. 按医嘱坚持规律服药　　　D. 血压降低就自行停药

　　E. 定期就诊

13. 以下哪些人容易患糖尿病？（多选）

　　A. 40 岁及以上人群

　　B. 超重或肥胖人群

　　C. 父母或兄弟姐妹有糖尿病的人

　　D. 妊娠期患糖尿病的女性

　　E. 高血压或血脂异常者

14. 出现下面哪些表现可能会发生脑卒中？（可多选）

　　A. 眼睛一过性发黑　　　　　B. 说话口齿不清

　　C. 突然一侧肢体无力或麻木　D. 头晕、走路不稳

　　E. 突发一侧面部麻木、口眼歪斜

15. 以下哪些措施有利于糖尿病患者控制血糖水平？（多选）

    A. 控制饮食　　　　　　　B. 规律运动

    C. 预防超重和肥胖　　　　D. 定期监测血糖

    E. 按医嘱坚持规律服药

16. 糖尿病患者常见的并发症有哪些？（多选）

    A. 冠心病　　　　　　　　B. 脑卒中

    C. 糖尿病足　　　　　　　D. 眼底病变

    E. 肾脏病变

17. 在紧急处理急性心肌梗死时,哪个措施不正确？（单选）

    A. 持续性胸骨后或心前区突感疼痛憋闷,大汗、恶心、呕吐甚至濒死感,需考虑急性心肌梗死的可能

    B. 拨打急救电话并保持电话畅通,安静休息

    C. 立即自驾前往最近的医院

    D. 拨打急救电话时咨询医生应服用的急救药物(阿司匹林/硝酸甘油)

18. 下列哪些因素可能增加癌症发生的危险？（多选）

    A. 吸烟或吸二手烟　　　　　B. 过量饮酒

    C. 某些细菌或病毒感染　　　D. 职业有害物质暴露、环境污染

    E. 不健康饮食与缺乏运动

19. 预防慢性呼吸系统疾病的主要措施有哪些？（多选）

    A. 不吸烟、避免二手烟

    B. 减少室外、室内空气污染

    C. 避免职业粉尘暴露和烹调油烟

    D. 定期肺功能检查

    E. 预防呼吸道感染

20. 对于预防和控制哮喘,以下哪项是错误的？（单选）

    A. 哮喘是慢性气道疾病,应该长期规范治疗

    B. 哮喘多与过敏相关,有家族遗传倾向

    C. 哮喘患者和家属应该学会自救措施

    D. 哮喘患者不能运动

    E. 吸入激素是目前治疗哮喘首选且有效的药物

四、总结与改进

（一）撰写慢性病防治科普工作报告

定期对健康科普传播中存在的问题和成功案例进行系统、全面地分析总结，形成阶段性的工作报告。

（二）制订下一个环节科普的目标与措施，持续改进

针对慢性病防治科普实际工作中存在的问题进行分析，修改完善，找出影响科普效果的主要原因，总结成功经验。转入下一个 PDCA 循环，同时制订下一个环节的目标与措施，不断提升科普质量。

第四节　慢性病防治科普的方法

随着我国经济的发展和人民生活水平的提高，公众对于获取科普知识的需求越来越强烈，用科学知识来维护健康、促进健康，已经成为慢性病防治工作者的新任务。慢性病防治科普的方法包括开展科普讲座、播出科普视频、建设科普平台等。

一、举办讲座

举办讲座是传播慢性病防治相关信息，指导公众建立健康生活方式，提高公众科学素质的重要方式。但开展一场有效的科普讲座，还需做好相应的准备工作，比如：关注慢性病防治的人群主要集中在 39~58 岁年龄段，讲座报告的内容就需要迎合该年龄段人的理解能力和文化程度进行设计，并且要使用通俗易懂的语言进行讲述。每次讲座的主题也要有针对性，围绕某一专题展开，如"高血压的防治""肿瘤的预防""糖尿病的预防"等，使受众可以系统全面地了解某一专题所讲授的科普知识。还可以在讲座举办前后发放调查问卷，对讲座的效果进行评价。

二、展播科普视频

近年来，以短视频为主的自媒体用户增长迅猛，短视频平台逐渐成为慢

性病防治科普的重要阵地。短视频具有传播性强、方便营销、制作简单等优势,便于制作与推广,而且由于其更直观生动,传播范围更广泛,传播内容更丰富,深受公众的喜爱,尤其对于24岁及以下的人群有很大的吸引力。在短视频平台风靡的今天,科普短视频也应成为未来慢性病防治科普的重心。

三、建设科普平台

在网络发达、信息快捷的今天,自媒体平台已成为慢性病防治科普的重要载体。科普平台的建设可以搭载包含微视频、文字、图片、语音、PPT等在内的不同类型科普资源形式,能够满足大众对慢性病防治科普的多元需求。其中,公众号作为新媒体的一种优秀的表现形式,在信息传播上具有范围广、时效性高、精准度高、互动性好等显著特点,拥有极高的用户黏度。通过分段、定期推送,公众号可让受众群体获得完整的、连续性的信息体系。另外,借助公众号的用户数据分析系统,通过统计图文信息的到达率、阅读率、转发收藏率以及用户增减、留言情况等信息,一方面可分析用户实际需求,按需求进行图文精准投放服务,另一方面也可实现与用户的互动交流,对用户提出的问题及时做出回复或解答,通过信息反馈提高科普作品水平,提高用户满意度。目前,运营较为成功的公众号均有一个共同特点,即这些公众号不仅在其平台上吸引众多粉丝,同时也登录多个其他网络平台,通过文章、视频等资源的共享,以及不同平台之间的相互宣传,从而实现多平台的联动发展。

四、充分利用慢性病患者自我管理小组开展健康教育

慢性病患者自我管理小组是以健康促进活动为主要内容的群众性组织,是一种为促进健康进行自我管理的群防群控工作模式,通过医务人员的指导与支持,组建小组,使其懂得各种健康生活知识与技能,以纠正自身的不良生活习惯。以糖尿病为例,在知识方面,自我管理教育可明显提高患者糖尿病知识知晓率;在信念方面,自我效能是衡量患者疾病管理信心的重要指标。自我管理教育能提高患者的自我效能,明显增强患者疾病管理的信心;在行为方面,自我管理教育能帮助患者养成自我检查、遵照医嘱服药、定期进行血

糖监测等健康行为。自我管理教育能全方位对患者施加积极影响,优于传统地停留在知识灌输层面。此外,自我管理小组还应科学安排小组活动时间、内容、方法,包括制作健康处方、发放通知、制定学习课程表和活动流程等,实现自我管理的规范化。

第十六章
传染病防治科普

传染病能在人与人、动物与动物或人与动物之间传播,可引起大范围流行,不仅严重损害人体健康,还会造成社会经济损失。传染病一旦出现暴发,甚至引起突发公共卫生事件,对家庭及社会均会造成较大负面影响。加强对传染病的科学认识,掌握防治传染病的知识和技能,对预防传染病,阻断传播和流行,减轻社会负担具有重大的意义。

第一节 传染病的流行特点及其危险因素

一、传染病的传播

传染病的传播和流行必须具备 3 个环节,即传染源(能排出病原体的人或动物)、传播途径(病原体传染他人的途径)及易感人群(对该传染病易感)。

(一)传染源

传染源可以是人,也可以是动物。患者、隐性感染者、病原携带者都可能成为传染源。病原体在传染源的呼吸道、消化道、血液或其他组织中生存、繁殖,并且能够通过传染源的排泄物、分泌物或生物媒介(如蚊、蝇、虱等)直接或间接地传播给健康人。

(二)传播途径

传播途径是指病原体离开传染源后,到达另一个易感者的途径或方式。传播途径由外界环境中各种因素所组成,可以很简单,也可能很复杂。常见的传播途径包括：①空气、飞沫、尘埃：主要见于以呼吸道为进入门户的传染病，如新型冠状病毒感染、流感、麻疹、白喉等。②水、食物、苍蝇：主要见于以消化道为进入门户的传染病，如伤寒、痢疾等。③手、用具、玩具：又称日常生活接触传播，既可传播消化道传染病如痢疾，也可传播呼吸道传染病如白喉。④吸血节肢动物：又称虫媒传播，见于以吸血节肢动物（蚊子、跳蚤、恙虫等）为中间宿主的传染病，如疟疾、斑疹伤寒等。⑤血液、体液、血制品：见于乙型肝炎、丙型肝炎、艾滋病等。⑥土壤：当病原体的芽孢（如破伤风、炭疽）或幼虫（如钩虫）、虫卵（如蛔虫）污染土壤时，土壤就成为这些传染病的传播途径。

(三) 易感人群

人群易感性即人体对某种传染病免疫力低下或缺乏，不能抵御某种病原体的入侵而染病。某种传染病的易感人群占总体人群的比例越高，则这种传染病越易于发生和传播，该病流行的可能性越大。易感人群包括：①对某种传染病缺乏特异性免疫力，如没有接种相应预防性疫苗的人群；②免疫力低下，如患有基础疾病或年纪较大的人群。

二、传染病的流行特点

(一) 有病原体

每种传染病都有其特异的病原体，病原体可以是微生物或寄生虫，包括病毒、立克次体、细菌、螺旋体、原虫等。

(二) 有传染性

传染性是传染病与其他类别疾病的主要区别，意味着病原体能够通过各种途径传染给他人。传染病患者有传染性的时期称为传染期，在每一种传染病中都相当固定，可作为隔离患者的依据之一。传染病的传染强度与病原体种类、数量、毒力、易感人群的免疫状态等有关。

(三) 有流行病学特征

1. 流行性 按传染病流行的强度分为：①散发：是指传染病在人群中散在发生；②流行：是指某一地区或某一单位，在某一时期内，某种传染病的发病率，超过了历年同期的发病水平；③大流行：指某种传染病在短时期内迅速传播、蔓延，超过了一般的流行强度；④暴发：指某一局部地区或单位，在短期内突然出现众多的同一种疾病的患者。

2. 地方性 是指某些传染病或寄生虫病,其中间宿主,受地理条件,气温条件变化的影响,常局限于一定的地理范围内发生,如虫媒传染病,自然疫源性疾病。

3. 季节性 指传染病的发病率,在年度内有季节性升高,一般与温度、湿度的改变有关。

(四)有感染后免疫

人体感染病原体后,无论是显性或隐性感染,都能产生针对病原体及其产物(如毒素)的特异性免疫。不同的传染病,病后免疫状态有所不同,有的传染病患病一次后可终身免疫,有的还可感染。可分为再感染、重复感染、复发、再燃等几种感染现象。

第二节 传染病防治科普的内容

提升公众传染病防治健康素养水平是防止传染病流行和传播的重要措施之一,因此,传染病防治科普的内容应围绕提高传染病防治健康素养来进行。

一、传染病知识与观念

(一)传染病基本知识
包括传染病的特点、病因、传播途径、健康危害等。

(二)传染病防治法
我国传染病管理制度是按照《中华人民共和国传染病防治法》执行的。普法教育是传染病防治科普的重要组成部分。科普的重点应放在:①《中华人民共和国传染病防治法》是我国管理传染病的法律,大家都应该遵守。②法定传染病分为甲、乙、丙三类共40种;其中,甲类传染病是霍乱、鼠疫。③传染病暴发、流行时,对政府有关部门发布的限制措施,各单位和人员应该配合。

二、传染病预防

传染病防治科普的关键是帮助公众养成有益于传染病防控的个人卫生习惯和健康生活方式。

（一）养成良好卫生习惯

1. **咳嗽礼仪**　重点是说明呼吸道飞沫的危害，倡导咳嗽礼仪，怀疑自己患有呼吸道传染病，应立即佩戴口罩，及时就医。

2. **勤洗手**　重点是不洗手的危害、手卫生的重要性、什么时候应该洗手以及如何正确洗手（如"六步洗手法"）等。外出不方便洗手时，可选用含75%酒精的手消毒剂进行手部清洁，将消毒剂涂抹双手，要让手心、手背、指缝、手腕等处充分湿润，持续搓揉15秒。

3. **开窗通风**　室内环境密闭，容易造成病菌滋生繁殖，增加人体感染疾病的风险。勤开窗通风可有效减少室内致病微生物和其他污染物的含量。提倡勤开窗通风，每日开窗通风2~3次，每次20~30分钟。温度适宜时，可使窗户常开；寒冷季节开窗通风要注意保暖，不要对着窗口直吹，避免受凉。

4. **保持居室清洁**　日常情况下，要做好居家环境的清洁卫生，衣服、被褥需经常清洗晾晒。定期清洁消毒厕所内卫生洁具和地面；空调使用前，要对空调壁挂机过滤网、蒸发器表面、进出风口进行清洗和消毒。

5. **规范佩戴口罩**　正确选择与佩戴口罩可有效阻断呼吸道传染病的传播，既保护自己，也保护他人。

6. **食品安全**　生熟食品分开贮存和处理，食物煮熟煮透再吃，不吃变质食品，病死家禽要严格按照规定处理，不可食用。

（二）接种疫苗的目的和意义

应重点宣传：接种疫苗是预防和控制传染病最经济、最有效的手段。

（三）履行传染病防控责任

每个人都是自己健康的第一责任人，并且对他人的健康负有责任，特别是在传染病流行期间，对自己的健康负责，对他人的健康负责，是一种社会责任。

1. 做好健康监测，自觉发热要主动测量体温，有症状及时就医。

2. 传染病流行期间，不去人员密集场所，与他人保持安全距离。

3. 有呼吸道传染病症状，规范佩戴口罩。

三、常见传染病的认识、管理与治疗

（一）常见传染病防治的基本知识

常见传染病的危害、病原体、传染源、传播途径、症状等。

（二）疫苗接种基本知识

重点是疫苗防病的原理、疫苗的种类、免疫规划程序等。

（三）传染病管理及治疗知识

重点是传染病的典型症状和早发现、早就医等。

第三节　传染病防治科普的方法

一、针对性健康科普策略与方法

（一）区分不同传染病

对于新发传染病，人群普遍缺乏免疫力，重点是做好远离传染源（如野生动物）、野外作业或前往疫区时加强自我防护的科普；对于再发传染病，重点是普及免疫接种相关知识。对于呼吸道传染病，重点是在公共场所通过大众媒体加强关于呼吸道礼仪的传播和倡导。对于性传播疾病，重点是性道德、性行为卫生和自我防护技能的科普，宜采用课堂教授（健康讲座）、同伴教育、小组学习、线上交流等方式在青少年和特殊人群中开展。

（二）区分传染病流行不同阶段

传染病流行的不同阶段，健康科普的重点和方法也应有所区别。

1. 传染病散发阶段　在此阶段，传染病零星散发，应通过学校教育、大众传播、知识竞赛等，普及传染病防治的一般性知识，并通过大众传播媒介提高人们的传染病防控意识和警觉意识，倡导卫生文明的行为习惯和健康生活方式。

2. 传染病暴发阶段　在此阶段，重点是提升公众的"四早"意识和技能，即什么是以及如何做到"早发现""早报告""早隔离""早治疗"，宜采用大众传播手段，广泛传播"四早"对于防止传染病大面积传播的重要性。

3. 传染病流行阶段　在此阶段，传染病出现社区传播和大面积流行，除了继续做好"四早"普及外，一是帮助公众了解自我防护知识和技能，如科学佩戴口罩、正确洗手、正确使用安全套等；二是提醒公众遵守传染病防治法，积极配合政府和专业部门采取的隔离、治疗、应急免疫接种等防疫措施；

三是提醒公众从权威渠道获取有关疫情的信息,提高信息素养,避免轻信盲从。

(三) 区分不同人群和场所

1. 青少年 对于青少年学生,应编写传染病防控知识教材,进行系统的传染病防治知识教育和良好个人卫生习惯的培养,也可通过同伴教育、小组学习、线上交流等方式,就某些重点传染病(如结核病、艾滋病等)开展科普。

2. 职业人群 对于职业人群,科普重点是提升传染病防控意识,坚持有益于传染病防控的卫生习惯。可通过集体健康讲座、方法科普材料等方式开展。

二、信息策略

信息是有效科普的基础和前提,好的信息不仅应能吸引公众聆听、阅读或接受,而且应能调动公众的自身积极性,内化为传染病防治素养,外化为有效的防控行为。

(一) 信息设计

应根据健康信念模式、前景理论等,说明传染病的严重性、易感性,增加目标人群改变行为,预防传染病的信心,帮助目标人群养成有益于传染病防控的行为习惯和生活方式。

(二) 信息订制

应根据行为的阶段改变理论等,针对传染病防控行为所处不同阶段的目标人群有重点地告知有关信息。如对于无行为转变打算者(在半年内没有要改变行为的愿望),重点是:①建立良好关系(以便接下来能够顺利沟通);②讨论有关行为的议题,以使对方关注该方面的信息;③传播有关知识,使对方产生改变行为的想法。而对于已经产生改变行为想法者(打算在接下来的一个月开始改变行为),重点是:①对对方的矛盾表示出理解;②帮助对方了解转变行为的益处;③与对方探讨转变行为有哪些困难,有哪些成功改变行为的经验可借鉴;④激励对方做出改变行为的决定或承诺。

三、理论应用策略

增加公众对行为建议的依从性、采取积极的预防措施,是控制呼吸道传染病疫情的重要策略之一。疫情发生的早期阶段,呼吁公众采取自我防护措施,如自我隔离、勤洗手、遵守呼吸礼仪(戴口罩、打喷嚏或咳嗽时避让他人或遮盖口鼻)、保持社交距离、避免用手触摸口眼鼻等。但公众中可能有一部分人不愿意采纳或遵守这些推荐的行为建议,这可能是增加相关病毒在人群中传播风险的重要因素之一。

行为科学理论既可以让我们更深入地理解公众对病原体、疫情的态度和看法,也可以帮助我们更有效地制定干预措施,减少公众采纳推荐行为的障碍,促进其采取积极的个人应对措施。研究表明,基于理论模型的公共卫生干预措施,提高了识别、定义和影响结局变量的能力,所以更易于取得预期的行为改变效果。

在传染病疫情和突发公共卫生事件防控领域常用的行为改变理论主要有健康信念模式、计划行为理论和保护动机理论。截至目前,行为改变理论用于干预公众的传染病疫情和突发公共卫生事件相关行为包括:①接受免疫接种;②采取自我防护措施,如洗手、膳食、锻炼、戴口罩、防止共用注射针头、呼吸道卫生、安全性行为、避免静脉吸毒、除虱;③参加筛查;④改善治疗行为,如药物依从、减少抗生素使用;⑤应急准备,如抗洪准备、抗震准备、气候变化准备、抗飓风准备、抗恐怖活动准备等。

第四节　传染病防治科普的流程

一、传染病防治科普方案的制订

(一) 传染病防治科普的需求评估

1. 评估某人群主要传染病相关健康问题　通过调查研究,明确某一人群的主要传染病相关问题(发病率高、传染性强、患病率高、伤残率高、死亡率高、疾病负担重的传染病),确定优先科普主题。

应收集人群的疾病谱、死因构成中传染病部分,明确这一人群的常见传染病,并要明确季节性高发病如冬春季流感、夏季食物中毒、儿童手足口病等。

2. 评估某人群传染病防治相关行为及影响因素 明确目标人群传染病防治相关行为和影响因素,是有针对性地开展健康教育的基础,做到有的放矢,提高科普效率。

要了解目标人群传染病防治相关行为和生活方式现状,特别是个人卫生习惯、饮食运动情况、就医行为等,还要了解目标人群所处环境的社会文化、风俗习惯,健康观念、健康知识和健康技能水平等。

通常,我们对目标人群开展传染病防治健康素养调查即可获得这一人群的传染病防治健康素养水平。近几年,全国居民健康素养监测调查问卷中,传染病防治健康素养相关问题共有 6 道,通过计算能够得出这一人群的传染病防治健康素养水平,也能和其他人群、其他地区做横向对比(表 16-1),此外,我国部分学者研发了中国公众传染病健康素养评价指标体系,包括 5 个一级指标、19 个二级指标、46 个三级指标,并在此基础上研究编制了中国公众传染病健康素养量表,可以用于更详细地了解目标人群在传染病防治方面的主要问题,以便更为精准地进行科普活动。

3. 评估健康教育资源 分析开展传染病防治科普的资源和条件,要明确目标人群所在环境的基本情况,包括所在单位(可以是社区、单位、学校等)的健康相关政策、经济水平、文化风俗、卫生资源与设施等,还应了解目标人群的人口数量和人口构成如性别、年龄、职业、受教育水平、流动人口比例等。

(1) 确定优先项目:通过传染病防治健康问题及资源评估,可以发现目标人群的健康需求是多方面、多层次的,因此,要确定优先项目,集中有限的人力、物力、财力解决主要问题。

根据问题的频度和危害、行为的可变性、干预的可行性对项目进行排序,选出优先项目。

(2) 确定优先解决的传染病相关健康问题:在需求评估的基础上,明确目标人群的主要传染病相关问题,与这些问题密切相关的行为危险因素和非行为危险因素,根据健康问题对目标人群健康威胁的严重程度进行排序,确定优先解决的健康问题,从而确定优先干预的目标人群。

比如,调查发现,某幼儿园传染病发病率顺位中,手足口病发病率位列第一,小班的孩子发病率高于中班和大班,因此,确定手足口病防治为该幼儿园

表16-1　全国居民健康素养监测调查问卷及判定标准
（传染病防治部分）

题号	题型	题目	答案	分值
1	判断	预防流感最好的办法是服用抗生素(消炎药)	错	1
2	单选题	乙肝可以通过以下哪些方式传染给他人? ① 与病人或感染者一起工作、吃饭、游泳 ② 可以通过性行为、输血、母婴传播 ③ 同病人或感染者说话、握手、拥抱 ④ 不知道	②	1
		对肺结核病人的治疗,以下说法正确的是: ① 没有优惠政策　② 国家免费提供抗结核药物 ③ 住院免费　　　④ 不知道	②	1
		下列哪种情况下,应暂缓给儿童打疫苗: ① 哭闹时　　　② 感冒发烧时 ③ 饭后半小时内　④ 不知道	②	1
		流感季节要勤开窗通风。关于开窗通风,以下说法错误的是: ① 冬天要少开窗或不开窗,避免感冒 ② 开窗通风可以稀释室内空气中的细菌和病毒 ③ 开窗通风可以使阳光进入室内,杀灭多种细菌和病毒 ④ 不知道	①	1
	多选题	咳嗽、打喷嚏时,正确的处理方法是: ① 用手直接捂住口鼻 ② 用手帕或纸巾捂住口鼻 ③ 用胳膊肘弯处捂住口鼻 ④ 不用捂住口鼻 ⑤ 不知道	②③	2
合计				7

注:单选题每题只有1个正确选项,多选题每题有2个或2个以上正确选项,全部答对即可得分,多选、少选、错选均不得分,得分6分及以上判定为具备传染病防治健康素养。

优先解决的健康问题,那么受这一健康问题影响最大、最严重的群体即小班的孩子即可确定为优先干预的目标人群。

(3)确定优先干预的行为危险因素:首先明确目标人群与特定健康问题相关的健康危险因素,再区分其中的行为危险因素与非行为危险因素,接下来制订行为干预清单,包括预防性行为和治疗性行为,再按照行为的重要性和可变性将行为分级,选择重要且可变性大的行为作为目标行为,将目标行为转化为行为目标。

(4)目标人群需求分析:了解目标人群希望学习哪些知识、喜爱哪些健康科普的媒介和形式、目标人群信赖的人是谁以及对采纳所推荐的健康行为存在什么困难和问题。

(5)撰写需求评估报告:将上述调查研究的结果整理成需求评估报告,以便于制订传染病防治科普计划,实施科普活动。

(二)传染病防治科普计划的制订

科普计划的制订要遵循目标明确、重点突出、科学可行、全员参与的原则。体例一般如下:

1. 制订依据 阐明计划制订的背景和意义,描述需求评估的结果等。

2. 预期目标 明确工作目标和效果目标,分为总目标和具体目标。

3. 科普策略 根据需求评估结果确定采取的科普媒介和形式,如某幼儿园手足口病防治科普工作,以家长课堂为主,以幼儿行为干预为辅等。

4. 工作任务及分工 将计划开展的工作、时间安排、人员安排等列出。如家长课堂的日程安排,幼儿活动的日程安排,微信公众号推送消息计划等。

5. 评价 对科普活动进行过程评价和效果评价,可以是对本科普活动的整体评价。

6. 经费预算 列出每次科普活动的各项开支,将其汇总即为本科普活动的预算。

二、传染病防治科普活动的准备和预案

(一)传染病防治科普活动的准备

在做好计划的基础上,要严格按照计划做好准备,包括人员的安排和培训考核、物料的准备、经费的投入等,其中人员的安排和沟通是科普活动能否

顺利进行的关键。

（二）传染病防治科普活动的预案

任何一项现场活动,都有可能出现突发情况,在制订计划的同时要遵循计划的前瞻性原则和弹性原则,尽量考虑到可能出现的紧急情况,提前制订预案。

三、传染病防治科普活动的实施和评价

（一）制定时间表

即实施进度表,是整个科普工作的核心,确定时间表后,各项工作应严格按照时间进度来安排和完成。比如,围绕流行性感冒的防治进行一个专项科普活动,可以参照表16-2安排时间进度。

表16-2 某社区2023年流行性感冒防治科普工作实施时间表

实施时间 （2023—2024年）									工作内容	负责人	地点
8	9	10	11	12	1	2	3	4			
−									需求评估,制订工作计划	×××	街办事处
	−								筛选核心信息,科普化加工,制作宣传材料	×××	社区卫生服务中心
		−							培训科普工作者	×××	社区卫生服务中心
			−				−		围绕流感的特点、防治方法等的科普活动	×××	辖区6个居委会
					−				中期评估	×××	社区卫生服务中心
								−	总结评估	×××	街道办事处

（二）控制实施质量

为了保证实施质量,最终达到科普工作的目标,在实施过程中要进行质量控制,一般可以采取对工作进程的监测、对活动内容的监测、对活动开展状况的监测、对人群传染病防治素养水平及有关危险因素的监测以及对经费开支的监测来进行。可以采取记录报告、现场考察和参与、审计以及调查方法来进行。

（三）建立实施的组织机构

传染病的防治需要社会共同参与,往往不是一个单位、一个社区独立能够完成的,有时涉及全省,甚至几个或多个省区,实施的组织机构在整个传染病防治科普工作中起到了至关重要的作用。在实施之前,就要确定好领导机构、执行机构,并做好之间的协调与合作,并且争取更多的政策支持。

（四）配备和培训实施工作人员

实施人员应掌握和本项科普工作有关的知识与技能,包括管理知识、专业知识和专业技能,对相关传染病的知识、技能有一定的储备,并且具有良好的科普工作素养和人际沟通能力。

在此基础上,针对专项科普活动对工作人员进行培训并进行考核,检验培训效果,做好人力资源的实施保障。

（五）配备和购置所需设备物件

根据选择的科普媒介准备设备物资,包括硬件和软件。硬件方面包括发放的科普宣传材料,组织健康讲座、公众咨询活动需要的场地、投影仪、电脑、桌椅等,直播用的直播设备;软件方面包括围绕传染病防治的核心信息加工的科普知识,公众号、直播号、网络平台官方账号等。

第十七章
心理健康科普

心理健康是人整体健康的重要组成部分,关系广大人民群众幸福安康、影响社会和谐发展。心理健康科普是运用传播学、教育学、心理学及医学的理论和方法,传播心理健康知识,传授心理健康管理技能,预防或减少心理行为问题,提高心理健康水平和生活质量的过程。

第一节 心理健康的概念、特点和意义

一、心理健康的概念和含义

心理健康是人在成长和发展过程中,认知合理、情绪稳定、行为适当、人际和谐、适应变化的一种完好状态。心理健康的概念是相对的,心理健康与不健康之间没有明确的界限。心理健康者不仅内心环境具有安定感,而且能根据社会规范和要求去适应外部环境的各种变化,以适当的行为克服所遇到各种障碍或困难,心理保持平衡。我国医学心理学学者认为,心理健康一般应包括智力正常、情绪良好、意志健全、人际关系和谐、适应环境、行为反应适度、正视现实、人格健全、有独立自主意识等。

二、心理健康的标准

综合 WHO 和中国心理卫生协会有关文献,心理健康的标准主要包括:

1. 有充分的安全感。

2. 有自知之明,并能恰当地评价自己。

3. 生活理想和目标切合实际。

4. 与周围的环境相处良好。

5. 性格稳定,人格完整、和谐。

6. 能从过去的经验中学习。

7. 人际关系良好。

8. 能适度地表达和控制自己的情绪。

9. 能在集体允许的前提下,有限度地发挥自己的个性。

10. 能在社会规范范围内,适度地满足个人的基本需求。

我国学者认为,智力基本正常、心理行为表现符合年龄特点,也应列入心理健康的标准。

三、心理问题与精神心理疾病

人生活在社会环境中,不可能是一切都是一帆风顺的,每天都有可能面对各种外部刺激的困扰,也会做出一定的心理应对和行为反应。适时、适度的应对反应属于正常的心理行为波动,只有自己的情绪和行为无法调整,焦虑、抑郁等情绪长时间无法自我缓解,行为出现明显反常现象,严重影响正常的生活和工作,才作为心理异常或疾病来对待,而且需要专业机构和专业人员的诊断和治疗。常见的心理障碍和疾病包括焦虑症、抑郁症、强迫症、恐怖症等。

第二节 心理健康科普的内容与方法

心理健康科普贯穿人的生命全程,每个生命阶段都有不同的重点内容。

一、生命初期心理健康科普

生命初期是指胎儿期、婴儿期、幼儿期和童年期。生命初期心理健康科普的对象主要是妊娠母亲或其他家庭成员。

(一)妊娠期

孕妇需做到保持稳定愉悦的情绪,避免出现剧烈的波动,影响胎儿的正常生长发育,甚至影响出生后智力。科普重点是:一方面是要增加孕妇自身的心理弹性,保持心理稳定,另一方面是帮助孕妇的家人认识到心理情绪问题对于母婴健康的重要影响,营造良好的家庭环境。

(二) 婴儿期

婴儿期是指从出生到 1 岁以内,该期科普的重点是:①倡导母乳喂养,促进婴儿智力发展;增加母婴情感沟通,促进婴儿神经系统发育和情感发展;②加强婴儿口头言语训练,鼓励儿童多说话,父母要多创造口头言语交流的机会;③进行运动技能训练,如手的抓握动作、独立行走、跑、跳、攀、搭积木、装拆玩具等;④培养良好的习惯,为婴儿性格发展和社会适应奠定基础,包括良好的饮食习惯、规律睡眠、定时大小便等。

(三) 幼儿期

幼儿期是指 1~3 岁阶段,此阶段心理健康科普要做到:

1. 鼓励幼儿多做游戏;

2. 性别意识强化;

3. 建立良好的家庭人际环境;

4. 正确处理过失和错误,避免挫伤幼儿的积极性和主动性;

5. 不过分保护,避免溺爱,培养孩子的独立性。

(四) 童年期

3~12 岁被称为童年期。童年期心理健康科普重点是:

1. 帮助儿童适应集体环境,学会自我管束;

2. 科学安排教学内容和方法,培养儿童的学习兴趣;

3. 合理安排学习任务,实施素质教育;

4. 及时发现和解决出现的心理、行为问题;

5. 鼓励自信心和独立性;

6. 培养价值观、时间观念、竞争意识和自强自立精神。

二、青春期心理健康科普

(一) 青春期心理健康科普的主要目标和任务

WHO 规定青春期为 10~19 岁。此阶段的青少年处在生理和心理快速发展时期,是人体的第二次生长高峰,也是心理激烈动荡时期。心理健康科普主要应围绕以下几个方面开展。

1. 培养和发展自我意识,使青少年能够认识到自身生理、心理发展变化规律,学会客观地认识自己。

2. 引导青少年树立健康的性意识,及时进行性教育,消除青少年对性器官及第二性征的神秘、好奇、不安、恐惧,培养高尚的道德情操。提高法治观念,自觉抵制黄色影视、书刊的不良影响。

3. 培养情绪自我管理的能力,引导青少年学会用多维、客观、发展的观点去看待周围的人和事。

4. 纠正不良行为,如尝试吸烟、酗酒等。

5. 引导青少年树立正确的人生观,正确对待挫折和困难。

(二) 青春期心理健康科普的方式方法

根据青少年学生的生活和学习特点,青少年心理健康需要开展形式多样的科普活动。

1. 开设心理健康教育课程　根据教育部印发的有关规定或通知精神,将心理健康教育纳入德育课课程体系,开设心理健康科普选修课程。

2. 开展心理辅导与咨询工作　学校要积极创造条件,建立心理咨询(辅导)室,并通过团体辅导、个别咨询、心理行为训练、书信咨询、网络咨询、开设热线电话等多种形式,对学生在成长、学习和生活中出现的心理行为问题给予指导,帮助他们排解心理困惑。对于个别有严重心理障碍和心理疾病的学生,应该及时识别并转介到专业诊治部门。

3. 在实习实训中渗透心理健康科普　实习实训是学生接触社会、体验职业的重要渠道,要引导学生进行职业心理调适,帮助学生巩固和强化积极的情感体验,克服不利于将来就业的心理倾向,正确对待职业选择和职业的变化发展,了解职业的社会意义和价值,培养职业兴趣、爱岗敬业精神和良好的职业心理素质。

4. 通过校园文化建设,营造积极、健康、向上的校园文化氛围和心理健康环境。同时,要充分利用各种宣传媒体,如广播、电视、网络、校刊、校报、橱窗等形式,利用第二课堂活动,广泛宣传普及心理健康知识,培养学生的心理健康意识。心理健康科普要和学生日常教育和管理工作紧密结合,全面渗透到学校的教学、管理和服务等各项工作中。

5. 建立学校与家庭的密切联系和沟通机制　通过家长学校、家长会、教师家访等各种形式,加强与学生家长的沟通,发挥家庭的作用,使学校和家庭形成合力,共同做好心理健康科普工作。

三、青年期心理健康科普

青年期是指 20 岁左右至 35 岁左右的时期。此阶段,人已进入成年阶段,心理健康的主要任务是提高心理弹性,客观对待理想与现实之间的矛盾,正确处理爱情、婚姻、家庭和事业之间的冲突。青年人心理健康科普的主要任务主要有三个方面。

（一）提高社会适应能力

包括：

1. 帮助青年人正确认识自己,了解自己的长处与不足,学会辩证思维,客观对待现实。

2. 帮助青年人确定切合实际的奋斗目标,避免不必要的心理挫折和失败感,正确对待失败和挫折。

3. 帮助青年人提高人际交往能力。

（二）提高情绪情感的管理能力

包括：

1. 制订适当的学习、工作和生活目标。

2. 克服不良情绪影响。

3. 把内心的想法与情感与他人分享。

4. 学会情绪转移。

（三）树立正确的性意识能力

包括：

1. 帮助青年人建立关于性的科学认知。

2. 正确理解性意识与性冲动,接受其自然性与合理性。

3. 增进正常异性交往,理性择偶。

四、中年期心理健康科普

中年期是指 35 岁至 65 岁之间的阶段。经过多年的努力,中年人一般都已成为单位的骨干、家里的顶梁柱,是老人的孩子,是孩子的父母,承受着来自事业和家庭等各方面的压力,还要面对更年期心身变化问题,处理不好,往往会导致"中年危机",给个人、家庭和社会带来不利影响。中年期心理健康科普的重点主要包括以下几个方面。

(一) 缓解心理疲劳

应帮助中年人做到:

1. 扩大关注范围,除了投身事业发展,还要关注家人的感受、与朋友的关系、业余爱好以及工作以外的社会活动等。

2. 留出属于私人空间和时间。

3. 善于抓住工作的重点。

4. 树立正确的成败观。

5. 不要求全。

6. 学会倾诉。

(二) 更年期综合征

部分女性更年期会出现情绪波动,易激惹,易紧张焦虑,注意力不集中,记忆力减弱。应帮助其做到:

1. 正确认识更年期的心身反应,认识更年期的到来是生命的规律。

2. 养成有规律的生活习惯。

3. 提倡家庭与社会的关心。

4. 加强自我调节和控制,学习自我放松的方法。

(三) 家庭与婚姻矛盾

帮助中年人做到:

1. 增进夫妻间的沟通交流。

2. 培养良好的子女养育方式。

五、老年期心理健康科普

随着经济社会的快速发展,人民生活水平持续提高,医学技术日新月异,我国人均预期寿命从中华人民共和国成立初的 35 岁提升到 2020 年的 77.3 岁,使我国快速进入老龄化社会。WHO 指出:更长的寿命不仅对老年人及其家庭,而且对整个社会来说都是一个重要的机会。增龄提供了追求新生活的机会,例如继续接受教育或长期被忽视的激情,同时继续为家庭和社区做出有价值的贡献。

老年期心理健康科普的主要任务包括:

(一)树立正确的老龄观

要帮助老年人认识到,老龄化不是衰老化。我国 2020 年《国民体质监测公报》显示,全国达到《国民体质测定标准》"合格"等级以上的人数百分比为90.6%,60~69 岁"老年人"为 91.4%,高于 20~39 岁(87.2%)人群。我国总体国民体质综合指数为 100.54 分,60~69 岁老年人为 99.00,与 20~39 岁(101.45)人群非常接近。说明我国年轻老年人的身体素质与青壮年人差别不大。

(二)克服退休就是休息、养老心理

在我国,特别是城市地区,居民寿命大幅延长,60 岁以上人口营养和健康状况显著改善,实施多年的 60 岁退休政策,已开始向延迟退休和灵活退休(如退休返聘)方向发展。退休不是退出社会主流彻底休息,而是有了更多的机会和时间可以自主参与社会活动,包括生产劳动。

(三)做好第三个 30 年的生活和工作规划

人的一生,第一个 30 年从出生到 30 岁,是学习成长和准备阶段,第二个30 年从 30 岁左右到 60 岁左右是工作、奋斗阶段,第三个 30 年是指 60 岁左右至 90 岁左右阶段,此阶段的人,既有人生的丰厚积淀,又有生活工作的自主性,是真正属于自己的 30 年,老年人既要善于"激流勇退",又要找回自我;既不给社会添乱,也要提升自我价值感和自我效能感,积极参与社会工作,做出自己的贡献。应帮助老年人学会健康、幸福、有创造力地度过最后 30 年。

(四)帮助老年人培养广泛的兴趣爱好

琴棋书画、种花养草等兴趣爱好是陶冶性情、改善孤独抑郁的好方法。对于生活紧张、工作繁忙的中年人来说,培养这些兴趣爱好可以称得上是一种奢侈,而对于时间机动的老年人来说却是一种机会。

(五)消除不良心理情绪问题

部分老年人因家庭矛盾和不能较好地融入社会,会产生孤独、恐惧、多疑、焦虑等心理问题。应帮助老年人维持良好的夫妻关系、与子女的关系和与亲朋好友的关系,营造和谐的家庭环境。鼓励老年人加强人际交往,结交各界朋友,建立广泛社会支持。

第三节　积极心理培养的科普

一、积极心理的概念和内涵

积极心理是指个体主动学习心理健康知识和心理调适技能，发挥自身的心理潜能，调动自身资源，激发自身优势，促进身心健康，提高生活质量的过程。积极心理将心理学传统上以关注心理问题、心理疾病的治疗为中心，转变为以如何提高心理健康水平为中心。

积极心理主要包括 4 个方面，分别为：

（1）积极情感（如幸福、感激、满足）。

（2）积极的个人特质（乐观、有弹性、性格有力）。

（3）积极的人际关系。

（4）积极的环境（学校，工作场所）。

二、积极情感

适度的恐惧、厌恶和愤怒情绪是人对外界不良刺激的正常适应性反应，在确保自身安全和生存（如战斗或逃跑）上可发挥一定的积极作用，而过度的压力、压抑和退缩会对健康带来不良影响。积极的情绪（如喜悦、兴趣、满足）会平息自主神经的过度唤醒，指导应对和安全策略，并促使个人通过探索新的事物、人或情境，从而更好地融入物质和社会环境。

（一）拓宽和构建

积极情绪可以拓宽个体的注意力，拓宽认知（如好奇心、创造力）和行为（如探索、玩耍），从而培养身体、智力和社会资源（如智力、掌控感和社交能力），以达到人的最佳功能状态。

（二）调节负性情绪

积极情绪可以通过减少压力反应（例如血压升高），并使身体恢复平衡状态，更快地平息或消除负面经历的不利影响。如有研究发现，在遭受巨大压力后，立即体验心理满足和轻度喜悦等积极情绪的人，心血管功能恢复更快，包括心率降低、外周血管舒张、血压下降。有心理弹性者会更频繁地经历积极情绪，能更快地从特定的生活压力源中恢复过来。

(三) 积极情感的生物标志物

积极情绪有许多健康、工作、家庭和经济方面的益处。研究发现，积极的情绪和对生活的积极评价可降低疾病、残疾和伤害风险，行为更健康，免疫功能更强，体能恢复更快。积极情绪有利于在工作、社会关系和身体健康方面取得成功。需要注意的是，积极情绪不仅是消极情绪的对立面，也是心理健康的独立维度。

研究表明，积极情绪是需要培养的重要心理资源。积极心理学干预（如促进弹性、乐观或感恩）可提高行为改变理论和方法的效果（如行为的分阶段改变理论、动机性晤谈）。强调个体正向经历和积极情绪的信息，比恐吓性信息更容易改变受众的健康相关行为。

三、积极的个人特质

积极的个人特质，如创造力、勇敢、善良、毅力和乐观，有利于缓解心理障碍和逆境感受，促进心理健康。

(一) 心理弹性和乐观主义

弹性是指能够在身处逆境或遭受威胁的情况下做出积极的心理适应。弹性有利于个体有效应对生活中的各种挑战，并增强自己的掌控感。可以通过帮助个体转变看问题的角度，学习正向思维和应对的技能，达到提高心理弹性的目的。

(二) 人格力量

感恩、做善事和正念放松可以增加积极的情绪和幸福感。感恩练习，如每周写出让自己感激的5件事，可改善生活满意度，心情也更乐观，健康问题更少，身体活动更多，睡眠质量更高，社交亲和力更强。研究表明，随时帮助别人，即便是举手之劳，也可增加自己的幸福感（表17-1）。

四、积极的心理环境

社会和经济因素影响身心健康，包括就业、工作环境安全、教育、收入和住房、稳定和支持性的家庭、社会和社区环境。

表 17-1　积极心理学中衡量良善和人格魅力的核心指标

指标	表现
1. 智慧与知识——认知力,包括知识的获取	创造力,好奇心,判断力和开放性思维能力,爱学习,有观点
2. 勇气——情感力,涉及面对内外困境的情况下运用达成目标的意志力	勇敢,坚毅,忠诚,热情
3. 人道——人际交往能力,涉及关怀和友好	有爱和被爱的能力,友好,社交智慧
4. 正义感——公民意识力能力,是健康社区生活的基础	团队,公平,领导力
5. 节制——避免过度的能力	宽厚仁慈,谦逊,审慎,自律
6. 超然——理解人生的意义	欣赏美和卓越,感恩,希望,幽默,敬畏心

资料来源:PETERSON C,SELIGMAN M. Character strengths and virtues:A handbook and classification [M]. Oxford:Oxford University Press,2004.

"赞赏性询问"可被用于促进社区或组织变革以促进其成员或员工的心理健康。干预者可从赞赏性询问的角度向目标人群提出几个问题,以激励行为改变或帮助维持行为改变。主要的科普手段包括:

1. **发现**　找出健康个体最重视和想改变的是什么。如可以问:你觉得你的哪种生活方式行为最能改善你的健康? 最让你感到快乐? 把你的这个生活方式推广给其他同事怎么样?

2. **梦想**　在当前较好的基础上,提出更好的前景。如可以问:看起来你目前身体还不错。每个人都要管理好自己的健康,你准备怎么做? 如果大家都做好自身健康的第一责任人,管理好自己的健康,将来会怎么样?

3. **设计**　为实现梦想一起制定一个计划。如可以问:接下来你想怎么促进自己的健康? 你会主动动员别人参与进来吗?

4. **实施**　就原则和优先达成共识/明确实现近期目标和远期目标的策略。如可以问:为了改善你自己的健康,你的近期目标是什么? 远期目标是什么?

第十八章
伤害预防科普

　　据 WHO 估计,每年有超过 440 万人死于伤害,占总死因的 8% 左右。中国疾病监测系统死因监测数据显示,2021 年,我国人群伤害总死亡率为 46.90/10 万,伤害造成的总死亡人数约为 66 万人,伤害是我国 1~14 岁儿童的首位死亡原因。我国每年由伤害造成的残疾、住院、医疗诊治数量庞大,给国家、社会、家庭和个人带来了沉重的负担。

　　我国对伤害预防控制工作高度重视,《"健康中国 2030"规划纲要》《健康中国行动(2019—2030 年)》《"十四五"国民健康规划》《中国儿童发展纲要(2021—2030)》《质量强国建设纲要》《国家残疾预防行动计划(2021—2025 年)》等国家发展规划和行动计划中,都明确提出了预防和减少伤害的要求,并纳入评估指标体系。本章节以伤害流行特征为出发点,介绍伤害防制的基本策略,并针对不同重点伤害类型分别介绍相关危险因素及科普与健康教育要点。

第一节　伤害流行特征

一、伤害的基本概念

　　伤害通常被认为是不可避免的随机性"事故"。随着对伤害性质和特征更加全面和深入的认识,目前这一观点已被改变,伤害是可以预防的。

　　WHO 对伤害的定义为:伤害是由于机械能、热能、电能、化学能,以及电离辐射等物质以超过机体耐受总程度的量或速率急性作用于机体所导致的。在某些情况下（例如溺水和冻伤），伤害是由于氧气或热能等生命所需基本物质的急性缺乏所导致的。

为了更好地开展伤害流行病学研究，确保相关研究数据的可比性，2010年，中华预防医学会伤害预防与控制分会通过了关于伤害诊断标准（或称为操作性定义）的决议，明确我国的伤害操作性定义为："经医疗机构诊断为某一类损伤或因损伤请假（休工、休学、休息）一日以上"。

伤害种类复杂，分类标准也较为多样，除了国际通用的《国际疾病分类标准》第十次修订本（ICD-10）和国际伤害外部原因分类标准（international classification of external causes of injury，ICECI）外，也可根据不同的研究维度进行分类。如根据伤害意图可分为非故意伤害和故意伤害。非故意伤害指突发外界事件所致的损伤或死亡，如儿童在球场上运动时不慎扭伤脚踝，儿童在学习游泳时由于游泳圈脱出导致溺水事件发生等。故意伤害指蓄意地运用躯体力量或权力，对自身、他人、群体或社会进行威胁或伤害，造成或极有可能造成损伤、死亡、精神伤害、发育障碍或权益的剥夺，如故意服用农药自杀、使用暴力殴打他人等。本章主要针对非故意伤害的预防与控制进行阐述。

二、伤害的流行特点

（一）中国伤害死亡现状

中国疾病监测系统死因监测数据显示，2021年，我国人群伤害总死亡率为46.90/10万人，导致的死亡人数占全人群死亡总数的6.61%，高于传染性疾病、母婴及营养疾病所造成的死亡总和。2021年全球疾病负担研究（GBD2021）结果显示，2021年我国伤害导致的伤残调整寿命年（disability-adjusted life year，DALY）为3 504.85万人年，DALY率为2 463.44/10万，导致的伤残调整寿命年占全人群伤残调整寿命年总数的8.70%。

1. **伤害是我国1~29岁人群的第一位致死原因**　伤害是我国1~29岁人群的第一位死因，其中溺水是我国1~14岁儿童第一位死因，道路交通伤害是我国15~29岁人群第一位死因（表18-1）。

表18-1　2021年我国不同年龄人群死因顺位

顺位	<1岁	1~4岁	5~14岁	15~29岁	30~44岁	45~64岁	65岁及以上	合计
1	出生产伤和窒息	溺水	溺水	道路交通伤害	缺血性心脏病	脑血管病	脑血管病	脑血管病
2	先天性心脏异常	道路交通伤害	道路交通伤害	自杀及后遗症	脑血管病	缺血性心脏病	缺血性心脏病	缺血性心脏病
3	出生低体重	跌倒	白血病	溺水	道路交通伤害	肺癌	慢阻肺	肺癌
4	下呼吸道感染	先天性心脏异常	跌倒	缺血性心脏病	肝癌	肝癌	肺癌	慢阻肺
5	内分泌紊乱	白血病	自杀及后遗症	跌倒	跌倒	道路交通伤害	高血压及并发症	高血压及并发症
6	道路交通事故	下呼吸道感染	先天性心脏异常	脑血管病	自杀及后遗症	胃癌	糖尿病	肝癌
7	白血病	内分泌紊乱	中毒	白血病	肺癌	糖尿病	肝癌	糖尿病
8	跌倒	中毒	内分泌紊乱	中毒	肝硬化	结直肠癌	胃癌	胃癌
9	脑膜炎	癫痫症	癫痫症	癫痫症	中毒	跌倒	跌倒	跌倒
10	炎性心脏病	脑膜炎	脑血管病	先天性心脏异常	胃癌	慢阻肺	结直肠癌	道路交通伤害
11	脑血管病	炎性心脏病	下呼吸道感染	肝癌	乳腺癌	食管癌	食管癌	结直肠癌
12	食管闭锁	肝癌	炎性心脏病	肾炎和肾病	肾炎和肾病	高血压及并发症	下呼吸道感染	食道癌

2. 我国人群伤害死因前三位为道路交通伤害、跌倒和自杀 2004 年至 2021 年,我国伤害死因前三位均为道路交通伤害、跌倒和自杀,其中 2004 年至 2011 年,道路交通伤害、自杀和跌倒依次居伤害死因顺位第 1、第 2 和第 3 位,自 2012 年起跌倒上升至第 2 位,自杀下降至第 3 位,道路交通伤害仍为首位伤害死因,2020 年起,跌倒上升为首位,道路交通伤害位居第 2,自杀仍为第 3 位。

3. 我国儿童溺水死亡率总体呈下降趋势,但儿童溺水问题不容忽视 2004 年至 2021 年,我国 18 岁以下儿童溺水死亡率总体呈下降趋势,且均高于同年全人群溺水死亡率。虽然儿童溺水死亡率有所下降,但儿童溺水问题仍不容忽视,尤其对于 1~14 岁儿童。

4. 我国老年跌倒死亡率开始呈现上升趋势,是我国 65 岁及以上老年人首位伤害死因 自 2012 年起,65 岁及以上老年人群跌倒死亡率呈上升趋势。2004 年至 2021 年,我国 65 岁及以上老年人跌倒死亡率均高于同年全人群跌倒死亡率。跌倒均为我国 65 岁及以上老年人首位伤害死因。

(二) 中国伤害发生现状

我国自 2005 年起建立了以医院门急诊为基础的全国伤害监测系统,2022 年起已在 31 个省(区、市)及计划单列市、新疆生产建设兵团,109 个监测点(县/区)310 家哨点开展。2021 年全国伤害监测系统显示前往医院门(急)诊就诊的伤害类型前三位分别为跌倒(40.66%)、道路交通伤害(14.57%)和钝器伤(12.44%)。2021 年全球疾病负担研究(GBD2021)结果显示,2021 年我国非故意伤害 DALY 率前三位依次为道路交通伤害(860.42/10 万)、跌倒(583.47/10 万)和溺水(189.48/10 万),占全部伤害 DALY 的 66.30%。

第二节　伤害的危险因素与防控

伤害是可以预防的。目前伤害预防控制领域受到全世界广泛关注。从公共卫生角度实施伤害预防控制是目前国际公认的伤害预防主要框架。与发达国家相比,我国伤害预防控制工作起步较晚,但进入 21 世纪后,我国逐步建立了伤害监测体系,并在此基础上开展了系列预防控制研究工作。如卫生部门与公安部门合作开展了全球道路安全项目——中国道路安全项目,卫生部门牵头开展了"2016—2020年儿童伤害预防控制项目"等,通过项目的开展,积极探索了适合我国的伤害预防控制模式与适宜性干预技术,但也发现目前公众与专业工作人员对于伤害防制的基本原理与策略、重点伤害类型的主要危险因素与防控措施等要点掌握程度较差,有必要普及相关知识要点,从而进一步提高伤害防制工作的认可度与支持度。

一、伤害预防基本原理与策略

国内外较为常用的伤害防制模型与策略主要包括基本流行病学模型、哈顿矩阵、"5E"干预策略等。

(一)基本流行病学模型

19世纪中叶,研究者开始运用流行病学方法与理论探索疾病发生原因,其中Gordon提出伤害是由多因素相互作用而致,并尝试应用流行病学模型来探索伤害发生原因。该模型描述了伤害发生是宿主、病因(动因)和环境交互作用的结果。宿主即遭受伤害的人,病因(动因)被认为是造成伤害的能量传递机制,包括了能量提供方(如车辆、热水等)和能量传递载体或过程(如碰撞、倾倒等),而环境包括与伤害发生相关的物理和/或生物环境(如家庭内部环境、游乐园场地布置等)。通过各种干预措施改善这三方面因素可以预防伤害发生或降低伤害严重程度。

(二)哈顿矩阵

20世纪70年代,美国前国家公路交通安全局William Haddon Jr将流行病学原理与方法系统应用于道路交通伤害的研究,设计了二维矩阵分析模型用于分析与解决道路交通伤害问题(表18-2)。随后,这个分析模型-哈顿矩阵(Haddon Matrix)被完善并固定下来,用以解决各类伤害问题。哈顿模型将伤害发生的过程分为伤害发生前、发生中和发生后三个阶段,并针对这三个阶段中宿主(人)、动因(致病因子)、环境(包括物理环境和社会经济环境)来罗列伤害的相关危险因素,并据此明确针对性的干预策略和措施,预防伤害的发生或降低伤害严重程度。

表 18-2　用于解决道路交通伤害问题的哈顿矩阵

伤害发生阶段	宿主(人)	动因(致病因子：车辆)	环境	
			物理环境	社会经济环境
发生前	是否有危险行为/特征	是否有安全问题	环境是否存在危险；危险是否可控制/降低	环境是否支持危险行为
发生中	是否能承受这种能量的传递	是否提供了保护措施	环境是否在本次伤害事件中发挥作用	环境是否在本次伤害事件中发挥作用
发生后	伤害后如何处理	是否与伤害有关	伤害事件发生后，环境是否加剧伤害	环境是否有助于康复

（三）"5E"干预策略

目前国际公认的"5E"干预策略包括教育预防策略（education）、环境改善策略（environmental modification）、工程策略（engineering）、强化执法策略（enforcement）和评估策略（evaluation）。

1. 教育预防策略指在人群（包括一般人群和高危个体）中开展健康教育，形成健康、正确的态度、信念和行为。

2. 环境改善策略指通过减少环境危险因素降低个体受伤害的可能性。

3. 工程策略是指设计制造更安全的产品或设计制造提供安全保护的产品。

4. 强化执法策略指制定和强制实施相关法律、规范，确保人群中维持某些行为和规范的实施，也包括通过执法创造安全环境和确保生产安全的产品。

5. 评估策略是指判断哪些干预措施、项目和政策对预防伤害最有效。通过评估，使研究者和政策制定者知道什么是预防和控制伤害的最佳方法。

二、重点伤害类型的主要危险因素与干预策略措施

（一）道路交通伤害

道路交通伤害是道路交通碰撞造成的致死或非致死性损伤。2024 年 WHO 发布的《2023 年全球道路安全状况报告》估计，2021 年全球有 119 万人

死于道路交通事故。与此同时,每年有数千万人在道路交通碰撞中受伤。

1. **主要危险因素** 利用哈顿模型可将道路交通伤害的主要危险因素分为4类,包括影响交通暴露的危险因素、影响事故发生的危险因素、影响伤害严重程度的危险因素和影响事故后的伤害结果的危险因素(见表18-3)。

表18-3 道路交通伤害主要危险因素简表

伤害发生阶段		人的因素	车辆与设施因素	道路与环境因素
发生前	影响交通暴露因素	人口结构变化	机动化	路网规划与出行需求发展
		出行方式差异		
	影响伤害发生因素	道路弱势群体"年轻"驾驶员超速行驶使用酒精/药物疲劳驾驶分心驾驶	车辆制动故障违规超标车辆	路网规划不合理道路设计不合理事故高发路段无补救措施
		能见度不够		
发生中	影响伤害严重程度因素	不佩戴安全头盔不使用安全带/儿童安全座椅超速行驶使用酒精/药物	车内碰撞防护不当车外缺乏防撞保护设施	路边物体问题路边防护不合理
发生后	影响事故后伤害结果因素	院前因素医院救护因素		

2. **主要干预策略措施** 联合国《2021—2030年道路安全行动十年全球计划》提出了一系列干预建议与策略措施,其核心特征是"安全系统方法",认为道路运输是一个复杂的系统,安全是其核心。人、车辆和道路基础设施必须以高度安全的方式相互作用。

(1)多元交通和土地使用规划:主要包括实施促进"紧凑型城市"设计的政策;实施降低车速的政策,优先考虑行人、骑车人和公共交通使用者的需求;倡导公共交通导向型发展;在建设公共住房、补贴住房和职工住房时,战略性选择可便捷获得大容量公共交通服务的区域;在高密集城镇地区,实施针对机动车驾驶人、车辆和道路基础设施的限制措施;在主要公交站安排可接驳的共享单车等;在建设或修缮交通网络时,满足不同年龄层和不同能力人群的出行需求;使用积极的宣传和激励措施。

(2)加强道路基础设施安全:在地区土地使用规划和道路廊道设计时,为每一类道路使用者群体确定道路基础设施的功能定位分类和安全性能标准;审查所有涉及道路功能、涉及道路使用者需求和针对特定区域的立法和地方设计标准并更新修订;对所有道路设计,从每一位道路使用者角度明确道路技术标准和星级评定目标;开展基础设施整治,使驾驶人只要遵从逻辑和直觉地驾驶,就能遵守所处环境要求的速度限制;对新建道路的所有路段进行道路安全排查,确保所有道路安全性达到三星标准,争取对所有类型道路使用者的安全性至少达到三星标准;进行碰撞风险摸底以及主动安全评估,必要时开展针对性路网检查;面向每一类道路使用者设定基础设施安全性能目标,分道路性质制定明确、可衡量的指标。

(3)确保车辆安全:应当为新车和二手机动车、安全带、儿童约束系统和摩托车头盔制定高质量的统一安全标准(包括正面和侧面碰撞防护标准、为所有座椅配备安全带及其固定装置、ISOFIX儿童约束系统锚固点、电子稳定控制系统、高级紧急制动系统、行人保护标准等),确保车辆在使用寿命期间始终保持高质量的安全标准。

(4)确保道路的安全使用:道路交通安全的立法与执法,制定交通规则和驾驶证照制度,确保道路基础设施考虑到所有道路使用者需求,通过道路设计引导道路使用者安全出行,利用车辆的安全功能和技术来引导道路使用者安全出行。

(5)改善事故后响应:建立事故后响应系统及其启动机制,加强事故后响应过程中非医疗专业人员的应对能力,加强专业医疗保健,设立事故后多学科调查机制,为在交通事故中失去亲人的家庭和幸存者提供社会、司法和适当的经济帮助。

同时,该行动计划还从资金、法律框架、速度管理、能力发展、交通计划中的性别视角、使技术适应安全系统、关于中低收入国家等方面提出了实施建议。

(二)老年人跌倒

跌倒是我国老年人面临的主要健康威胁之一。跌倒是中国65岁及以上老年人因伤害死亡的首位原因,也是 60 岁及以上老年人因伤害就诊的首位原因。有研究显示,我国老年人跌倒发生率约为 18.3%。

1. **主要危险因素** 2021 年 WHO 发布的《安全行走:全生命周期跌倒预防与管理策略》中把老年人跌倒的危险因素划分为生理因素、行为因素、物理环境因素和社会经济环境因素四方面,2021 年我国发布的《社区老年人跌倒预防控制技术指南》也列举了老年人跌倒主要危险因素(表 18-4)。老年人跌倒通常不是某个单一因素的作用,更多的是多个因素共同作用的结果,老年人跌倒危险因素越多,跌倒发生的风险越高。

表 18-4 老年人跌倒主要危险因素

生理因素	行为因素	物理环境	社会经济环境
• 高龄 • 女性 • 种族 • 跌倒史 • 慢性病/残疾 脑卒中(中风) 帕金森病 心脏病 尿频/尿失禁 • 急性疾病 • 认知障碍 • 步态异常 • 平衡能力差 • 姿势摇摆 • 肌肉力量弱 • 视力不良 • 触觉/本体感觉受损	• 使用多种药物 • 使用下列药物 镇静剂 抗抑郁药 抗高血压药 • 过量饮酒 • 冒险行为 • 缺乏身体活动 • 穿不合适的鞋 • 未使用或未正确使用助行工具	• 建筑设计或维护较差 • 建筑标准规范不足 • 楼梯设计差 • 环境缺乏下列设施 楼道或楼梯扶手 路缘坡道 休息区 • 没有扶手杆 • 照明较差或光线对比过于强烈 • 地面不平、湿滑 • 有障碍物或被绊倒的危险	• 低收入 • 缺乏教育 • 文盲/语言障碍 • 居住条件差 • 房屋安全性差 • 社会环境差 • 独自居住 • 缺乏支持网络和社会互动 • 医疗服务可及性差(特别是偏远地区) • 社区资源不足

2. **主要干预策略与措施** 老年跌倒干预应在开展跌倒风险评估的基础上,运用健康教育、运动锻炼、环境改善、用药管理等干预策略与措施。2022 年 10 月发布的《世界老年人跌倒预防管理指南》提出了社区老年人跌倒评估与管理流程图(图 18-1)。

(1)跌倒风险评估:通过评估确定跌倒风险水平,筛选出高危人群与特定

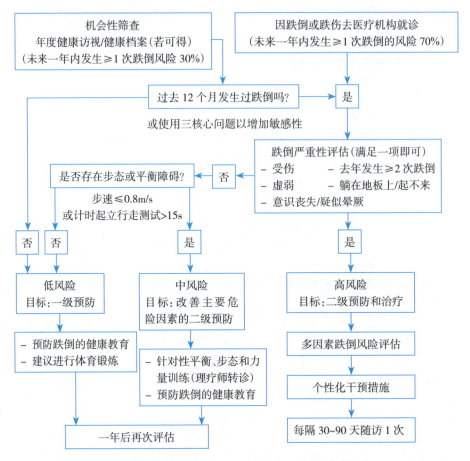

图 18-1　社区老年人跌倒评估与管理流程图

危险因素,并以此为干预措施实施基础与依据。主要包括跌倒史评估、平衡能力和生理功能评估、跌倒相关心理因素评估、环境危险因素评估、助行辅具和鞋子安全性评估、跌倒风险综合评估等。

(2) 健康教育:预防老年人跌倒健康教育的目的是提高老年人及其照护者、健康服务人员预防跌倒知识与技能,帮助老年人养成科学防跌倒行为习惯、减少跌倒发生及降低跌倒后损伤严重程度。健康教育主要包括预防跌倒重要性,跌倒防控措施,跌倒发生时救助和紧急处置方法,跌倒导致损伤的治疗和康复等内容。健康教育的对象包括老年人、老年人家属及照护者、基层社区卫生服务机构相关人员、其他相关部门工作人员等。

（3）运动锻炼：有规律的运动锻炼能增强肌肉力量、柔韧性、平衡能力、步态稳定性、灵活性、缩短反应时间，从而降低老年人跌倒发生风险。运动类型可分为力量锻炼、平衡锻炼、有氧锻炼、步态训练和功能性训练等。

（4）环境改善：环境因素是影响老年人跌倒的重要因素之一。从预防老年人跌倒角度，改善环境是适老化环境改造的重要内容。针对住宅室内环境改善措施主要包括照明控制、地面处理、家具摆放、栏杆扶手等辅助设施改善等；针对社区和楼栋环境改善措施则主要针对楼梯的建造与改造，加装电梯，道路与活动场所的无障碍设计与布局设计，活动休息设施及配套服务设施的提供等。

（5）用药管理：药物是引起老年人跌倒的重要因素。预防老年人药物相关跌倒主要包括由专业人员对老年人用药情况进行评估，对存在潜在不适宜用药导致跌倒风险增加的情况，根据药物治疗管理流程及时进行用药调整，加强用药教育，让老年人及其照护者掌握常见跌倒相关药物不良反应的预防管理与应对处置措施。

（三）儿童跌倒

跌倒是儿童伤害的主要原因，是儿童非致命伤害和残疾的首要原因。2021年全国伤害监测系统显示因伤就诊的儿童病例中超过50%为跌倒，男性多于女性，且跌倒的严重性与跌倒发生时的高度差、伤害部位及性质有关。

1. 主要危险因素 儿童本身（宿主）、作用物（致伤因素）和环境（包括物理环境因素和社会经济环境因素）三方面因素的共同作用决定了儿童跌倒是否发生及由此造成损伤的严重程度。影响儿童跌伤发生率和跌伤严重程度的主要影响因素包括儿童自身的相关因素（如年龄、性别、生理与认知发育程度、冒险行为与同伴影响等）、作用物（家具、儿童用具、休闲及运动产品等消费品，游乐设施设备等）、环境因素（家庭、学校、楼梯等区域存在的环境危险，运动娱乐场所中地面材质不吸能等，缺乏成年人看护或看护质量不高等），同时院前救治、医院救护、康复治疗等也会对跌倒后损伤产生影响。2008年发布的《世界预防儿童伤害报告》利用哈顿矩阵列举了儿童跌倒相关影响因素（见表18-5）。

表 18-5　儿童跌倒危险因素的哈顿矩阵

伤害发生阶段	儿童相关因素	作用物	环境	
			物理环境	社会经济环境
发生前	年龄、性别、活动水平、功能缺失	不安全产品或设施，缺少保护措施的屋顶、阳台或楼梯	缺少安全游戏场所、空间和机会，缺少楼梯门和护栏等预防措施	贫困，单亲家庭，家庭人口数量，母亲教育水平，儿童看护者、保健和教育人员缺乏对跌倒危险性的认识
发生中	儿童体格大小和生理发育状况	缺乏保护设施或减轻跌倒严重性的设施	跌倒时的高度，儿童跌倒时地表类型，缺少吸收冲击的表面	缺少对跌倒严重性(如脑震荡、冲击、脑损伤等结局)的认识
发生后	儿童一般健康状况、残疾、损伤后的并发症	存在锋利器物及增加割伤和感染危险的其他风险因素	缺少充分的入院前护理、急救护理或康复治疗	缺乏急救技能，医疗条件不方便，缺乏控制跌伤后结局的资源

2. 主要干预策略与措施　儿童跌倒干预主要针对其影响因素开展，儿童跌倒预防的主要干预策略包括完善儿童相关产品安全性，提高环境安全水平，加强跌倒预防教育，促进相关立法与执法，加强儿童看护，提高跌伤发生后救治能力等。

（1）工程学策略和措施：设计与建造儿童家具、儿童娱乐运动设备设施时限制其高度，改进不安全儿童相关产品，如婴幼儿学步车等。

（2）环境改善：去除环境中的危险因素（去除或钝化环境中尖锐物体或部件等），将儿童与可能的危险因素隔离（给窗户安装护栏等），增加环境中的保护性因素（使用吸收冲击力好的接触面材质等）。同时提高社会对儿童跌倒的认识与重视，探索建立和完善儿童看护和照料机制等针对社会经济环境的改善措施也是有效的。

（3）加强教育：多渠道多形式对儿童、家长/照护者、教师等开展跌倒预防教育，提高其知信行水平。

（4）促进立法和强化执法：预防儿童跌倒的可持续干预策略。如目前已制定的《中小学安全管理办法》《儿童家具通用技术条件》等，同时还需对不同的儿童用品等进行安全性规范。另外，须重视执法，确保相关法律能发挥预防儿童跌倒作用。

（5）加强看护：确保有效看护，明确由成年人负责看护，且看护过程做到"近距离、不间断、不分心"。

（6）强化治疗与康复：加强急救能力建设，完善儿童伤害急救网络，健全儿童急救医疗设施和服务制度，加强医疗卫生机构的专业康复治疗等。

（四）溺水

溺水是一个严重的且被忽视的公共卫生问题。据WHO估计，每年有约23.6万人死于溺水，同时超过50%溺水死亡者为25岁以下的儿童青少年。近年来，我国儿童溺水死亡率呈现明显下降趋势，但仍是1~14岁儿童的首位死亡原因。

1. 主要危险因素 影响溺水发生和死亡的因素错综复杂，既有环境因素，也有个体因素、家庭因素，还有社会经济因素。

（1）个体因素：年龄或身心发育水平与溺水的发生密切相关，5岁以下儿童溺水死亡率最高，其次为青春期儿童。儿童高危行为和同伴影响使得儿童是溺水发生的高危人群。无论是发达国家还是发展中国家，溺水的发生和死亡均表现为男性高于女性。绝大多数溺水死亡发生在中低收入国家，并且在国家内部不同经济发展地区之间也存在同样的差异。游泳能力与溺水发生有关，同时缺乏有效看护是儿童溺水的最常见原因。

（2）物理环境因素：暴露于日常活动接触的开放性水体是青少年及成人主要的溺水发生场所，而家中的蓄水容器则是婴幼儿溺水的高发场所。假期也是成年人和儿童溺水死亡增加的时段。同时，洪涝灾害也会增加溺水风险。

（3）社会环境因素：使用不安全的水上交通工具和水上交通管理制度不健全是群体性溺水事件发生的主要原因。缺乏现场急救处理，失去最佳抢救时机也对溺水者结局产生重要影响。

2. 主要干预策略与措施 溺水是可以预防的，WHO提出了10项有助于预防溺水的行动，主要包括：

以社区为基础的行动：

① 安装隔离设施，防止接近水体；

② 为学龄前儿童提供能够使其远离水体并得到有效看护的安全场所；

③ 教授学龄儿童基本游泳技巧、水安全和安全救援技巧；

④ 进行路人安全救援和复苏培训；

⑤ 提高公众认识，强调儿童的脆弱性；

有效政策与法律：

⑥ 制定关于划船、航运和渡轮安全的法律法规并执法；

⑦ 建立地方和国家层面的处理洪水风险和其他风险的机制及恢复机制；

⑧ 与其他部门协调商议溺水预防工作和日常议事日程；

⑨ 制定国家水安全相关计划；

进一步开展研究：

⑩ 通过良好的研究设计，解决研究确定的优先领域问题。

(五) 中毒

中毒是指机体受毒物作用出现的疾病状态，目前伤害预防只关注急性中毒，且不涉及食物造成的过敏或传染性物质引起的中毒。2021 年我国中毒的死亡率为 2.36/10 万，男性高于女性，农村高于城市。

1. 主要危险因素 中毒的主要危险因素可分为个体自身相关因素、毒物因素和环境因素三大类。

（1）个体自身相关因素：5 岁以下儿童主要以非故意中毒为主，严重病例较少，超过 10 岁则故意中毒比例上升；非故意中毒中，农药中毒比例最多，男性中毒比例高于女性。同时遗传因素、生活习惯、受教育程度也与中毒流行情况存在关联。

（2）毒物因素：毒物来源主要分为化学性、生物性和物理性，其中居民主要是接触各类药物与日常化学品，特定人群可在工作中接触工业毒物。毒物进入人体主要途径为消化道（摄食）、呼吸道（吸入）、皮肤（吸收）和其他胃肠外（不经肠道）途径。毒物进入人体的途径不同，则身体出现反应的时间以及毒物效应的强烈程度也有所不同，同时接触持续时间与频率也是毒性影响因素。

（3）环境因素：大多数中毒源于环境与机体的交互作用，通过空气、水源、土壤、食物等受到毒物污染引起中毒，同时忽视职工劳动安全，缺乏职业防护等导致污染效应扩大。不同地区自然环境资源分布的差异使得因食用有毒动植物所致中毒分布也会存在地区差异。社会经济状况与中毒所致伤亡存在强相关,同时经济因素对其他危险因素有直接影响。

2. 主要干预策略与措施 有效的中毒控制策略与方法主要包括中毒风险评估、中毒预防宣传与健康促进、中毒的应急处理与临床救治等。

(1)工程学策略:主要包括减少毒物暴露(停止生产高毒性农药,防止使用不恰当容器储存有害物质,药品瓶盖使用儿童安全锁等),降低致毒物的毒性水平,增加毒物认知标识,添加负面刺激物(如添加苦味剂等)。

(2)环境改善:不在人群密集区域设置主要生产有毒物品或长期排放有毒废液/废水的工厂等。

(3)完善法律法规:我国建立了由卫生应急体制、卫生应急机制和卫生应急法制体系及应急预案构成的"一案三制"为基本制度框架的中毒控制相关制度规则系统,同时针对急性有机磷中毒等14类中毒事件卫生应急处置技术方案等技术指南、标准、导则类非强制性指导性文件也为中毒防控提供了技术支持。

(4)开展中毒预防宣传和健康促进:通过健康宣传和健康促进以提高公众中毒预防知识与能力,其中儿童和老年群体为教育最重要的群体,可依托中毒控制中心开展公共教育项目。

(5)构建中毒监测体系并开展风险评估:长期、连续、系统地收集中毒相关信息,评估流行现状,确定危险因素、暴露影响、健康影响,同时监测所采取应对措施的效果并反馈及修正。

(6)推广中毒急救措施:包括如何脱离毒物接触、毒物吸收入血后如何促进毒物排泄、常见特效解毒剂治疗以及对症治疗与并发症处理等。

(六)烧烫伤

烧烫伤在全球范围内都是重要的公共卫生问题。我国烧烫伤的患病/死亡率自1990年以来总体呈现下降趋势,随年龄增长而上升。2021年全国伤害监测系统显示,2.45%的伤害病例为烧烫伤,0~4岁儿童伤害病例中烧烫伤的比例超过5%。

1. 主要危险因素 烧烫伤的危险因素在不同地区、不同年龄和不同性别的人群差异很大,主要包括个体自身因素、致伤因子和环境因素等。

(1)个体自身因素:儿童较易发生烧烫伤,小年龄儿童主要发生在家中,随着年龄增长,烧烫伤发生概率增加,且发生地点从家中拓展到室外。由于社会角色与分工的差异,女性发生烧烫伤的概率较高。同时酗酒、吸烟等行为与烧烫伤存在较强关联。

(2) 致伤因子:热源、火源等易燃物保存不当,烹饪中的高温锅具和盛有高温食物的容器,烟花爆竹等为容易导致烧烫伤的因素。

(3) 环境因素:社会经济状况、特殊的传统/生活习惯、针对女性和儿童的暴力等因素也与烧烫伤的发生存在关联。

2. 主要干预策略措施 通过加强看护、生产和正确使用安全物品、改善环境、健康教育与立法执法、急救与康复治疗等干预策略措施以达到预防烧烫伤发生及烧烫伤发生后降低严重程度等目的。

(1) 加强看护:儿童是烧烫伤高危人群,加强看护对预防儿童烧烫伤很关键。

(2) 生产与正确使用安全产品:弃用不安全的灯具、炉灶,生产和使用更安全的产品;接触热源时使用防护性产品;建筑与家居用品使用防火材料;安装与使用烟雾报警器和自动喷淋装置。

(3) 环境改善:合理布局家庭和工作环境,排查环境风险;多种措施使得个体在空间和时间上与热源隔离;配备必要的消防设施。

(4) 立法执法与健康教育:制定预防烧烫伤的相关法律法规,如《中华人民共和国消防法》、烟花爆竹"禁燃令"等,同时加强宣传教育,提高公众对相关法律法规的接受度,并掌握预防烧烫伤相关知识技能,能够采取正确措施应对烧烫伤后的紧急处置等。

(5) 急救与康复:包括烧烫伤现场应急处置("冲、脱、泡、盖、送"等),医疗机构诊治及回归家庭社会后的被接纳问题等。

(七) 动物伤

动物相关伤害类型较多,且多种动物均可对人体造成伤害。我国比较常见的动物伤包括犬抓咬伤和蛇咬伤等。

1. 犬抓咬伤主要危险因素 犬抓咬伤主要与人自身因素、犬类相关因素、环境因素、社会因素等有关。

(1) 人自身因素:男性、儿童青少年是犬抓咬伤的高危人群,缺乏成年人照看,尝试冒险行为等与犬抓咬伤高发有关。

(2) 犬类相关因素:雄性犬,烈性犬,大型犬,既往有袭人史的犬,无主犬/

流浪犬是易引起犬抓咬伤或者由此造成严重后果的高危犬类。同时,伤害发生过程中涉及多只犬更易造成严重伤害。

（3）环境因素:夏季犬抓咬伤发生频率较高,家庭中饲养犬类也增加发生犬抓咬伤的概率。

（4）社会因素:缺乏与犬类相处的知识与技能及缺乏犬抓咬伤紧急处置技能的相关培训与宣传教育等。

2. 犬抓咬伤主要干预策略措施　犬抓咬伤的预防主要包括加强犬类管理,开展健康教育与技能培训,强化犬抓咬伤的诊疗与康复等。

（1）加强犬类管理:建立规范养犬的相关法律法规,落实犬类登记注册与管理,限制/禁止饲养烈性犬、大型犬,定期完成犬类疫苗接种。

（2）开展健康教育与技能培训:开展针对性健康教育,树立公众预防犬抓咬伤意识,正确了解犬类行为活动规律,开展养犬者、儿童及其家长/照护者专项健康教育。

（3）强化犬抓咬伤的诊疗与康复:加强院前急救、医疗救护、康复治疗三个环节,积极预防狂犬病传播。

第三节　伤害预防科普策略

科普教育是伤害预防的主要策略措施之一。通过在全人群或高危人群中开展科普宣传、健康教育等,促使公众形成健康、正确的态度、信念和行为,与其他策略共同实施时,往往能够取得不错的效果。

一、伤害预防科普理论模型

伤害预防科普活动的传播学理论与模型主要包含健康信念模型、拓展平行反应模型、创新传播理论和公众情境理论等四大类。

（一）健康信念模型

根据健康信念模型,预防行为受到改变行为的感知障碍、感知新行为的受益、对风险或伤害的敏感性、某一危险因素造成结果的严重性、行动线索等五方面因素的影响,该理论模型解释了自我效能的重要性,并在预防烧烫伤等多项伤害预防科普活动中得到了效果验证。

（二）拓展平行反应模型

拓展平行反应模型应用与健康信念模型相同的概念,但以恐惧诉求和恐惧唤醒的使用为中心。该模型提出个人对恐惧做出反应可能出现三种结果。首先,当个人采取行动或打算采取行动来避免威胁时,可能会发生危险控制响应。其次,当一个人太害怕而无法采取行动时,就会发生恐惧控制反应。最后是忽略消息,如果威胁被视为无关紧要或无关紧要,通常会发生这种情况。该模型可在预防校园暴力等科普活动开展应用。

（三）创新传播理论

创新传播理论解释了"新行为"如何以及为什么被采用到社区中。该理论认为"新行为"应具有兼容性、可试用性、相对优势性、简单性、经济性、可观察性等特征,以提高其可接受度。同时,在社区层面开展伤害预防科普时应重视社区意见领袖的作用,依靠社区和人际交流网络开展多形式的活动。该理论在社区儿童道路安全相关伤害预防科普中得到有效应用。

（四）公众情境理论

根据情境理论,可通过公众对参与程度、问题识别、约束识别三个因素预测信息寻求、态度改变和行为改变;其中,参与程度是指衡量问题对个人的相关性,问题识别指个人认识到其所面临的问题的程度,约束识别指个人对自身行为受限因素的认知。公众情境理论在酒后驾驶预防等科普活动中得到了有效应用。

二、伤害预防科普类型

伤害预防科普可根据目标人群的不同分为全人群科普宣传及重点人群科普宣传。开展重点人群科普宣传时,要注意宣传对象覆盖的全面性,如开展老年跌倒预防科普宣传时,目标人群应不仅仅局限于老年人群,还需要将老年人的家属及其照护者,社区从事老年健康管理的工作人员,基层医疗卫生机构专业人员也是老年跌倒科普宣传的目标人群。

伤害预防科普根据科普主要场所可分为学校科普教育、家庭科普教育、社会科普教育。教育的最终目的往往在于改变受众的行为,而行为习惯的培养需要从儿童抓起,依托学校开展科普教育,强调树立良好健康行为习惯,提高伤害预防意识,依托家庭开展科普教育能够起到启蒙教育的作用,通过家长的言传身教,潜移默化地影响儿童的生活习惯,而进入社会后,以职业教育和社区科普宣传为主要方式的科普教育则是有益的补充与提升。

三、伤害预防科普特征

伤害预防科普教育应突出科学性、实效性、互动性、传播力与渗透力。

(一)科学性

科学性是伤害预防科普的生命,失去了科学性,科普教育就失去了存在的价值,传播科学知识、去伪存真、澄清谬误是伤害预防科普的使命及意义所在。

(二)实效性

伤害预防科普内容应与公众日常生活息息相关,重点针对常见伤害类型的预防知识与技能开展培训,同时传播的内容应通俗易懂,尽量"变专业为通俗,变生僻为亲近"。

(三)互动性

伤害预防科普教育的最终目标是让公众具有识别风险的能力,具备良好的安全的行为习惯,因此应让科普教育的对象参与科普教育的全过程,而不是简单的说教式教育。

(四)传播力与渗透力

目前公众对于健康科普内容、渠道、形式的需求呈现多元化态势。新媒体技术的发展也极大地丰富了健康科普的渠道和形式,以提高传播力与渗透力的科普教育模式是目前的主流方向。因此开展伤害预防科普应重视线上线下结合、媒体融合等。

四、伤害预防科普原则

基于伤害预防科普的理论模型,伤害预防科普活动设置应遵循以下原则。

(一)多类型、多渠道宣传活动

大众媒体渠道可以帮助提高知识和意识,而人际接触在激励动机和安全行动方面更有效。

(二) 通过多种声音传播

信息应该通过使用权威人物和专业人士作为发言人来传播。

(三) 预防伤害步骤应简单

内容应专注于简单或容易实现的预防技术。

(四) 鼓励做出改变的信心

信息需要增加对伤害易感性和风险严重性的看法,但也需要涉及增加自我效能的内容,以增强受众改变行为的信心。

(五) 收益大于风险

安全的好处或奖励需要在活动信息中明确概述,并且需要优先于风险或引起恐惧的信息。

(六) 恐惧诉求的成功取决于效应信息的数量

恐惧诉求或高度威胁性的信息必须与提高自我效能感、响应效能和可感知的个性化或相关性信息配对,不能单独提出。

(七) 解决和减少行动的制约/障碍

信息需要解决制约因素,包括自我感知的限制、一些物质和经济限制等。

(八) 意见领袖是态度和行为改变的守门人

意见领袖可以增加社区接受预防活动的可能性。应邀请意见领袖协助规划、开发和实施该科普活动。

(九) 信息设计中考虑可能会影响活动效果的因素

在信息设计中应考虑性别、年龄、民族、种族、教育和收入等可能会影响活动效果的混杂因素。

五、伤害预防科普方法

科普教育实施者可根据教育对象、教育目标等确定适宜的方法开展伤害预防科普教育。目前较为常用的方法包括利用社会营销技术开展伤害科普教育等。

社会营销技术是一种运用商业营销手段达到社会公益目的或者运用社会公益价值推广商业服务的解决方案,以产品、代价、场合、推广为其核心要素,主要包括设计、实施和评估三个阶段。在设计阶段主要通过多渠道的信息收集明确本次科普活动关注的具体伤害问题,同时在挖掘既往数据的基础上,结合现场调查、访谈等途径明确特定目标人群,并制订相关科普活动策略及实施计划,必要时可开展小范围的预实验,形成最终的科普宣传核心信息与宣传材料。在实施阶段通过大众媒体传播及人际关系传播等方式开展科普活动。在评估阶段,通过过程评估、效果评估、结果评估、总结评估等多种方式评价科普活动效果,发现存在问题,为后期开展持续性的科普宣传教育的改进与完善提供依据。

第十九章
营养健康科普

营养健康科普指运用传播、教育、指导、说服、鼓励等方法和手段,帮助个体或群体获得营养知识,建立合理膳食的信念,养成健康的饮食行为的过程。营养科普的目的是使居民对营养与健康有正确的认识,采取科学的饮食行为,摄取合理营养,促进身体健康。

第一节　营养健康科普的原则

一、科学准确,通俗易懂

营养科普的信息必须来自权威部门或专家,如《中国居民膳食指南(2022)》,要有科学依据,符合营养学原理,符合居民膳食消费和营养状况的实际情况。信息要通俗易懂、普及性强,容易被群众理解、接受和应用。

二、针对性强,导向明确

营养科普的目标是指导各人群,包括健康人群和有营养性疾病的人群(营养失调症、肥胖症、维生素缺乏症等),养成科学的膳食习惯,提高营养与健康水平。对不同的人群要提出不同的健康膳食指南,对不同年龄段和身体状态的人要提出有针对性的、个体化的健康指导,包括鼓励科学选择食物,坚持平衡膳食,保持良好的生活状态。

三、形式多样，灵活应用

营养科普要利用大众媒体开展，创新科普模式，更要融入社区，丰富活动形式，采用体验式、参与式方法，组织营养沙龙、大讲堂、膳食营养小课堂等科普教育活动，积极与地方饮食特色文化相结合，满足不同人群的营养知识需要。

第二节　营养健康科普的内容

一、一般人群营养科普

根据《中国居民膳食指南（2022）》中一般人群的膳食指南，重点科普的内容是平衡膳食的知识和技能。

（一）如何做到膳食平衡

告诉普通公众的核心知识是做到食物多样，合理搭配；吃动平衡，健康体重；多吃蔬果、奶类、全谷、大豆；适量吃鱼、禽、蛋、瘦肉；少盐少油，控糖限酒；规律进餐，足量饮水；会烹会选，会看标签。

（二）通俗易懂，针对性强

为了帮助人们在日常生活中按照膳食指南合理膳食，可以参考居民平衡膳食宝塔的图示和模型进行具体指导，直观地告诉居民每日应摄入的食物种类、合理数量及适宜的身体活动量和饮水量。告诉人们重要的是一定要经常遵循膳食宝塔各层中各类食物的大体比例，每天膳食应包括谷薯类，蔬菜、水果类，畜禽肉蛋奶类、大豆坚果类等。每天摄取 12 种以上食物，每周 25 种以上。在一段时间内，比如一周，各类食物的摄入量的平均值应当符合膳食宝塔的建议量。

（三）因地制宜，符合当地饮食习惯

我国各地的饮食习惯及物产不同，应该因地制宜利用当地的食物资源，充分考虑当地的饮食习惯，合理提供膳食建议。如沿海地区适当增加鱼和水产品的摄入量；由于地理和经济限制，可以建议用豆类代替乳类、肉类；蛋类

代替鱼、肉等。

二、特定人群膳食指南

(一) 孕妇、乳母

调整孕前体重至正常范围,保证孕前体重适宜增长。常吃含铁丰富的食物,选用碘盐,合理补充叶酸和维生素 D。孕吐严重者,可少量多餐,保证摄入含必需量碳水化合物的食物。孕中晚期适量增加奶、鱼、禽、蛋、瘦肉的摄入。经常户外活动,禁烟酒,保持健康生活方式。

(二) 哺乳期妇女

产褥期食物多样不过量,坚持整个哺乳期营养均衡。适量增加富含优质蛋白质及维生素 A 的动物性食物和海产品,选碘盐,合理补充维生素 D。家庭支持,愉悦心情,充足睡眠,坚持母乳喂养。增加身体活动,促进产后体重恢复。多喝汤和水,限制浓茶和咖啡,忌烟酒。

(三) 儿童

食物多样,规律就餐,自主进食,培养健康饮食行为。每天饮奶,足量饮水,合理选择零食。合理烹调,少调料,少油炸。经常户外活动,定期体格测量,保障健康成长。吃好早餐,合理选择零食,培养健康饮食行为。少喝含糖饮料,禁止饮酒。

(四) 老年人

食物品种丰富,动物性食物充足,常吃大豆制品。鼓励共同进餐,保持良好食欲,享受食物美味。积极户外活动,延缓肌肉衰减,保持适宜体重。定期健康体检,测评营养状况,预防营养缺乏。

(五) 素食人群

素食人群指不食畜禽肉、水产品等动物性食物为饮食方式的人群,主要包括全素和蛋奶素。食物多样,谷类为主;适量增加全谷物。增加大豆及其制品的摄入,选用发酵豆制品。常吃坚果、海藻和菌菇。蔬菜、水果应充足。合理选择烹调油。定期监测营养状况。

第三节 营养健康科普的流程

一、营养与健康问题评估

（一）收集目标人群的健康相关信息

一般状况（年龄、性别、职业、文化程度、经济收入、婚姻状况等）、健康状况（健康现况、既往史、家族史等）、生活方式（饮食行为、身体活动、吸烟、饮酒、作息习惯等）、心理健康（压力、抑郁、焦虑、生活质量评价）、医学检查（身高、体重、腰围、血压、血糖等）。

（二）营养与健康问题评估

运用相关的营养专业知识，对上一步收集到的信息进行分析，评估存在的健康问题及危险因素（尤其是饮食行为），评估不健康的饮食行为及对健康的可能危害。

二、确定需要干预的饮食行为

对评估出来的不健康饮食行为进行进一步分析，确定区分重要行为与不重要行为、高可变行为与低可变行为，并进行排序。对健康危害大的、容易改变的不健康饮食行为应作为优先重点干预行为。确定健康需求优先顺序的一个简单方法是考虑干预是否能够改变这个健康问题，以及这个健康问题是不是很重要并值得处理。此外还要考虑干预效果的问题，如果目前没有有效的干预方法，就不应作为优先项目。

三、制订干预计划

（一）明确目标人群

最常见的分类方法是根据目标人群与目标行为的关系进行分类，可分为三类。一级目标人群是期望发生行为改变的人群，是项目的直接受益者。二级目标人群指对一级目标人群有重要影响的人群，他们的言行会对一级目标人群是否采纳行为建议有较大影响。三级目标人群主要指政策决策者、经费资助者和其他对计划能否成功有重要影响的人。

（二）制定总目标和具体目标

总目标指健康科普计划的最终目标，一般比较宏观长远。具体目标是具体、可测量的，如在多长时间内、在哪些方面、实现什么样的变化，如在 6 个月内，体重减轻 5kg。

（三）干预措施与策略的选择

合理可行的策略能从根本上保障预期结果的实现。选择适宜的理论模型，应用循证原则，选择的策略方法必须"适合"或满足重点人群的需求，从而保证项目具有针对性和有效性。同时，也要充分考虑人群的特征及干预活动的文化适宜性。

（四）人员、经费和时间进度

制定具体的干预策略与措施，应与目标对象讨论，要具体可行。确定核心团队、合作伙伴、雇用人员；确定经费来源和经费预算。干预活动形式可考虑小组讨论、营养咨询、健康知识讲座、技能示范、新媒体传播。传播材料是开展干预活动的重要工具，如海报、折页、小册子、视频、新媒体图文。

四、做好过程记录和监测

做好过程记录：根据干预计划，定期如实记录各项活动的开展情况，为后期开展过程评估和效果评估提供依据；做好健康监测：根据干预计划，对干预指标进行定期观察、测量、记录，同时做好相关健康指标的监测，如体重、血压、血糖等。

五、实施干预计划

（一）收集基线数据

数据来源于直接的调查或试验，如定性调查、定量调查、观察法、实验法。间接数据从别人试验或调查得到的数据，内部来源包括单位日常工作的资料、业务活动资料、调研报告、工作总结等，外部来源包括政府、行业协会、科研院所发布的有关数据、文献资料等。

（二）考虑目标人群的社会文化特征和受教育水平

健康教育内容、方法要与当地的社会文化相适应。使用当地的语言，干预方式要与当地的社会经济发展水平相适应;结合当地的风俗习惯开展特色活动,使健康教育融入当地传统文化或流行文化中;与目标单位的企业文化或工会活动、党建活动等相结合。不同受教育水平者的健康教育方式不同。对受教育水平较低的人群要简洁、直观、易懂,多采用图片、海报、视频形式。对受教育程度高的人可以增加分析、理解的内容。不论受教育程度的高低,健康教育要做到一看就懂、一学就会、一用就灵的效果。

（三）按照设计方案开展活动

包括 5 个环节。

1. **制定时间表**　用来对照检查各项工作的进展速度和完成数量。时间表以时间为引线列出各项工作的内容、工作地点、具体负责人员、经费预算等。

2. **实施质量控制**　了解实施过程和实施效果,发现和解决实施工作中存在的问题,及时调整策略和工作方法。

3. **组织机构**　建立领导机构和执行机构及协作单位。

4. **实施人员与培训**。

5. **所需的设备物件**　包括交通工具、办公设备、音像设备等。

（四）收集干预后的数据

干预活动实施后,及时收集数据,评估干预效果,进行成本-效益分析,方法与基线调查相同。

六、评估干预效果

评价最主要的作用是判定干预计划是否实现目标、达到预期效果;另一方面,评价还需要在计划设计和实施阶段进行,关注计划的科学性、可行性和适宜性。过程评价是评估干预过程是否按照计划执行以及执行的质量,指标有项目活动执行率、干预活动覆盖率、目标人群满意度。近期和中期效果评价指标有知识知晓率、信念持有率、行为改变率。远期效果评价指标有生理生化指标变化(体重、血压、血脂)、发病率、患病率、死亡率等。

（一）确定评估的内容

形成评价是对健康教育项目计划本身的评价,目的是评价计划的科学性、针对性和可行性,以便完善计划,通过对人群特征、是否有新情况的发生进行适度的调整。过程评价是对项目执行的过程是否按照计划执行进行的评价,用以监督计划活动的完成情况和覆盖面以及目标人群的满意度。效果评价是评估计划导致目标人群健康相关行为及其影响因素的变化情况,重点在于干预活动对人群的直接影响。

(二) 确定评价的方法

不同评估的目的和方法也有所不同。形成评估主要利用现有的资料分析、小组访谈、个别访问等方式进行。过程评估可以利用实施过程中的督导开展;效果评估可以用同一人群的前后对照或者与其他人群的横向比较进行。

(三) 确定评价的指标

形成评价主要指标包括促进项目实施的因素、阻碍实施的因素、需要开发的资源等;过程评估指标主要包括项目活动执行率、活动的覆盖率、目标人群的满意度;效果评价主要指标与项目目标一致,包括行为形成率、知识知晓率等。

七、总结与分析

对干预计划、实施、效果进行认真分析,总结成功的经验与失败的教训,必要时,在此基础上开展新的一轮干预。

第四节　营养健康科普的方法

一、不同人群营养科普的方法

(一) 儿童和青少年

儿童和青少年在家庭和学校,通过图谱、膳食宝塔、营养餐盘等形象学习食物的搭配方法;注重防止偏食、珍惜食物、掌握餐饮礼仪;开展配餐活动,学习食物的制作过程等;组织劳动课程等实践活动,亲身劳作,了解农作物的生长过程;开设家长学校、鼓励儿童参与家庭食物制作,加强家庭、亲子交流,通过"小手拉大手"活动,践行"减盐、减油、减糖"等健康生活方式,参观食品加工制作过程,知道食物来之不易,养成节约粮食的习惯。青少年阶段通过健康教育课和课外活动课掌握营养基本知识;通过视频培训或讲座的方式了解合理选择零食、组织科普竞赛、奖励积分等多种方式鼓励学习认识包装食品的营养标签。

(二) 职业人群

可在单位食堂张贴营养知识海报、组织开展营养知识学习活动,营造营养健康文化氛围。配备体重秤、腰围尺等必要的器材,并配合健康体检,鼓励职工合理膳食,加强体重管理。结合单位的文化建设,组织丰富的文体活动,如营养知识竞赛、健康家庭、健康达人的评比等。

(三) 中老年人

针对中老年人的生活特点,举办专家讲坛、社区义诊等活动,普及营养知识;结合中老年人慢性病养生保健,讲授如何科学搭配食物;结合家庭医生服务,针对不同老年人的身体状况,开展个体化的健康教育;组织同伴教育小组,如"糖尿病互助小组"等,传播营养知识,提高老年人的营养素养。

二、不同场所营养科普方法

(一) 学校

开展需求分析:分析学生的主要营养问题,如超重肥胖、挑食等,制定可行方案,逐步实施;创造支持性环境:在食堂张贴合理膳食、均衡营养、减盐减油的宣传画,上下楼梯处张贴运动健康宣传标语,食堂提供丰富多样的食物等;校园文化建设:结合学校文体活动,宣传合理膳食知识,举办绘画、班会等活动提升营养知识素养;提升学生个人技能:强化学生健康教育课程,力求学生掌握食物营养常识,读懂营养标签、减盐减油等技能。

(二) 社区

动员全社区共同参与,多部门协作,建立社区组织机构;提供健康宣教服务,一般人群通过大众媒介提高全社区群众的营养知识和理念、对特殊人群(如老年人)通过人际传播(讲座、示范等)面对面的健康教育方式;营造健康支持环境,张贴宣传画报、设立宣传栏、举办社区文体活动等。

(三) 医院

医务人员健康教育能力培训:院级和科室举办不同层级的营养科普培

训,提高医务人员营养科普能力;开展门诊和住院健康教育:通过健康大讲堂、健康义诊、健康走廊(展板、手册、电子屏)、健康诊室(一对一个体化健康教育)普及营养知识;新媒体健康教育:设立医院公众号、视频号,发布科普图文、视频,与电视台、电台合作,派专家开展营养知识科普。

三、不同不健康饮食行为的科普方法

(一) 高脂膳食习惯

开展科普知识的宣传,使公众了解高脂饮食行为的危害,包括:损伤心脑血管,长期吃高脂肪食物会形成动脉粥样硬化,冠心病和脑卒中的患病率和死亡率明显上升;导致肥胖,带来高血脂、脂肪肝等健康问题、增加直肠癌的患病风险;诱发代谢紊乱,导致糖尿病等代谢性疾病。了解哪些食物属于高脂肪含量的食物:肥肉、动物内脏、奶油制品、动物和植物油脂等;掌握合理膳食技能:读懂营养标签,学会选择低脂肪含量的食物。动员社区、家庭成员鼓励监督,支持干预对象形成低脂饮食行为。

(二) 暴饮暴食

使目标人群了解暴饮暴食的健康危害。暴饮暴食可造成消化功能紊乱、肠胃的负担加大,超过了它们能承受的正常范围,导致消化不良等症状的出现;致使胰管扩张而发生急性胰腺炎;导致肝功能受损,诱发胆囊炎、胃肠炎等;长期暴饮暴食也会导致肥胖、高血压等疾病。帮助目标人群掌握预防技能:饭前先喝汤能够减少食物的摄入量;吃饭时细嚼慢咽,每口饭咀嚼15~20次,不但能帮助胃肠消化,还能增强饱腹感;使用小碗盛食物,视觉上增加食物量;每餐吃到七分饱,逐渐减少食量;选择低升糖指数的食物和富含高膳食纤维的食物;不要边看电视、电脑或手机边吃饭;调整心情,通过运动来减少压力。

(三) 挑食偏食

使目标人群了解挑食偏食的健康危害及营养均衡的益处。健康危害容易造成营养失衡、体质虚弱抵抗力差,容易生病或肥胖;影响儿童青少年的身体和智力发育。父母和孩子都要了解食物营养的知识,如何合理搭配食物,培养孩子对食物的兴趣,日常的食物的品种丰富、色彩多样;共同进餐,家庭成员给予激励和表扬;对幼教和中小学老师、保育员开展营养知识培训,营造良好就餐环境;学校通过开设主题班会等形式,培养学生从小养成健康的饮食习惯。

(四) 高盐饮食

高盐饮食的危害:高盐(钠)摄入能够增加高血压、脑卒中、胃癌和全因死亡的发生风险。食盐减量的方法:选择新鲜食材,巧用替代方法,在烹调食物时使用花椒、八角、葱姜等天然调理来调味。合理运用烹调方法,在快出锅再加盐,使用盐勺称量等。做好总量控制,考虑零食、酱油等的食盐含量,在外就餐也应该计算在内。注意隐形盐(钠)问题,少吃高盐(钠)食品,鸡精、味精、蚝油等调味料含钠较高。一些加工食品都添加了食盐,如挂面面包、饼干等,少吃腌制食品。购买预包装食品应注意钠的含量,超过 30% 营养素参考值(nutrient reference value,NRV)的食品需要注意少购买少吃。

第二十章
身体活动科普

第一节　身体活动科普的原则

一、身体活动的概念

身体活动是指骨骼肌收缩引起机体能量消耗增加的一切活动。能量消耗是身体活动最主要的特征,人体每天的能量消耗主要由3部分组成:基础代谢能量消耗、与身体活动相关的能量消耗、食物特殊动力作用引起的能量消耗;其中与身体活动相关的能量消耗是机体能量消耗中变化最大的部分,也是最重要的可调节部分。通过改善身体活动,不仅增加能量消耗,有助于保持健康体重,还能够降低高血压、脑卒中等慢性疾病的风险,同时还有助于调节心理平衡和改善睡眠,是促进健康的有效手段。

二、身体活动的分类

按照日常活动范畴分类,身体活动可以分为以下四大类:①职业活动,职业人员在工作中所涉及的身体活动(劳动)。②交通出行活动,如步行、骑自行车、自驾车、坐车等。③家务活动,如打扫卫生、买菜做饭、照看小孩、园艺劳作等。④业余活动,如运动、健身和娱乐活动等。

按照活动形式,身体活动可以分为有氧身体活动、无氧身体活动、平衡性训练、骨骼强化活动、柔韧性练习/拉伸、高强度间歇训练、肌肉力量训练、抗阻力训练等。

运动是身体活动的一种特殊形式,是一类有计划的、结构化的、重复的,以改善或保持身体功能或健康为目的的身体活动。与身体活动相对应的是静态行为,指的是所有在清醒状态下的坐、斜靠、躺等,并且能量消耗≤1.5代谢当量(metabolic equivalent,MET)的任何行为,大多数办公室工作、开车和坐位看电视等都属于静态行为。

三、身体活动科普

身体活动科普指运用各种传播途径,广泛宣传身体活动对健康的意义,提高目标人群的认知水平,激发行为改变的动机,养成自觉坚持运动的行为习惯。在面向公众的健康科普活动中,为了通俗易懂,并没有刻意区分身体活动和运动的概念,有时会以运动代替身体活动。

四、身体活动科普的原则

(一) 科学性
科普首先需要遵循的就是科学性原则,即科普的内容是有科学依据的。

(二) 实用性
身体活动科普的内容对于目标人群具有实际用处。

(三) 直观性
身体活动科普的形式、方法等应该直观易懂,这样才容易被受众所接受和采纳,从而改变其运动行为。也就是说,身体活动科普应该"接地气"。

(四) 可行性
身体活动科普应具有可行性,如果科普的内容,受众无法通过自身的努力去达成,那就失去了科普的意义。

(五) 个体化原则
个性化原则尤其适用于针对不同受众开具运动处方时,应根据受众的实际情况(比如年龄、身体情况、运动条件等),选定个体化的运动内容和方法,安排个体化的运动种类和运动量。

第二节　身体活动科普的内容

一、身体活动对健康的益处

缺乏身体活动是当今社会的普遍现象,WHO指出,缺乏身体活动已成为全球范围死亡的第四位主要危险因素(占全球死亡归因的6%)。大量的科学研究结果显示,身体活动对人体健康具有重要影响,积极参加身体活动的人群比缺乏活动的人群健康水平更高,而发生残疾和慢性疾病的风险更低。

身体活动对机体的积极影响,可概括为:

1. **生理健康**　运动有助于保持合适的体重;运动对冠心病、心力衰竭、高血压、糖尿病、血脂异常、脑卒中、阿尔茨海默病、帕金森病、骨关节炎、骨质疏松症、肌肉减少症、运动损伤、肥胖、肿瘤、慢阻肺等诸多疾病有一定的预防、治疗和康复作用。

2. **对心理健康**　运动可以起到调节神经兴奋性的作用,使人保持良好的情绪,有助于调节心理平衡,有效消除压力,缓解抑郁和焦虑症状,改善睡眠。

二、身体活动的总体理念和原则

促进身体活动的总体理念和原则可以概括为:动则有益、多动更好、适度量力、贵在坚持。

(一) 动则有益

减少坐卧等静态行为可以使身体获得更多健康益处,即动则有益;动比不动好,动多动少身体都会受益。如果是平常缺乏身体活动的人,只要改变静态生活方式,例如爬几层楼梯、走几分钟路,每次活动时间可长可短,都会有益身心健康、改善生活质量。

(二) 多动更好

多动是指在原来身体活动水平的基础上,适度量力地增加活动的时间、频率或强度,多动可以获得更大的健康益处。保持身体活跃状态非常重要,在日常居家、出行和工作中,应尽可能保持较多的身体活动,能站不坐、能动不静,有助于维持健康。

（三）适度量力

身体活动的时间、频率、强度或总量,应根据每个人从事身体活动的能力和活动当时的身体状况进行选择和控制,量力而行。能力较差者应从较低水平开始,逐步增量;能力和基础好的人可选择从较高水平开始,但进一步增量也应有一个渐进的过程。

（四）贵在坚持

身体活动促进健康不在一朝一夕,而在于长期坚持。人体的各种生理功能和组织结构都有"用进废退"的特点。因此,养成多活动、坚持锻炼的习惯,才能获得持久的、终身的健康益处。此外,坚持锻炼也使身体活动更安全,降低发生运动伤害的风险。

三、身体活动的推荐量

身体活动的推荐量通常是基于大人群的研究证据而提出的。多项长期随访的队列研究表明,与身体活动量低者相比,身体活动量达到一定水平者(如每周 150 分钟中等强度活动),其心脑血管疾病、2 型糖尿病、癌症、过早死亡的发生风险明显降低。国家卫生健康委发布的《中国人群身体活动指南(2021)》中,对于不同人群的身体活动推荐量如表 20-1。

由表 20-1 可以看出,身体活动推荐量包含了活动强度、形式、时间和频率等要素。

1. 活动强度　中等强度身体活动是用力但不吃力的活动,如一般成年人中速步行(4km/h)到快走(7km/h)、慢速(10km/h)到较快速(16km/h)骑行等,心率在最大心率[最大心率 =220–年龄(岁)]的 55%~80% 范围。如用讲话判断,中等强度活动时可以说出完整的句子,但唱歌困难。高强度身体活动是非常用力、有些吃力的活动,如中速跑步(8km/h),心率达到 85% 最大心率或更高。用讲话判断,高强度活动时只能说出断续的字词,说不出完整的句子。

2. 活动形式　全面的身体活动应包括专门锻炼和日常活动,既包括专门的体育运动(如跑步、游泳、跳绳),也包括日常生活活动(如骑自行车上下

表 20-1　不同人群的身体活动推荐量

人群	身体活动推荐量
2 岁及以下儿童	1. 每天与看护人进行各种形式的互动式玩耍。 2. 能独立行走的幼儿每天进行至少 180 分钟身体活动。 3. 受限时间每次不超过 1 小时。 4. 不建议看各种屏幕。
3~5 岁儿童	1. 每天进行至少 180 分钟身体活动,其中包括 60 分钟活力玩耍,鼓励多做户外活动。 2. 每次静态行为不超过 1 小时。 3. 每天视屏时间累计少于 1 小时。
6~17 岁儿童青少年	1. 每天进行至少 60 分钟中等强度到高强度的身体活动,且鼓励以户外活动为主。 2. 每周至少 3 天肌肉力量练习和强健骨骼练习。 3. 减少静态行为。每次静态行为持续不超过 1 小时;每天视屏时间累计少于 2 小时。
18~64 岁成年人	1. 每周进行150~300分钟中等强度或75~150分钟高强度有氧活动,或等量的中等强度和高强度有氧活动组合。 2. 每周至少进行 2 天肌肉力量练习。 3. 保持日常身体活动,并增加活动量。
65 岁及以上老年人	1. 成年人身体活动推荐同样适用于老年人。 2. 坚持平衡能力、灵活性和柔韧性练习。 3. 如身体不允许每周进行 150 分钟中等强度身体活动,应尽可能地增加各种力所能及的身体活动。
慢性病患者	1. 慢性病患者进行身体活动前应咨询医生,并在专业人员指导下进行。 2. 如身体允许,可参照同龄人群的身体活动推荐。 3. 如身体不允许,仍鼓励根据自身情况进行规律的身体活动。

班、饭后步行、室内清洁卫生)。依据能量代谢分类,包括有氧耐力和无氧抗阻力等活动类型。

　　3. 活动时间　每次身体活动持续时间可以根据个人的情况安排,可长可短。总的目标以每周为单位,累计达到推荐的中等强度或高强度身体活动时间。活动时间推荐量为每周进行 150~300 分钟中等强度或 75~150 分钟高强度有氧活动,或等量的中等强度和高强度有氧活动组合。活动总量是累计的每周中等强度和高强度身体活动时间。高强度活动时间可统一折合为两倍中等强度活动时间来计算身体活动总量。

4. 活动频率 活动频率是指每周进行中等强度和高强度身体活动的次数。不强求每天都有中等强度或高强度有氧耐力活动，但鼓励每天有步行、骑自行车等活动。肌肉力量的锻炼推荐每周 2~3 次。有条件和能力者，每周可以进行 1~2 次强度较大、时间较长的运动锻炼，如足球、篮球、快跑、游泳、登山等。

四、不同人群身体活动科普的内容

1. 普通公众 对于普通公众的身体活动科普，应该从以下几个内容着手。一是普及身体活动对健康的益处，使公众建立身体活动有益健康的信念。二是科普身体活动的总体理念和原则，使公众了解身体活动最基本的理念，并将这些理念运用到日常生活中。三是科普《中国人群身体活动指南（2021）》，比如"成年人每周需进行 150~300 分钟中等强度或 75~150 分钟高强度有氧活动，或等量的中等强度和高强度有氧活动组合"，在普及《中国人群身体活动指南（2021）》的同时，要将一些基本概念（如运动强度）一并进行普及，帮助公众更好地理解。

2. 青少年 对于青少年的身体活动科普，重点是身体活动与生长发育知识。身体活动可以增加生长激素、甲状腺素、糖皮质激素等的分泌，促进骨骼生长，提高心肺耐力，增强胃肠消化能力促进营养吸收，从而全方位促进青少年的生长发育。身体活动还有助于促进青少年的认知功能发展，提高学习能力，集中注意力，提升学习成绩。同时，身体活动还有利于青少年心理健康，如克服自卑心理、增强自信心、缓解压力、培养坚韧的意志、促进人际交往等。

3. 中老年人 对于中老年人的身体活动科普，重点是预防和延缓慢性疾病的发生，预防跌倒，提高生活自理能力。中老年人运动有助于调节血糖和血脂、控制血压，从而预防慢性疾病，降低死亡风险；有针对性的运动还能延缓骨质流失，增加肌肉力量、柔韧性和平衡能力，从而预防骨质疏松症、肌肉减少症，避免或减少跌倒，如果跌倒，也能减轻跌倒所致的损伤。

4. 慢性病患者 对于慢性病患者的身体活动科普，重点是考虑病情、用药等特殊情况,注意避免运动伤害的风险。如不恰当的运动可能导致心血管急症或代谢急症,从而出现运动伤害;服用的治疗药物与身体活动之间存在相互影响(如服用降糖药的患者应该避免在餐后 1 小时左右活动)从而导致不良事件。

五、身体活动的安全指导

无论是日常活动还是运动锻炼,都有发生运动伤害的风险,常见的运动伤害有局部的肌肉关节损伤,也有可能导致心脑血管意外甚至死亡。因此,在身体活动科普中,如何安全地进行身体活动是必不可少的内容。一般而言,强度高、难度大、时间长的活动风险越高,对活动项目和技能不熟悉者风险越高,对活动强度和活动量不适应者风险也越高。

(一)选择合适的运动和运动装备

选择适合个人身体活动基础和技能的项目,力所能及的身体活动量更安全。学习新的运动项目最好有熟练者或教练指导,从简单的动作开始,熟悉后再增加难度。运动时应穿着适合运动的服装和鞋袜,必要时可以使用护具。

(二)合理安排运动

运动应至少包括运动前热身、运动、运动后放松三个阶段。人体从相对静止状态进入运动状态,需要一个适应的过程,使心率和呼吸加快、体温升高、神经兴奋、肌肉激活,更好地调动身体各器官组织进入运动状态,这就是热身的作用。而在正式运动阶段,身体活动的强度和活动量也应遵循循序渐进的原则。运动后的放松活动同样非常重要,可以使紧张的肌肉得到放松,使心率、呼吸慢下来,体温降下来,逐渐恢复到正常水平。

(三)注重场所安全

在运动中要注意消除和避免不安全的因素,应选在安全的环境下进行活动,如平整的道路、适宜的照明等。

(四)适量补水

在运动强度较大尤其大量出汗时,要注意水和矿物质的补充。

(五)适时获得医生的指导

日常很少活动的中年人,开始规律的身体活动前,应咨询医生或运动康复等相关专业人士,对自己的健康状况和身体活动基础进行全面评估,有助于保障身体活动时的安全。运动时如果出现持续的不适反应,也要及时就医。45 岁以上的男性和 55 岁以上的女性,应定期检查心脏健康状况。冠心病、糖尿病、高血压、骨质疏松、骨关节病患者,在日常身体活动水平之上增加活动量时应咨询医生。

第三节 身体活动的干预策略

身体活动的干预策略改变了过去单纯以个体为中心的行为改变干预模式,更强调基于社会生态学理论的政策和环境改变的作用。社会生态学理论认为,身体活动的影响因素既包括了知识、态度、行为等个人因素的影响,同时也与家庭、社区等社会环境因素及政策导向等多层面的因素密切相关。

一、营造积极活跃的政策氛围

政府倡导与制度保障具有重要的导向作用。大量研究使公众越来越多地意识到为保持和提高健康水平而进行身体活动的必要性。1999 年澳大利亚发布了第一个国家身体活动指南;2008 年美国政府也发布了身体活动指南;在过去的 10 年中,其他国家也都起草了身体活动指南,包括加拿大、英国、爱尔兰、奥地利、芬兰、巴西、日本、瑞士和中国。随着《全民健身计划纲要》和《“健康中国 2030”规划纲要》两大国家战略的实施,在全国范围内倡导推广更为积极活跃的生活方式,也标志着中国全民性运动健身活动事业步入新的阶段。

全民身体活动倡导事业是一个长期性过程,在这些大政方针的指引下,要充分加强政府、社会及个人等各方面协调发展、统筹推进。政府应承担主体责任,建立有效的多部门统筹合作机制,充分发挥部门间协同效应,将全民身体活动各项指标纳入各级政府工作考核指标。各部门应该主动履职,积极响应《全民健身计划纲要》和《“健康中国 2030”规划纲要》号召,除了利用多种平台积极倡导积极活跃的生活方式对健康的意义,提高目标人群认知水平,激发行为改变动机等方面外,还要编制通俗易懂、操作性强的建议和指南,加强信息的甄选及评价,帮助和指导公众达成目标。

二、构建有利于公众身体活动的生活环境

社区是城市的"细胞",一个健康的社区指在满足社区基本功能的基础上,为公众提供更加健康的环境、设施和服务,促进公众身体活动、实现健康性能提升的社区。城市社区群众性体育活动作为一种特殊的社区文化活动和新的社会体育形态,在中国城市管理和社会体育发展中发挥了独特的作用,得到了政府的高度重视和人民群众的热烈欢迎。社区规划应对居民健身、休闲、步行、邻里交往等有益于健康的行为、习惯和生活方式予以支持。具体而言,应从土地使用、空间规划、绿地设计、道路交通、建筑设计、组织管理、社区活动、服务保障、经济和社会发展等涉及社区规划的方方面面,优先考虑人的健康问题和健康需求,将身体活动全面纳入社区规划、建设和管理的各项政策之中,促进身体活动需求的公平、可及。

同时,应基于居民的使用需求,营造各类支持身体活动发生的社区公共空间。一方面应基于不同年龄段人群的使用需求开展针对性设计,如针对老年人应着重设计支持散步、太极拳、广场舞等轻型体力活动的公共空间,针对青少年则应设计支持嬉戏、轮滑、自行车等趣味性强且安全性高的公共空间。另一方面应注意空间的复合型设计,大力建设公共体育设施,合理布局,综合利用,鼓励单位、学校、公园等场地错峰开放,以方便社区居民、学校学生和在职人群就近健身锻炼,从而激发多年龄层公众积极参与体力活动,引导健康生活。健康步道作为健康社区的重要组成部分,既是提供散步、慢跑等身体活动行为的场所,也在满足社区基本功能的基础上,为居民提供更加健康的环境、设施和服务,是一种多功能的复合型步行空间。在布局建设中,应注重以灵活的形式协同规划,杜绝脱离整体的局部建设,可设置通过步道到达社区各目的地如交通场站、社区卫生服务点的距离标识牌以提高居民进入社区身体活动空间的便捷性和步道本身功能性。同时健康步道应设置醒目的起点和终点标识,并可在沿线设置健康宣传牌,配有健康引导语,包含健康观念、饮食营养、疾病防治、急救知识等内容,通过融入健康知识,促进居民持续追求健康生活方式。

社区应充分发挥基层自治的高覆盖性和可及性,营造居民身体活动的支持性氛围。以社区街道为单位,在公园、广场、晨晚练活动点等居民身体活动场所通过张贴海报、绘制标语横幅等方式;线上充分利用网格群、居民群等渠道宣传各项身体活动类集体项目如集体健步走、骑行、广场舞等,提升居民的身体活动积极性。针对有慢性病和残疾的居民群体,社区可安排专员组织健康状况相近且有意愿的居民参与适宜的身体活动并保障其健康状况。此外,社区可在日常生活工作场所提供决策点提示,例如走楼梯而不乘电梯的标志,标志可以提醒居民即刻把握在日常生活中增加身体活动的机会,还可以提供有关身体活动对健康有益的信息。

三、发展居家身体活动与家庭体育新常态

适合居家进行的身体活动已日益受到成为广大居民的选择,健身操网络直播更引发了全民跳操的热潮,居家身体活动与家庭体育或将会成为大众常态。家庭体育以家庭成员为活动主体,以家庭所在地及周边为主要活动空间,以体育参与和体育观赏为活动内容,以健身娱乐、学习发展为主要活动目的,能够充分体现家庭合作与情感体验。随着居民观念的年轻化,身体活动不仅起到促进健康的作用,也是居民追求时尚快乐生活方式的体现,家庭体育可纳入家庭教育,长久地融入良好家风建设之中,推广老中少共同进行身体活动。在具体设计中可采取的措施主要可围绕打通渠道、提供指导等方面。为了打通全家人参与身体活动的渠道,一方面可设置家庭体育类的娱乐比赛和综艺节目,增加居民各项家庭身体活动的参与积极性;另一方面学生体育考试项目的设置要具有一定的传承性,使家长能够参与协同。提供指导方面可以借鉴体育发达国家的先进经验,优化家庭体育发展路径,建立家庭体育与家庭健康指导体系,为每一个家庭建立"体育运动与健康促进"数据库,为每一个家庭成员的科学身体活动提供多元化的精准指导并鼓励相关产业部门研发适应市场需求的健身产品。

第二十一章
不同人群的健康科普

不同人群有其不同特点和健康需求,制定针对性健康目标,选择适宜的健康科普策略和方法,有利于改善健康科普效果。本章将介绍青春期、围产期、更年期、老年期四个特殊人生阶段的健康科普需求、科普内容、指导理论和方法等。

第一节　青春期健康科普

青春期处于生长发育的突变期,易出现各种不良行为及暂时的心理障碍,此时期健康科普重点是与性发育相关的生殖健康问题,防止出现不良行为。

一、青春期概述和人群特点

根据儿童少年的生理、心理和社会性发育特点,WHO 把青春期定义为个体从出现第二性征到性成熟的生理发育过程,是个体从儿童认知方式发展到成人认知方式的心理过程,是个体从经济的依赖性到相对独立状态的过渡,WHO 规定青春期为 10~19 岁。

青春期人群具有以下特点。

(一) 体格发育

出现生长突增、发育遵循"向心律"。

(二) 性发育

1. 性器官形态发育　男性内外生殖器发育,如睾丸、输精管道、阴囊和阴茎等;女性内外生殖器发育,如阴道、输卵管和卵巢、大小阴唇等。

2. **第二性征发育**　男性主要表现为阴毛、腋毛、胡须等发育,还有变声、喉结出现;女性主要表现为乳房、阴毛、腋毛发育,乳房发育通常是女孩进入青春期的第一个信号。

3. **性功能发育**　男性出现遗精,女性出现月经初潮。

(三) 性心理

在体格、功能发育的同时,青春期心理发展加速,产生相应的心理、行为变化,独立意识增强、情绪不稳定、萌发性意识、缺少判断能力,好奇心和模仿性强,出现很多青春期所特有的心理-行为问题,如性生理发育成熟与性心理相对幼稚的矛盾、自我意识迅猛发展与社会成熟度相对迟缓的矛盾。

二、青春期健康科普需求和核心内容

(一) 健康行为与生活方式

引导青春期人群正确认识个人行为与健康密切相连,提高体质优良率,培养青春期人群对成年期疾病的预防意识和行为,最终减少慢性非传染性疾病的威胁,形成合理膳食、积极锻炼等健康的生活方式。膳食上适量补充富含铁的食物,科学地安排生活,保证足够睡眠、保持良好的坐立卧行姿势、谨防不良习惯;拒绝吸烟、酗酒、网瘾等不良生活方式的诱惑,学会拒绝敬烟等健康技巧。

(二) 疾病预防

帮助青春期人群识别常见疾病,学习近视、肥胖、痤疮、神经衰弱、脊柱弯曲异常等健康问题的预防与治疗知识,学会识别学校生活环境中常见疾病的危害因素。

(三) 心理健康

指导青春期群体了解心理健康的影响因素,传授沟通、处理人际关系、应对压力等技巧,引导学习用多维、客观、发展的观点去看待周围的人和事,帮助其保持积极情绪、发展良好自我认知、提高心理社会适应能力。

(四) 生长发育与青春期保健

加强青春期女性经期卫生、乳房保健、人乳头状瘤病毒(human papilloma virus, HPV)疫苗接种等健康指导以及男性包皮过长等的防治。对青春期进行性教育,消除青春期对性器官及第二性征的神秘、好奇、不安和恐惧;引导建立正常两性关系,加强性生理、性心理、性道德、性伦理的教育,引导和塑造健康的性意识,了解性行为既是本能,又受社会和伦理道德的制约,学会自我控制的意义和方法,避免发生婚前性行为。

(五) 安全应急与避险

培养相关技能和应对策略,确保自身和他人安全,提高对交通事故、溺水、自杀等意外伤亡的安全防护技能,防止意外事故的发生。

(六) 专题教育

开展艾滋病防治、毒品危害、禁止吸烟、性健康等专题教育。

三、适合青春期的健康教育方式

(一) 传统式健康教育方法

适合普及健康知识,主要包括:

1. **课堂讲授**　以课本为教材,有明确的教学重点和时间安排。

2. **讲座**　围绕某一主题,请一名或多名专家做专题讲座,针对性强,提供的知识较深入,对开拓学生思路、加深理解、激发学习动机有较大的帮助。

3. **健康咨询和健康活动**　如组织以卫生健康为主题的班会、主题演出活动、夏令营活动、绘画或演讲等主题竞赛以及义诊咨询等。还可通过校内咨询热线、家长动员(家长会、告家长书、亲子活动)等,开展青少年抵制吸烟的签名活动、不吸烟文艺表演活动和光盘行动等。

4. **技能培训和示教**　通过技能培训和示范操作,让学生亲自练习,加深对内容的理解并掌握相关的技能,如拒吸第一支烟技能培训和演示。

5. **个别劝导**　及时发现,必要时针对个体的特殊不健康行为和具体情况,讲授知识、教授技能、启迪信念,说服其改变态度和行为,如对学生实行诸如吸烟、酗酒等有关成瘾行为的纠正与指导。

(二) 参与式健康教育方法

参与式健康教育方法适用于涉及信念、态度和行为的活动。主要包括:

1. **小组讨论**　为了某一目的将一定数量(8人左右)具有相似背景的人召集在一起,围绕某一共同关心的主题或对大家某一共同经历进行开放式讨论。如夏令营前,给学生讲解野外活动注意事项及自身防护知识。

2. **头脑风暴**　健康干预对策奇思妙想会、宣传材料设计制作等。

3. **角色扮演、小品、游戏和活动**　小组以角色扮演、做游戏、编歌谣、口诀等轻松活泼而又实用的形式,交流或展示健康知识学习成果,如洗手游戏、学生自办墙报、组织健康画报展、健康主题绘画故事大赛。

4. **同伴教育**　分享健康行为经验,青春期人群中可以用游戏、故事、辩论、演讲、看图说话等方式。

(三) 间接传播方法

主要是指通过不同媒体或工具开展的健康科普,主要包括:

1. **大众媒体及小媒体**　电视专栏、报刊专版、校园宣传栏和展板、健康教育教材、小册子、校园标语、张贴画、科普书籍等。

2. **视听手段**　通过电视、广播、VCD 等开展电化教育,如电视游动字幕、新闻报道等。

3. **新媒体**　利用微博、微信、视频号、抖音号等开展健康科普,或者开发健康主题类小游戏,寓教于乐,在游戏中学习掌握健康知识与技能。

4. **健康教育处方**　综合主要健康问题和主要行为危险因素,以医嘱的形式从防治知识、用药及生活方式指导等方面,提供针对性的健康教育指导和干预建议。

5. **健康支持工具发放**　发放握力器、弹力绳等。

第二节　围产期健康科普

围产期也称围生期,是孕妇围绕生产过程的一段特殊时期,这个时期进行规范的产前检查、健康教育与指导、孕期营养及体重管理和用药指导等,可以降低孕产妇和围产儿并发症的发生率及死亡率,减少出生缺陷。

一、围产期概述和人群特点

围产期是指妊娠 28 周到产后 1 周这一分娩前后的重要时期。这段时期对孕妈妈和胎儿来说是容易出现危险的时期,少部分孕妈妈可能出现某些并发症,对自身及胎儿的安全构成威胁。

围产期具有以下特点。

（一）生理变化

1. **妊娠期**　在胎盘产生的激素作用下,母体各系统发生系列适应性的解剖和生理变化,并调整其功能,以满足胎儿生长发育和分娩的需要,同时为产后哺乳做好准备。如孕晚期基础代谢率增高、糖类、脂类、蛋白质类代谢增强、身体重心前移,部分孕妇出现腰背疼痛症状。

2. **产褥期**　全身各系统发生较大生理变化,乳房泌乳、产褥早期血液处于高凝状态、雌激素、孕激素水平急剧下降,另外生殖系统变化最为明显,如子宫复旧、盆底组织分娩时过度伸展导致弹性降低等。

（二）心理-社会调适

1. **妊娠期**　妊娠对妇女而言,是一生中独特的事件,是一种挑战,是家庭生活的转折点,因此会伴有不同程度的压力和焦虑,情绪起伏波动大,易激动。

2. **产褥期**　产妇从妊娠期和分娩期的不适、疼痛、焦虑中恢复,接纳家庭新成员,产褥期产妇心理处于脆弱和不稳定状态,部分产妇容易因分娩后感情脆弱、太多的母亲责任等因素产生压抑情绪。

二、围产期健康科普需求和核心内容

（一）妇女围产期的生理特点知识

如受精卵的形成、着床,胎儿及附属物的发育过程,胎儿发育的过程和特征,妊娠母体的生殖系统、内脏功能的改变和心理健康等。

（二）优生优育指导

如加强孕期营养,适量身体运动,定期监测体重,定期产检,运用音乐、抚摸训练等方式进行胎教,母乳喂养注意事项和技巧,母乳喂养前后乳房的清洁和护理,乳房胀痛护理等。

（三）妊娠、分娩、产褥期生理特点知识

避免不良因素对母婴的影响,了解分娩过程,传授廓清式呼吸、放松方法、腹式呼吸等减轻分娩不适的方法,消除紧张恐惧情绪;指导孕妇进行盘坐运动、骨盆与背摇摆运动、骨盆倾斜运动等产前运动;指导产后卫生、饮食、休息和运动、身体恢复和身体保健、健康检查等,鼓励孕妇做产后健身操。

（四）新生儿照护技能

指导配合新生儿疾病筛查、正确地抱新生儿、拍嗝、哺乳方法及婴儿抚触和脐部护理方法。

（五）正常和安全的性生活的认知与观念

妊娠前 3 个月及末 3 个月，应避免性生活，以防流产、早产及感染。

（六）避孕、节育的技术指导和医疗保健服务

包括意外妊娠后获得安全的人工流产知识与服务、HPV 疫苗接种。

（七）心理调适指导

指导孕产妇学习心理调适方法，鼓励家属尤其是丈夫陪伴，并教会家属用语言、按摩等对孕产妇的表达理解、关心和爱。

三、适合围产期的健康教育方式

（一）传统式健康教育方法

1. **随诊**　医务人员结合门诊、住院、入户或电话随访等对围产期妇女和家属开展面对面的教育和必要的技术指导。

2. **讲座**　利用院内健康教育场所、文化活动站、新时代文明实践站等开办健康教育学校或市民健康大讲坛，开展"妈妈课堂""孕妇学校"等专题讲座及培训班。

3. **健康咨询和健康活动**　以图片展览、现场咨询、医患座谈会等形式开展健康教育活动。

4. **技能培训和示教**　通过技能培训和示范操作，让孕产妇及家属亲自练习，教授抱新生儿、婴儿抚触、乳房护理等技能。

（二）参与式健康教育方法

1. **小组讨论**　如组织孕产妇就分娩方式选择、如何减轻分娩疼痛、婴幼儿照护等开展讨论。

2. **角色扮演、小品、游戏和活动**　小组以角色扮演、编即兴表演剧、编排健康小品、编口诀和民歌、编顺口溜、绘画等轻松活泼而又实用的形式，交流或展示健康知识学习成果，如孕妇保健歌、健康书画展、婴儿母乳喂养技能竞赛等。

3. **同伴教育**　分享健康行为经验，可以用游戏、故事、辩论、演讲、看图

说话等方式。

（三）间接传播方法

1. 大众媒体及小媒体   电视专栏、报刊专版、社区或职业场所宣传栏和展板、孕产妇保健册、街头标语、张贴画、科普书籍、健康挂历等。

2. 视听手段   通过电视、广播、VCD 等开展电化教育，如电视游动字幕、新闻报道等。

3. 新媒体   利用微博、微信、视频号、抖音号等开展健康科普。

4. 健康教育处方   综合主要健康问题和主要行为危险因素，以医嘱的形式从防治知识、用药及生活方式指导等方面，提供针对性的健康教育指导和干预建议。

5. 健康支持工具发放   孕产妇健康大礼包（提供免费产检和健康管理指导）、健身拉力器、电子温度计等。

第三节　更年期健康科普

更年期是指女性从生育期向老年期过渡的一个特殊生理阶段，是卵巢功能逐渐衰退的时期，随着体内激素水平的变化，此时期健康科普重点是开展心理调适教育，帮助更年期妇女顺利过渡。

一、更年期概述和人群特点

更年期指妇女由生殖功能旺盛的状态逐渐衰退，最后接近完全停止的一个过渡时期，是一个逐渐变化的过程，分绝经前期、绝经期和绝经后期三个阶段。

更年期的特点如下。

（一）月经的改变

绝经前表现月经周期紊乱，经量增多或减少直至绝经。

（二）生殖器官及第二性征改变

1. 子宫变化   绝经过渡期，易出现更年期功能失调性子宫出血；绝经后，子宫随着月经停止逐渐萎缩。

2. **阴道变化**　黏膜上皮变薄,分泌物减少,使原有酸性环境转变为碱性,易形成阴道炎,影响性生活。

3. **第二性征变化**　第二性征逐渐退化,乳房萎缩下垂,少数妇女声音低沉或有多毛现象。

(三)骨骼系统变化

骨质流失易发骨质疏松症,骨折的危险性大大增加。

(四)更年期其他系统的改变

血脂升高,心脑血管疾病风险增大;自主神经系统功能紊乱,如血管舒张功能失调;中枢神经系统疾病,如记忆力减退、老年痴呆症发病风险增大。

(五)社会心理特点

易出现悲观心理(衰老、疑病疑癌)、焦虑心理(易激惹、生气、敌对)、孤独心理、性心理改变(性淡漠、性功能衰退)、个性行为改变(敏感、多疑、急躁易怒、情绪不稳定)。

二、更年期健康科普需求和核心内容

(一)建立健康的生活方式,控制行为危险因素

1. **坚持合理营养**　适当限制热能的摄入,饮食清淡、少盐;蛋白质应质优量足,适当补充豆制品;食物多样,谷类为主,粗细搭配,蔬菜水果不可少,保证充足的矿物质、维生素及膳食纤维;注意钙和维生素 D 的补充。

2. **加强适当的运动锻炼**　根据自己的年龄、体质状况来选择适合自己的运动方式、运动时间、频率和强度,多种运动相结合,活动全身。如游泳、舞蹈,走平路等,强度以轻微出汗为宜。

3. **保持充足的睡眠**　更年期妇女每天要保持 7~8 小时睡眠时间。

4. **保持良好的卫生习惯**　保持外阴清洁,穿宽松棉质内衣裤,内衣日晒和消毒,积极防治各种生殖道感染。

5. **建立和谐性生活**　改变"绝经"即"绝欲"的错误观念,提高生活质量。

(二)心理健康

正确认识更年期,引导妇女把精力寄托在事业和爱好上,积极参与社会公益活动,传播情绪调节的技能以及人际交往的技巧,通过自我认知的提高,

学会满足自我的需求,懂得与家人的协调,从"全能付出者"的位置退下来,学会自我关怀的同时,让身边的人学会如何支持与体贴自己。

(三)正确应对更年期症状

了解更年期生理知识及更年期可能出现症状的原因,如果更年期症状严重,需要就诊并配合药物治疗;加强更年期疾病防治,如更年期功能性子宫出血、心血管疾病、妇科肿瘤等。

(四)骨质疏松预防及治疗

适当运动、多晒太阳、重视饮食营养及补充钙剂。

(五)慢性非传染性疾病的防治

了解引起疾病的主要原因、早期症状及表现、早期发现和早期治疗的意义、家庭用药及护理知识、心脑血管意外的家庭急救及科学就医相关知识。

(六)定期体检

更年期妇女每年应进行一次全面的体格检查,如妇女常规检查、宫颈刮片、乳腺 X 线检查和自我检查、子宫附件盆腔 B 超、生殖器感染等,必要时进行相关的内科检查及化验。

三、适合更年期的健康教育方式

(一)传统式健康教育方法

1. **随诊** 医务人员结合门诊、住院、入户或电话随访等对更年期妇女和家属开展面对面的教育和必要的技术指导。

2. **讲座** 利用文化活动站、新时代文明实践站、健康教育科普基地等开办健康教育学校或市民健康大讲坛,开展专题讲座及培训班。

3. **健康咨询和健康活动** 以手机的短信微信、图片展览、线上线下健康咨询、医患座谈会、健康烹饪技能竞赛等形式开展健康教育活动。

4. **技能培训和示教** 通过技能培训和示范操作,学习慢性病自我管理、放松和情绪管理、科学运动等技能。

(二)参与式健康教育方法

1. **小组讨论** 如组织更年期女性就定期体检、乳腺癌筛查、如何增加身体运动等开展讨论。

2. **角色扮演、小品、游戏和活动** 小组以角色扮演、编即兴表演剧、编排健康小品、绘画、舞蹈等轻松活泼而又实用的形式,交流或展示健康知识学习成果,如图片展览、健身操、健康书画展、健康生活方式小品、编演地方戏曲、民歌、配餐大赛、厨艺大赛等。

3. 同伴教育　分享健康行为经验,可以用游戏、故事、演讲、看图说话等方式。

(三) 间接传播方法

1. 大众媒体及小媒体　电视专栏、报刊专版、社区宣传栏和展板、街头标语、张贴画、科普书籍、健康挂历等。

2. 视听手段　通过电视、广播、数字视频光盘(video compact disc,VCD)等开展电化教育,如电视游动字幕、新闻报道等。

3. 新媒体　利用新媒体平台开展健康科普。

4. 健康教育处方　综合主要健康问题和主要行为危险因素,以医嘱的形式从防治知识、用药及生活方式指导等方面,提供针对性的健康教育指导和干预建议。

5. 健康支持工具发放　膳食宝塔贴画、油壶盐勺、健身拉力器、电子温度计等。

第四节　老年期健康科普

现代老年人在要求"延长生命的航程"的同时,更希望提高生活质量,发挥余热,给社会和家庭做一些力所能及的支持和贡献,追求健康老龄化和积极老龄化的生活。

一、老年期概述和人群特点

(一) 生理特点

老年期每个器官系统在面对应激时保持内环境稳定的能力逐渐减弱,出现生理衰老。主要表现如下。

1. 神经系统　脑细胞逐渐凋亡、大脑血流量下降、脑血流阻力增加和神经冲动传导速度减慢,导致中枢神经系统对一些体液和化学物质的敏感性增加。

2. **心血管系统** 心功能衰退、心输出量减少、血管弹性减弱。

3. **消化系统** 胃肠道黏膜变薄、腺体和小肠绒毛萎缩,胃酸、胃蛋白酶等分泌减少,消化功能减退。

4. **呼吸系统** 肺弹性组织减少导致肺泡管扩大,引起气体交换面积减少,增加缺氧的可能,呼吸肌的力量和肺闭合容积增大,造成老年人常咳嗽无力。

5. **泌尿系统** 肾体积下降,肾动脉内膜增厚,加之心输出量减少,使肾血流量减少;肾小球囊基底膜增厚,肾单位萎缩,肾单位数目减少,肾功能减退。

(二)健康状况特点

随着年龄增长,疾病逐渐增多且往往多种疾病、并发症发生率高,如白内障、神经性耳聋、骨质疏松、老年性痴呆、前列腺肥大等,其他包括心脑血管疾病、恶性肿瘤、骨关节病、慢性支气管炎、慢性疼痛、睡眠障碍、意外伤害等。

(三)代谢特点

老年期的代谢特点是退行性、异化性和分解性,主要表现在三大物质代谢平衡失调,老年人糖代谢功能下降,有患糖尿病的倾向;老年人脂肪重新分配,从皮下到腹腔内及其他异位点,这些变化与代谢综合征的风险增加相关;脂质过氧化物积聚导致自由基产生,易患高脂血症、动脉粥样硬化、高血压及脑血管疾病;老年人蛋白质分解代谢大于合成,且由于消化、吸收功能减退,随年龄的增长,各种蛋白质的量和质趋于降低;老年人细胞膜通透功能减退,离子交换能力低下,最显著的无机物异常代谢表现在骨关节,以骨质疏松为甚。

(四)适应能力特点

老年人的社会适应能力也会发生一些变化,主要包括:

1. **内外环境改变的适应能力下降** 体力活动时易心慌,气短,活动后恢复时间延长,对冷、热适应能力减弱;由于对体位改变的适应能力减退,老年人血压波动大。

2. **生理节律改变** 年龄增长可对体温、血浆皮质醇和睡眠等生理节律造成影响,表现为节律提前1~2小时。

3. **综合反应能力下降** 如心率、脑电图频率减慢、听觉反应和对紧张的反应能力减退。

4. **自我平衡能力减弱** 随着年龄增加,内环境失衡,生理储备功能减退,面对疾病挑战的自我平衡能力明显减弱。

(五) 社会心理特点

老年人常见的心理压力主要可归结为 3 类。

1. 对衰老的焦虑和恐慌。

2. **角色变更困难**　刚退休者多见,表现为坐卧不安,生活失去规律,情绪失控,爱发脾气。

3. **难忍寂寞孤独**　子女们成家另立门户,常引起沮丧和空虚感。丧偶也易引起各种心理压力。

二、老年期健康科普需求和核心内容

(一) 老年日常生活保健教育

主要包括:

1. **减少伤害,提高生活质量**　按季节、气候变化及时添减衣帽;房间、盥洗室内增添防滑设施,楼梯加扶手,走廊、转角有良好照明,不在老人起居处堆放杂物。

2. **合理安排膳食、提供饮食指导**　遵从的 4 个原则:易咀嚼;促进消化吸收;防止便秘;补充必需营养素,如钙、铁、维生素 C 和维生素 D 等。

3. **护理和康复指导**　对卧病老人提供护理和康复指导,对久病不起的老人的家属,提供具体护理指导。

(二) 老年休闲活动健康教育

主要包括:

1. **修身养性,陶冶情趣**　活动内容如养花、钓鱼、集邮、结伴郊游、欣赏音乐戏曲等。

2. **助公为民,发挥余热**　是帮助老人重建自信、重返社会大家庭的动力。

3. **重新学习,促进交流**　以加入"笔友会""读书会""科技余热交流会"、健身娱乐活动团体等方式,促进人际交流。

(三) 老年心理调适健康指导

老年心理调适指导包括如下内容:

1. **学会制怒**　懂得"气怒损身",在生活中以理智提醒自己,成为情绪的主人。

2. 宽容对人 帮助老年人纠正爱唠叨、爱老生常谈、批评不讲究方式方法等弱点,逐步学会凡事做出理智反应,自我调节情绪。

3. 淡泊名利 对社会上存在的势利现象不必耿耿于怀,也不因自己受到的不公正而心灰意懒。

4. 继续保持密切的社会关系 多参加社会活动,组建新的交际圈,以积极的方式延缓自身的衰老进程。

5. 培养幽默感 学习用幽默的方式对待烦恼。

6. 改善家庭环境 运用自身经验和智慧为下一代"出谋划策",主动缩小代沟。

(四)常见疾病防治

指导老年人改变不健康的行为习惯和生活方式,如帮助老人戒烟;指导老年人了解常见病病因,危险因素控制,预防、治疗、康复、家庭护理、自我保健知识,各种常见病器械性治疗、检验、物理检查常识,合理用药知识等,帮助老年人提高对健康体检的重视。

(五)安宁疗护与人生终结(死亡)的教育

主要包括:

1. 为临终老人创造温馨的环境,组织亲友轮流探视,多与老人亲切交谈,帮助他们缓解病痛折磨。

2. 不回避有关死的话题,借机与他交换有关人生价值、世界观、生老病死客观规律的看法,帮助他接受死亡现实,解除恐惧、孤独感,冷静、尊严而无憾地走向死亡。

3. 帮助老人完成一些未了的心愿,在合理和可能的情况下满足其要求。

三、适合老年期的健康教育方式

(一)传统式健康教育方法

1. **随诊** 医务人员结合门诊、住院、入户或电话随访等对老人和家属开展面对面的教育和必要的技术指导。

2. **讲座** 利用社区(村)委活动室、文化活动站、新时代文明实践站、健康教育科普基地等开办健康教育学校或市民健康大讲坛,开展专题讲座及培训班。

3. **健康咨询和健康活动** 以图片展览、参观和体验健康主题科普场馆、现场咨询、医患座谈会等形式,可结合重阳节、端午节等传统节日和重大卫生日开展健康教育活动。

4. 技能培训和示教　通过技能培训和示范操作,对老年人及家庭成员进行放松训练、戒烟技巧、情绪管理技巧的培训和示范。

(二) 参与式健康教育方法

1. 小组讨论　如组织老年人就定期体检、如何戒烟、如何增加身体运动等开展讨论。

2. 角色扮演、小品、游戏和活动　小组以角色扮演、编即兴表演剧、编排健康小品、编口诀和民歌、编顺口溜、三字经、绘画等轻松活泼而又实用的形式,交流或展示健康知识学习成果,如图片展览、健身操、健康书画展、健康生活类小品、编演地方戏曲、民歌、绘年画壁画、配餐大赛、厨艺大赛等。

3. 同伴教育　分享健康行为经验,可以用游戏、故事、演讲、看图说话等方式,也可以食物选择和烹饪技术演示、经验介绍等。

(三) 间接传播方法

1. 大众媒体及小媒体　电视专栏、报刊专版、社区宣传栏和展板、街头标语、张贴画、科普书籍、健康挂历等。

2. 视听手段　通过电视、广播、VCD、社区电子显示屏、户外公益广告电子屏等开展电化教育,如电视游动字幕、新闻报道等。

3. 新媒体　利用新媒体平台开展健康科普。

4. 健康教育处方　综合主要健康问题和主要行为危险因素,以医嘱的形式从防治知识、用药及生活方式指导等方面,提供针对性的健康教育指导和干预建议。

5. 健康支持工具发放　宝塔贴画、油壶盐勺、健身拉力器、电子温度计等。

第五节　健康教育理论在不同人群
健康教育中的应用

实际运用中,不同时期、不同人群的健康教育可在一种或多种健康教育理论的指导下进行,一项行为的干预也可能同时用到一种或多种健康教育理论的指导。

一、适合青春期的健康教育理论

(一) 健康信念模式

健康信念模式基于信念可以改变行为的逻辑推理和假设,用社会心理学解释健康相关行为,健康信念模式可应用于青春期预防吸烟、增加身体活动、预防物质滥用、艾滋病预防健康教育。

(二) 分阶段改变理论

可用于青春期饮食行为、运动不足等行为问题的干预。

(三) 理性与计划行为理论

可针对部分青春期学生很少用早餐、做眼保健操、刷牙时间过短等行为进行干预。

(四) 大众意见领袖

信息传播模式为:大众传播——意见领袖——一般受众。该理论在纠正危险行为方面有明显效果,如预防青春期性行为、连续用眼超过 40 分钟的干预、视屏时间长等。

(五) 社区与组织改变理论

该理论对群体戒烟干预效果显著,且干预效果具有良好的可持续性,还可用于倡导校内阳光体育运动一小时、干预青春期斗殴、欺凌、戒除网瘾等行为。

(六) 创新扩散理论

可用于通过宣传使用"迷你计步器",来提高青春期加强体育锻炼、提高身体素质的意识。

二、适合围产期的健康教育理论

(一) 健康信念模式

可应用推动顺产分娩、坚持纯母乳喂养 6 个月、产前适量运动助分娩、定期产检等行为的健康教育。

(二) 分阶段改变理论

可用于产后均衡饮食、适量身体活动、分娩时减轻不适的技能等行为的干预。

（三）理性与计划行为理论

可用于促进产妇适当进行产后康复运动、定期产期、正确照护新生儿。

（四）大众意见领袖

用于推广婴幼儿抚触、预防青春期性行为、避免围产期性生活等。

（五）社区与组织改变理论

该理论可用于促进职业场所支持母乳喂养、提供母乳喂养室等健康支持环境。

（六）创新扩散理论

可用于宣传 HPV 疫苗接种计划。

三、适合更年期的健康教育理论

（一）健康信念模式

可应用推动增加身体活动、均衡饮食行为、保持健康体重等行为的健康教育。

（二）分阶段改变理论

可用于适量身体活动、减少饮酒量、减少食盐摄入等行为的干预。

（三）理性与计划行为理论

可用于增加酸奶和水果摄入、定期体检、配合两癌筛查等行为干预。

（四）大众意见领袖

用于推广安全头盔使用、限制饮酒等。

（五）社区与组织改变理论

可应用推动社区健身设施建设、均衡饮食行为、保持健康体重等行为的健康教育。

（六）创新扩散理论

可用于健康服务设施的利用、乳房 X 线检查。

（七）社会网络和社会支持理论

用于慢性病人群自我管理、更年期心理支持干预、癌症患者干预等。

四、适合老年期的健康教育理论

（一）健康信念模式

可应用推动增加身体活动、均衡饮食行为、保持健康体重、减少酗酒和有害使用酒精等行为的健康教育。

（二）分阶段改变理论

可用于适量身体活动、减少饮酒量、肥胖控制、减少食盐摄入等行为的干预。

（三）理性与计划行为理论

可用于增加酸奶和水果摄入、定期体检、戒烟等行为干预。

（四）大众意见领袖

用于推广安全头盔使用、限制饮酒等。

（五）社区与组织改变理论

可应用推动社区健身设施建设、均衡饮食行为、保持健康体重等行为的健康教育。

（六）创新扩散理论

可用于健康服务设施的利用、减少饮酒和有害使用酒精。

（七）社会网络和社会支持理论

用于慢性病人群自我管理、心理支持干预、癌症患者干预等。

第二十二章
不同健康危险因素防控的科普

　　吸烟和饮酒等可导致多种慢性疾病，是重要的可改变的健康危险因素。本章阐述了吸烟和饮酒的流行与危害，介绍了控制吸烟和饮酒的科普策略和方法，并提供了实践案例。由于开展控烟控酒科普有相似性，因此，本章节中控烟控酒科普原则、策略和方法可以相互参考。

第一节　控制吸烟的科普

一、吸烟的流行情况及危害

　　烟草使用是全世界面临的重大公共卫生问题。WHO 报告显示，烟草每年导致全球 800 多万人死亡。中国卷烟消费量占全球的 40% 以上，每年有 100 多万人死于烟草相关疾病。吸烟及二手烟暴露可导致多种肺部疾病和心血管系统损伤，与不吸烟者相比，吸烟者的平均寿命减少十年。而戒烟可以显著降低吸烟者肺癌、冠心病、慢阻肺等多种疾病的发病和死亡风险，延缓疾病的进展，并改善预后。因此，戒烟越早越好，任何年龄戒烟均可获益。

二、控制吸烟科普的原则

　　公众通常把吸烟作为一种可自愿选择的行为，对其成瘾性、危害性和严重性缺乏深入认识。所以，控制吸烟的科普活动也应该是深度的，而不应只是泛泛而谈；控烟健康科普应注重合理性、权威性和可行性，确保科普内容和出处是准确的,经过科学验证的,普遍适用的,相关干预措施是可行的,方便实施的;控烟科普干预在迎合公众需求的同时,应采取受众细分策略,因人而异,因地制宜,形成有针对性和精准化的多元化健康科普;此外,以不同危险因素、特定重点目标人群需求为向导,有针对性、有侧重地开展控烟健康科普,采取综合干预策略,可提升控烟健康科普效果。

三、控制吸烟科普的内容

(一)吸烟行为的成瘾性特点

吸烟可以成瘾,称为烟草依赖,已被 WHO 作为一种慢性疾病列入国际疾病分类(ICD-10)。尼古丁是烟草中导致成瘾的物质,为了避免戒断症状的出现或再次体验尼古丁所带来的愉悦感,吸烟者就会不断吸烟,而使尝试戒烟者戒烟失败。

(二)劝诫吸烟的科普内容

一般有两种情况:一部分是已成瘾而暂无不适症状的人群,另一部分是已有不适症状或有烟草相关疾病的烟草依赖者。后者的戒烟态度一般会较前者主动,应针对不同态度的人群提供不同的科普策略。科普内容,除了包括对公众深入开展吸烟有害健康和控烟知识宣传外,同时还应包括增强烟草依赖者克服戒断症状信心的科普,并进一步提供应对戒断症状的方法和资源的科普,宣传创造有利于戒烟的支持环境。让吸烟者更加深入了解和鼓励戒烟者寻求科学的戒烟方法,以及提升失败后进行重新尝试的信心。

(三)简短戒烟干预

简短戒烟干预可以应用到戒烟人群的健康科普中,是指在日常的诊疗服务中,医生、护士等专业人员(也可以是经过培训的健康科普工作者),在与吸烟者接触的 3~5 分钟内,提供专业建议和帮助。简短戒烟干预方法如下。

1. **警告(warn)** "我警告您,新的研究表明 3 个吸烟者里有 2 个死于吸烟导致的疾病。"

2. **劝告(advise)** "你一定要立刻戒烟。"

3. **提供资料(refer)** "这份资料上面有非常实用的戒烟帮助和资源信息,可以得到专业的戒烟指导和帮助,请尽快联系和咨询。"

劝告时,要注视戒烟者,语气严肃,利用宣传材料和手势强调吸烟的危害性,以加强力度;双手递宣传材料给对方,以示郑重提示。

四、控制吸烟科普的策略与方法

(一) 综合科普干预的策略

考虑到影响吸烟因素的复杂性,科普干预不能仅限于对大众的知识宣传,更应考虑其家庭、社会等多方面的影响因素,并结合国情和社会文化特点,制订有针对性的综合干预策略。

1. **开展大众宣传,普及烟草危害知识**　充分利用各种媒体和可利用的宣传机会,在不同场合、以不同形式、对不同人群普及吸烟和被动吸烟对健康危害的知识,使大众充分意识到通过自身行为的改变减少健康危险因素的重要性和可行性。

2. **明确科普目标,加强重点人群科普干预**　明确不同的目标人群,分类施策。为了控制烟草的流行趋势,青少年是控烟的重要目标人群,而在青少年学习、生活环境周围的人群(如家长、教师等)也是干预的重点人群;另外,在医院就诊的患者也是进行戒烟干预的目标人群。

3. **开展部门合作,综合运用多种干预措施**　应以政府为主导,卫生健康部门牵头,开展多部门(尤其是烟草控制、教育和宣传等部门)合作,发动全社会共同参与,共同促进公众的身心健康,并帮助公众获得健康行为改变的资源。

4. **强化政策保障,营造控烟支持环境**　政府应制订防止和减少烟草相关危害的公共政策,协同多部门加强监管和监测,确保政策持久、有效地实施;加强卫生系统和社会福利系统的能力,为吸烟者提供医疗服务等资源和支持;动员社会禁止向未成年人销售烟草,营造全社会无烟环境氛围。此外,还应考虑父母家庭成员和同伴行为等人文环境因素对控烟的影响。

(二) 科普干预的方法

目前常见的科普干预传播形式主要为媒介传播和活动传播两类。

1. **媒介传播**　媒介传播是依托现有媒介向公众传播控烟理念。控烟大众传播媒介一般分为印刷类媒介(或实体类)和电子类媒介。

(1) 印刷类媒介(或实体类):目前常见的传播印刷类媒介包括标识、海报、宣传册、折页、易拉宝等,多用于医疗卫生机构或社区、街道、单位等公共场所及工作场所。

（2）电子类媒介：随着信息技术的高速发展，新媒体平台用户众多，传播速度快、范围广，成为当前大众传播的主力媒介之一。医疗卫生专业人员和机构均可注册新媒体平台的认证号，开展健康科普。新媒体及虚拟现实等"互联网+"的人机互动方式给公众带来即时性、互动性、精准性的个性化服务，让科普更具吸引力和影响力，成为公众获取健康科普信息的重要平台。

2. 活动传播　目前常见的控烟大众活动传播形式有举办线下讲座、现场义诊、线上答题、咨询、直播等。

（1）线下传播：线下的控烟科普活动可以联合社区、街道、单位等开展。而对于医疗卫生机构可进一步借助其内部自有宣传阵地或设施，开展线下控烟大众传播；卫生健康专业人员在开展日常诊疗和提供公共卫生服务过程中，也可同步开展健康科普工作，具体有以下形式。

1）设置标识和张贴海报：在室内场所，例如大楼主要入口和各个楼层通道的醒目位置设置"禁止吸烟"标识。利用场所单位内橱窗、宣传栏等，传播控烟健康理念、介绍相关科普知识与技能。

2）摆放宣传资料和电化宣传教育：在场所入口处、走廊等资料架等处，摆放控烟宣传资料，供来访人员随时取阅，志愿者或工作人员也可以向来访者发放宣传材料。充分利用场所电子平台，例如 LED 屏、电视屏等，滚动播放控烟健康知识和技能。

3）举办健康讲座、义诊活动：结合"世界无烟日""世界慢阻肺日""国际肺癌日""世界心脏日"等卫生主题宣传节点，集中开展控烟讲座，组织义诊或健康咨询活动，重点包括宣传吸烟与呼吸系统、心血管疾病、肿瘤等慢性病的关系等。让公众切实认识到吸烟的危害性，开展干预促使其产生戒烟意愿；同时，提升被动吸烟者运用法律法规等保护自身权益的意识和行动，逐步在全社会营造有利于控制吸烟的氛围。对于医务人员在日常诊疗时，常规询问患者吸烟史，并宣传控烟知识，积极促成戒烟意愿，提供个性化的科学指导和帮助。

4）家庭医生开展健康管理和戒烟干预：家庭医生在开展健康管理和随访时，主动询问患者吸烟史，并告知吸烟危害和提供戒烟专业资源，积极促成其寻求专业指导和帮助。

5）推动健康科普进社区：医疗卫生专业机构与辖区内居委会联合，把控烟宣传海报、视频资料等发至社区，并充分利用好投放平台和渠道，进一步扩大宣传范围和提升成效。对辖区内党政机关、学校、企事业单位职工进行控烟科普，营造控烟的社区环境。

（2）线上传播

1）公众号：利用医疗卫生专业机构开设的公众号，例如，"无烟上海"公众号，发布针对不同目标人群的健康科普，满足公众的健康科普需求。医疗卫生专业人员或科普工作者也可以通过个人微信公众号，拓展线上开展健康科普的新阵地，还可以在微信公众号内加入预约挂号、戒烟门诊时间等信息和功能，使公众通过关注医生的公众号，了解相关健康科普知识。此外，也可以在微信后台或推送文章的留言处向医生提出咨询寻求专业解答。而医生则可以借助平台互动更直接地了解公众的需求，从而更加精准提供更专业、权威的健康指导和建议。

2）短视频平台：在制作短视频时，可以将控烟科普知识制作成大众更容易接受的、方便碎片化学习的科普形式，除了常规的知识解说类，还可以尝试故事情景小视频，甚至是改编歌曲、脱口秀等，这类创意型视频更容易获得平台的推荐，提升传播速度，很可能成为流行"爆款"。此外，擅于研究时事热搜和"蹭热点"，快速挖掘健康科普创意点及结合点，在短时间内受到公众的关注和形成较为广泛的传播。

3）科普互动平台：网络为专业人员和患者、公众之间搭建了在线咨询互动平台。公众可以进行健康图文咨询、预约挂号等，也可以围绕热点话题和专业人员进行交流互动。公众可以根据自身需要，主动获取需要的控烟信息，弥补传统科普的单向性和互动性不足。此外，医疗卫生专业人员和科普工作者可以在第一时间了解公众的需求，收集公众的意见建议，从而完善健康科普信息，完善制作精准化的科普内容和形式。

3. 线上线下融合，提高科普效果　调查显示，在主动接受传播信息意识上女性强于男性，文化程度高者强于文化程度低者，年轻人优于年龄长者，发达地区优于欠发达地区，因此，在开展健康科普时，应考虑受众的不同需求与对传播形式的喜好。例如，对教育程度较高、年轻、发达地区的受众采用网络或新媒体为主、传统媒体为辅的科普传播方式；对受教育程度较低、年龄较大、欠发达地区的群体采用传统媒体为主、网络或新媒体为辅的科普传播方式，同时将知识传播与新闻传播结合，将一些常识性信息转变成有新闻价值的信息，以拓宽传播的广度。

实践案例——上海市公务人员戒烟大赛

面对烟草危害，公务人员的行为对公众具有示范性和引领性。2015年9月—2016年3月，上海市开展了公务人员戒烟大赛。为了增加活动的影响力度和范围，上海市健康促进委员会、上海市卫生和计划生育委员会与上海市机关事务管理局联合作为主办单位，并由市区两级健康促进委员会、卫生和计划生育委员会和机关事务管理局共同组织、发动和宣传。充分利用便捷的全市工作条线网络、无烟上海官方公众号和戒烟热线平台征集参赛对象。此次大赛，由上海市健康教育所和上海市控制吸烟协会共同承办；上海市医学会呼吸病学分会烟草病学组、全市各大医疗机构戒烟门诊、12320戒烟热线提供专业技术支持；同时，各区健康促进委员会办公室、疾病预防控制中心/健康教育促进中心、机关事务管理局也作为大赛协办单位积极参与，保证了活动的有效实施和全覆盖。

在大赛开始前，市级统一制作易拉宝、折页、海报等宣传材料放置在全市各机关单位，进行活动宣传和预热。同时，充分整合媒体资源，在活动的各个阶段均注重运用传统媒体与新媒体，进行活动信息发布、跟踪和优秀案例报道。传统媒体和新媒体相结合，扩大戒烟大赛的辐射效应，引导良好的全社会控烟氛围形成。此外，活动宣传还借助控烟形象大使的名人传播效应进一步扩大宣传效果。活动期间，全市共有1 241名公务人员报名参加戒烟大赛，经戒烟门诊专家评定，最终成功戒烟人数为444人，大赛结束时的阶段性戒烟成功率为47.13%。参赛期间，99.10%的参赛者家人、朋友、同事等周围人表示支持；参加活动后，99.10%的参赛者对吸烟危害方面知识了解程度增加，90.03%的参赛者认为自己戒烟意愿增强，93.20%的参赛者会主动劝阻他人吸烟，94.40%的参赛者支持《上海市公共场所控制吸烟条例》修订和室内全面禁烟。在大赛期间，12320戒烟热线向有戒烟意愿的公务人员提供咨询服务1 237人次，其中经过电话确认，119人实际进入热线戒烟干预服务程序（包括热线干预、热线+短信干预），其中完成3个月随访流程表示目前处于戒烟状态的8人、未完成3个月随访流程但目前为戒烟状态的33人；接受短信戒烟干预服务的 419 人，其中 110 人回访处于戒烟状态、112 人反馈吸烟量减少。

戒烟大赛结束 1 年后，为进一步评估活动效果，活动主办方于 2017 年对戒烟成功者陆续开展了随访调查和定性访谈，共计调查了 396 名戒烟大赛中戒烟成功者，并完成 40 名处于不同吸烟状态人员的定性访谈。仍然保持戒烟状态的比例达 80.30%，有 78 名自报已复吸，复吸率 19.70%。复吸的主要原因为：来自吸烟朋友的压力和烟瘾发作。230 名（58.08%）调查对象认为戒烟大赛对自己戒烟帮助很大；有 358 名调查对象（90.40%）对戒烟大赛活动表示满意或非常满意；329 名（83.08%）表示会推荐周围其他人参与此活动。

第二节　控制饮酒的科普

一、饮酒的流行情况及危害

2024 年 WHO 发布的酒精与健康以及物质使用障碍治疗问题全球现状报告指出，全球每年有 260 万例死亡可归因于饮酒，占死亡总人数的 4.7%；年轻人受饮酒行为影响尤为严重，在 20~39 岁人群的所有死亡案例中，归因于饮酒的死亡比例最高，达 13.0%；估计有 4 亿人（占全球 15 岁及以上人口的 7%）患有酒精使用障碍，约 2.09 亿人（占全球成年人口的 3.7%）存在酒精依赖。

有害使用酒精与多种疾病相关，包括慢性非传染性疾病（心血管疾病、消化系统疾病、癌症等）、传染性疾病（HIV 感染、结核病、获得性肺炎等）、伤害（交通事故、暴力、自杀等）、胎儿酒精综合征等疾病。WHO 很早就把酒精列为一类致癌物，但公众常常认为，过量饮酒才会有害健康。近年来的研究已经提出，无论饮酒的量是多少，都会对身体健康产生危害。国际癌症研究机构认为，饮酒没有最低门槛，任何量的酒精都有潜在危害。例如，即使每天酒精摄入量为 8g，也会增加女性患乳腺癌的风险。

二、控制饮酒科普的原则

健康科普的最终目标和原则是良好行为的养成和不良行为的改变。健康教育理论的"知信行"和健康信念模式,是控酒科普工作开展的重要理论依据。

(一)"知信行"模式

"知信行"模式是改变人类健康相关行为的重要模式,它将人类行为的改变分为获取知识、产生信念及形成行为三个连续过程,即知识—信念—行为。其中,知(知识和学习)是基础,信(信念和态度)是动力,行(促进健康行为)是目标。以饮酒危害为例,健康科普工作者通过多种方法和途径把饮酒有害健康、引发的疾病以及有关危害严重程度的死亡数字等知识传授给公众;公众接受知识,通过思考,加强保护自己和他人健康的责任,形成信念;在信念支配下,逐步建立不饮酒的健康行为模式。

(二)健康信念模式

健康信念模式是运用社会心理学方法解释健康相关行为的重要理论模式。它以心理学为基础,由刺激理论和认知理论综合而成。健康信念模式在控酒中的应用步骤如下:首先,充分让饮酒者对自己的行为方式感到害怕(感知到威胁和严重性);其次,使其坚信一旦改变不良行为会得到非常有价值的结果(感知到效益);同时,清醒地认识到在行为改变中可能出现的困难(感知到障碍);最后,使其对控酒感到有信心、有能力通过努力改变不良行为。

三、控制饮酒科普的内容

(一)饮酒行为的成瘾性特点

酒精依赖的特征包括固定的饮酒方式、特征性寻求饮酒行为、酒精耐受性增加、戒断症状、多次戒酒失败等。研究表明,饮酒者在尚未产生酒精依赖时,可以通过适当的帮助和自身努力减少或停止饮酒;一旦产生酒精依赖,停止饮酒将变得十分困难,通常需要专业治疗。

(二)吸烟和饮酒叠加危害

研究表明,吸烟与饮酒之间具有协同作用,两者互为危险因素。两者共同使用,将增加罹患各种疾病的风险,包括口腔、咽喉和上消化道的癌症。吸烟者的饮酒量是非吸烟者的 2 倍,发生酗酒的风险至少是非吸烟者的 4 倍,而酒精使用障碍者发生尼古丁依赖的程度也更高。烟草和酒精结合可以发生药理反应,由于它们的共同作用,会使人获得更大的快感,但同时也使其对健康的危害成倍增加。

四、控制饮酒科普的策略与方法

(一)最佳科普提供者——医疗卫生专业人员

医疗卫生专业人员(包括临床、公共卫生、全科医生等)具有专业性和权威性,且可以更详细明确地了解患者的健康问题和个人特征,是开展控烟控酒科普传播的最佳人选。应鼓励和倡导医疗卫生专业人员劝阻有烟草酒精依赖就诊患者戒烟限酒,促成和形成首诊询问吸烟饮酒史及开展戒断干预的诊疗常规制度。

(二)不同人群控酒干预策略与方法

1. 青少年控酒健康科普干预

(1)干预策略:酒精对于青少年的危害必须引起重视。可以从家庭环境、学校环境、父母教养方式以及同伴交往情况等方面进行科普干预。预防和干预青少年的成瘾行为应从早期开始,通过提高青少年对自己及行为的认知能力。

1)家庭和父母干预:注重父母行为和家庭环境的作用。有研究表明,父母的饮酒行为及对孩子的饮酒态度,将会影响孩子的饮酒行为。应对父母进行控酒科普宣传教育,让父母成为先行者和示范者,创造禁酒的家庭环境,引导孩子正确认识酒精危害,从而远离饮酒行为。此外,父母与子女应保持良好的沟通,当发现孩子饮酒时,不应放任不管,而是要进行正确的控酒教育。科普干预应指导家长当孩子有饮酒情况时,如何对孩子进行正确、积极地引导。家长要有耐心,给予孩子充分的安慰和鼓励,避免负面情绪导致孩子产生挫败感,最终半途而废。

2)同伴干预:青少年控酒也应强调同伴教育。青少年受同伴的影响甚至要大于父母。有研究表明,当同伴饮酒时就会感到饮酒压力,越多同伴饮酒,压力就越大,往往会选择和同伴一同饮酒。应对那些具有一定影响力和号召力的青少年进行控酒科普培训,教会其专业知识和沟通技巧,通过他们向周围的同伴传播控酒知识,以达到控酒的目的。

(2)干预方法:首先要使青少年认识到酒精的危害。加强校园环境管理,充分利用宣传栏、网络、媒体等形式宣传饮酒危害知识,同时开展讲座、社团活动、社会实践,丰富学生的业余生活。针对饮过酒,但尚未产生依赖(成瘾)的青少年,由于酒精对健康的损害尚未明显体现,往往对危害认识不足,甚至有怀疑,科普干预重点是强化宣传酒精依赖性危害,提高健康知识的知晓率,促进行为改变;对于存在酒精成瘾的学生,应进行单独的一对一疏导教育,了解其饮酒原因,针对具体原因采取措施,并动员家长、同学和老师一起帮助其戒酒,营造良好氛围和支持环境。

2. 医务人员控酒健康科普干预　医务人员的行为对公众具有示范和引领作用,是控酒健康科普干预的重点。医务人员的饮酒习惯不仅会对自身健康造成影响,还会影响其合理照顾患者的能力。因此,应在医生职业生涯早期即医学生阶段开始预防,如可以在医学院校开设控酒健康教育课程。研究显示,医生对饮酒危害的认识并不全面,应加强医生控酒干预知识和技能培训,鼓励所有不同专业医生,主动对患者进行控酒健康科普教育。

3. 其他重点人群控酒健康科普干预　我国男性饮酒率远高于女性,男性应作为控酒的重点科普干预对象,同时,应警惕近年来女性饮酒率的上升趋势;孕妇作为特殊人群,饮酒会对子代的生长发育造成不良影响,也应受到关注;此外,随着年龄的增加,饮酒的累积时间相对更长,加之免疫力下降,患慢性病的风险加大,老年人也应重点关注。

第三节　个人卫生科普

一、个人卫生的概念与内容

个人卫生主要指与个人健康相关的行为和生活方式,包括健康的生活制度、个人饮食卫生及良好的生活习惯。当前国内外对个人卫生的主要内容并没有统一的界定,但一般来讲,它包括以下内容,即人体卫生、个人卫生礼仪、个人卫生习惯等。

二、个人卫生科普的目的、意义及原则

开展个人卫生科普的主要目的和意义是普及个人卫生知识,提高群众相

关健康技能,改变不良卫生习惯,养成良好的、有益健康的个人卫生习惯,预防疾病,保障身体健康。

开展个人卫生健康科普的原则有以下几点。

(一)明确广大群众为个人卫生科普的主要对象

以保护群众生命安全、增进公众身体健康为出发点,以公众健康需求为导向,增加权威个人卫生科普知识供给,扩大相关健康科普知识的传播覆盖面,为公众能够准确查询和获取相关健康科普知识提供便利,提升相关个人卫生意识与素养。

(二)明确科学性导向

要提升个人卫生健康信息的质量,发挥健康科普专家的作用,遏制虚假健康信息,净化健康科普知识传播环境。

(三)明确公益性普惠性要求

个人卫生健康科普知识的发布与传播应当坚持公益性原则,要编制、发布和传播符合目标人群特点、文化水平和阅读习惯的相关健康科普知识,为广大群众提供内容丰富、形式多样的个人卫生科普知识。

三、不同人群个人卫生科普的重点

(一)儿童

1. 早晚洗脸、刷牙。重点掌握刷牙方法与技巧;注意口腔的清洁,养成饭后刷牙的习惯。

2. 勤洗澡、勤换衣物、勤剪指甲。

3. 饭前便后要洗手,重点掌握正确的洗手方法与技巧。

4. 爱护环境,不随地吐痰。

5. 坚持在用餐时使用公筷;平时多吃水果、蔬菜,多饮水,注意食品卫生,培养良好的饮食习惯。

6. 作息规律,保证充足睡眠。

(二)中小学生

1. **注意用眼卫生** 针对课业负担较重的学生群体,要特别注重开展用眼卫生科普工作,要求他们认真做眼保健操,减少屏幕时间,经常参加体育锻炼,每天户外活动不少于 2 小时,维持健康的体魄,预防全身性疾病。

2. 保持外貌整洁美观　要求学生注意个人卫生,适时理发,经常梳理,胡须要刮净,指甲要修剪,鼻毛应剪短;头皮屑太多的人更应注意清洗头发、头皮。内衣、外衣要保持整洁,特别是衣领袖口要干净。

3. 注意个人卫生细节　要求学生养成良好的习惯,不要当着别人的面擤鼻涕、掏鼻孔、撮泥垢、挖眼屎、打哈欠、修指甲、剔牙齿、挖耳朵等。咳嗽、打喷嚏时,应避开他人,用肘袖或手帕遮掩口鼻。

(三) 青春期女性

女性的个人卫生是人们重点关注的一个领域。一般来讲,女性个人卫生科普的重点是围绕选择适当的个人物品、勤换内衣、勤洗澡、注意经期卫生等内容。

1. 适当的个人物品　女性内衣建议要选择纯棉并且透气性较好的内衣,尽量以稍微宽松舒适为主,需要注意的是,内衣不要和袜子放置在一起,以免引起真菌感染。要求女性在经期时,尽量选择可信赖的卫生巾品牌,以棉质、舒适为主。

2. 勤换内衣　要求女性最好每天都要清洗并更换内衣,洗好的内衣尽量放在阳光、通风的地方晒干,紫外线会对内衣起到杀菌的作用。

3. 勤洗澡　要求女性最好每天都要洗澡,尤其是在女性经期,要注意及时洗澡,清洁外阴。注意不能过度清洗,否则会破坏阴部正常菌群,导致感染。

4. 注意性生活前后的个人卫生　要求在性生活前后男女双方都将私处清洗干净,以降低阴道炎等疾病的发生风险。

(四) 患者

患者应当注意特定的卫生要求。

1. 注意患病后礼仪　患者,特别是可能患有传染性疾病时,不要带病参加社交活动,必要时应在家休息,以防传染给其他人。

2. 保持社交距离　在交往时保持一定的社交距离 1 米以上,可有效减少呼吸道传染病的传播。

3. 佩戴口罩　规范佩戴口罩可减少病菌经呼吸道飞沫传播的风险,是预防呼吸道传染病性价比最高、最简单的防护手段之一。

(五) 一般成年人

1. 保持头发干净　经常洗头,保持头发干净整洁,是基本人际交往礼仪。

2. 保持衣服干净　外衣脏了要及时清洗,每天都要换洗内衣和袜子。

3. 保护好双脚　鞋里要垫上鞋垫,袜子要合脚、干爽。

4. 保持家庭整洁　客厅、房间要经常通风,不要有异味,并经常清扫。沙发套和垫布要勤洗换,灯、衣架、玻璃要擦拭,特别是各种样式的灯罩,及其装饰品等要擦拭干净。地板、地毯要定期清扫、吸尘,地板要打蜡。

5. 注意食品卫生　要求努力培养良好的饮食习惯,饮食定时定量,注意营养全面,不偏食、不挑食;吃饭要专心,做到细嚼慢咽;少吃零食、不吃霉烂变质等不洁食物;不喝生水,不吸烟,生吃瓜果要洗净。

四、个人卫生科普的策略与方法

(一) 建立全媒体传播矩阵,形成个人卫生科普传播合力

各地健康科普工作主管机构和部门应优化合作机制,充分发挥媒体在广泛性、实时性、有效性、互动性等方面的优势。

(二) 注重细分受众,积极探索精准传播模式

要针对不同的媒体征制定相应的传播策略,进行有针对性的差异化传播,努力实现符合不同平台用户需求的精准传播,提升个人卫生科普的传播效率。可通过用户行为分析,深入挖掘用户个人卫生知识与能力方面的健康需求、用户的健康知识兴趣点,结合相关健康数据,实现各类健康科普教育、科普宣传信息的精准推送。可通过分析受众的知识盲点和疑难点,确定翔实的科普内容,以提高宣传科普传播力;还可针对不同年龄层次的目标群体采用不同的科普形式,如针对儿童个人卫生问题的相关科普,可利用漫画形象的可视性、趣味性,激发小朋友的求知欲和对科学的亲近感。

(三) 注重传播内容的构建,强化创新

在新媒体时代,公众对信息质量有了更高的要求。在科普工作中应加强内容创意,在追求科普数量的同时,应聚力提升内容与品质。一方面,要重视选题策划和内容的深度挖掘,可紧跟时事热点和个人卫生方法的新问题,持续聚焦群众关注的一些具体卫生问题进行深度创作。另一方面,要分析掌握新媒体时代健康科普的传播特点,坚持内容为王的基本立场,创作出新颖、丰富、制作精良的新媒体科普内容,如探索短视频、漫画、动漫、H5 等更多形式,满足群众需要。

第二十三章
新媒体在健康科普中的应用

健康科普离不开传播介质,而以微信、短视频等为代表的新媒体正经历着从传播方式到内容的双重变化。本章介绍了新媒体相比传统媒体的异同,并以抖音、微信和微博为代表,介绍了如何在新媒体语境下做好健康科普。

第一节　新媒体的种类与特点

技术的变革导致媒体传播发生着深刻的变革,尤其是互联网革命从桌面互联网到移动互联网、"互联网+",以及当前兴起的人工智能生成内容,短短十几年间发生多次技术迭代,随着 Wi-Fi、4G/5G 高速无线网发展和智能终端的进一步普及,公众的阅读习惯被重新定义,新媒体正在取代传统媒体成为主流,并展现出强大的社会影响力,对于公众生活、社会结构乃至整个社会的发展都产生了巨大的作用。

一、新媒体的"新"与"旧"

媒体指的就是信息传播的载体或媒介,是人用来传递信息与获取信息的工具、渠道、载体、中介物或技术手段,或者说媒体是实现信息从信息源传递到受传者的一切技术手段。大到电视、报纸、巨幅海报,小到一张传单、一条短信,都是媒体。

那么新媒体可以理解为借助新技术实现的传播手段。当下所指的新媒体是指利用数字技术,通过计算机网络、无线通信网、卫星等渠道,以及电脑、手机、数字电视机等终端,向用户提供信息和服务的传播形态。狭义的或者说当前默认指代的新媒体是指继报刊、广播和电视这三大媒介之后出现的"第四媒介""第五媒介",通常包含互联网、移动网络等传播媒介。

与传统媒体相比,新媒体以数字压缩和无线网络技术为支撑,利用大容量、实时性和交互性等新特征,打破和跨越地理界线,得以实现跨地域传播、垂向精准传播,以及全球化传播。主要体现在以下四个层面。

(1)技术层面:利用数字技术、网络技术和移动通信技术。

(2)渠道层面:通过互联网、宽带局域网、无线通信网和卫星等渠道。

(3)终端层面:以电视、电脑和手机等作为主要输出终端。

(4)服务层面:向用户提供视频、音频、语音数据服务、连线游戏、远程教育等集成信息和娱乐服务。

新媒体为媒介传播赋予了翻天覆地的变化。一方面,数字化出现后大量的传统媒体加入新媒体的阵营,将传统媒体传播的内容移植到了全新的传播空间,大幅度提升了媒介的传播效率;另一方面,新媒体打破了原有的传播秩序,进入了"人人都有麦克风"的新世界,更低的门槛让更多的内容创作者得以进入,让传播进入了一个"百家争鸣"的全新状态。

二、新媒体语境下的健康传播特点

健康传播的定义很多,简略而言,就是两个要素,一个是"健康"——这是内容也是目的,通过传递健康相关内容,促使个人和组织掌握知识与信息,进而转变态度,作出决定,采纳有利于健康的行为;一个是"传播"——这是策略也是途径,应用传播策略和技术手段,来实现上述目的。

新媒体健康传播结合了大众传播和人际传播的优势,使其成为健康传播的有力工具。

(一)健康传播主体多元化

健康传播主体的壁垒被打破,除了政府部门、医疗机构、传统媒体外,专业团队运营的自媒体和个人自媒体都可以入驻新媒体平台。而且信息接收者、传播者身份发生重构,除了内容生产者之外,那些愿意获取并转发,包括再创作的众多新媒体用户也成为健康传播的主体。

（二）健康传播内容不断丰富和细化

新媒体技术打破了容量限制和格式限制，空间几乎无限，支持多媒体方式，因此传播主体可以利用新兴技术，通过文字、图片、声音、视频等更多形式的融合手段传播健康信息。同时得益于传播主体的多元化，除了传统媒体的新闻报道、官方机构公布健康信息之外，各健康类自媒体会主动、积极探索多样化的传播，以满足受众对健康知识的需求。因此进入新媒体时代，健康知识作为传播分享的"刚需"，是各类传播内容中活跃程度最高的品类，从传播数量和形式上，健康传播迎来了最繁荣的时代。

（三）健康传播渠道立体化、精准化

新媒体时代，传播渠道大幅增加，不再受限于传统的报纸、电视等扁平化媒介，各种各类社交软件、新闻客户端、知识分享类网站和 APP，甚至普通的商业 APP 中都应时增加了健康类相关内容的推送。载体也不限于传统媒体、电子屏、电脑和手机，手环、手表、车载电脑、智能音箱等各类设备也可作为新兴传播载体。而且随着大数据算法的兴起和应用，越来越多的新媒体采用了个性化精准推送，通过用户画像和信息匹配，为用户定制个性化的、智能化的健康信息并精准推送。

（四）健康传播的互动性和参与性

新媒体不再是单向传播，相比传统媒体而言具有更强的互动性和社交属性，受众能够更方便地参与互动交流，而且可以主动参与健康传播的过程。在这一互动过程中，除了传播受众与发布者之间的纵向互动，还有更多的受众之间的横向互动。互动体验可以极大增加话题的活跃度和受众参与度，而且还能在互动碰撞中产生新的知识点，发生新的传播。另外，通过受众的人际传播，相关的健康知识更容易被接受。

（五）健康传播效果评价和优化

新媒体的数字特征、互动属性、可量化的优势使得健康传播更及时，甚至能实时收到反馈，过程能够被跟踪并数字化，效果更容易被评价。通过及时的反馈机制，可以调整传播策略，达到更优化的传播效果。

（六）健康传播的信息不对等

新媒体打破了传播的壁垒，传播主体信源多元拓展，不再单一化，这在丰富了传播内容的同时，也为虚假健康信息和谣言提供了滋生的土壤和传播的渠道。健康和医疗是具有一定门槛的领域，未经过专业训练的传播者面对纷繁的信息缺乏足够的甄别能力，甚至可能受到虚假健康信息的负面影响。新媒体低门槛和高开放特征，使得虚假健康信息逐渐泛滥，尤其在卫生健康领域，网络谣言呈现高发态势，且呈现出视觉化、全球化、旧谣新传化等新的传播特征。

三、新媒体的分类

新媒体是一个发展的概念，并且随着技术的不断变革，其传播方式也好，内容形式也好，都在发生着日新月异的变化。大致可分为以下四类。

（一）网络新媒体

包括门户网站、搜索引擎、网络社区、电子邮件、即时通信软件、博客/播客/微博、网络文学、网络杂志、网络游戏、网络动画、网络电视、网络广播等。

（二）新型电视媒体

包括数字电视、移动电视、交互式网络电视（IPTV）、楼宇电视等。

（三）手机新媒体

包括手机短信/彩信、手机报、手机电视、手机游戏、手机 APP 及各种手机移动网络客户端等。

（四）其他新媒体

包括隧道媒体、路边新媒体、信息查询媒体及其他。

在新媒体时代，健康传播的媒介呈现越来越多元化，随着受众对健康知识的关注和需求日益增加，作为医疗卫生健康的专业技术部门和主管行政部门，官方账号要加强自身的媒介素养，提升健康传播能力。

第二节　短视频在健康科普中的应用

短视频是一种新媒体内容传播方式，一般指在互联网新媒体上传播视频，时长通常在 1 分钟内，目前也有放宽到 5 分钟内。随着移动终端普及、网络提速，以及流量资费下降等，具有"短、平、快"优势的短视频成了当前最热的新媒体，最常见的平台有抖音、快手和微信视频号。这里以抖音为例，来谈谈短视频在健康科普中的应用。

一、健康传播为什么要"抖"起来

与门户网站和微信公众号相比,许多卫生健康机构,尤其是卫生健康行政部门和专业机构,对于抖音的态度可以用"微妙"来形容:一方面羡慕短视频的风头和流量,一方面不敢开设或者不知道怎么开设,迷惑自己的已开设的官方抖音账号遇冷"长草"。

这种情况其实容易理解。如果说从传统的平面媒体到图文形式的新媒体,是跨出了一大步,那么从图文类新媒体到视频类新媒体则需要纵身一跃,对于内容生产者来说,需要更多的新技能,换而言之,这是一条新的赛道,需要新思维、新布局、新拓展,是新媒体世界的一次新的"大航海"。

抖音原来是一款主打音乐和时尚,针对年轻人打造的短视频社区。它在 2016 年正式上线,极短的时间内就引爆市场,截至 2024 年 10 月,抖音月活跃用户达到 7.86 亿人,这意味着每天有百分之七十的中国网民(按 2024 年 12 月计算,我国网民规模为 11.08 亿)在使用抖音。抖音的用户也从年轻人群体拓增到了全人群,根据中国移动互联网数据库 2024 年 10 月统计,各年龄分层在 9.0%~22.9%,相对均衡;其中 51 岁以上人群达到 21.3%,24 岁以下人群占比 22.9%,一老一少成为最多的人群。

综上所述,短视频这种可视化传播已经逐渐被受众所接受,正在成为健康传播的主流形式。主要的原因包括如下。

(一)阅读更容易、效果更好

与文字图片相比,视频更具有动态延展性和视觉冲击性,通过画面、声音、字幕等信息的多感官融合,呈现更直观的效果。同时,短视频的阅读门槛更低,意味着可以辐射到更多的用户。

(二)传播形式场景化

通过视频画面构建出与受众生活相通的场景,在虚拟与现实之间建立起轻松愉快的交流,增加传播的亲和力。对文字和图片需要一定的理解能力支持,而短视频直观、生动,可以轻松实现。

(三)碎片化的信息传播

短视频最鲜明的特点是"短",在碎片化阅读已经成为大众阅读常态的当前,用户可以在工作和休息时间的缝隙、饭前饭后、候车时、上厕所时、坐电梯时……完成短视频的播放和收看。这让用户自觉时间成本最低。

(四) 兴趣信息的精准推送

抖音从开始以年轻人这一群体为主,到当前的全年龄层,且用户性别基本均衡,成功的关键之一在于其有效的差异化精准化推送。抖音基于大数据和用户画像,通过 AI 算法,为用户定制推送兴趣话题,做到"千人千面"。

(五) 简单直接的分享和奖励机制

短视频让分享和点赞等更加容易,正向的激励机制能够提高传播效率,而且分享和点赞等互动反馈会通过算法推荐给更多用户画像一致的受众,形成裂变式传播。这也是抖音等短视频一旦爆火,阅读量往往是十万、百万、千万级的原因。

以抖音为代表的短视频,依然是当前的流量风口。尤其当其他媒体平台已经呈现明显的"二八效应",头部内容生产者和传播者已经占据大部分传播流量的情况下,短视频无疑是弯道超车的新途径。根据新榜抖音平台数据发现,健康类内容属于知识技能型,具有一定的专业门槛,健康类账号目前在整体抖音环境中的占比相对较低,且优质账号比例不高,目前仍属于蓝海细分赛道。而另外一方面,健康类是用户高需求的内容,据抖音 2023 年发布的《抖音健康科普数据报告》显示:医疗健康是抖音用户观看最多的内容之一。

作为一种新的传播方式,短视频除了消遣娱乐和人际交往上的作用外,同时在健康传播方面也发挥了重要作用。在当前,新媒体平台的去中心化传播特点,在丰富内容生产的同时,不可避免地出现把关角色的缺位,相比于商业机构和个人的踊跃试水,官方机构和专业技术部门对在新媒体平台传播健康信息的犹豫,以及传播技能的守旧等,在新媒体平台中失去话语的主导权,导致真相与谣言混杂,民众无所适从,甚至被误导。

对于官方机构和专业技术部门而言,入驻短视频平台,设置健康议题,输出科学、权威的健康知识,不仅可以利用平台用户多、传播速度快的优点,实现健康信息最大限度、最高效率地传递;也可以保证信息的真实性,减少信息的不确定性,正本清源,打击伪专家的虚假健康知识;同时,树立政府部门的公信力和亲民的良好形象。

二、利用短视频做好健康科普

如果信息不能触达受众，便失去了传播的意义。对于健康科普而言，利用好每一个传播平台，尤其是拥有巨大流量、有更强大传播力的新媒体平台，十分必要。

(一) 内容为王，做健康传播的引领者

科学性是健康传播的基本要求。一些官方号会走两个极端，一种是高冷，不在意读者的阅读习惯和需求，强调单向输出；一种则过于在意流量，强调迎合受众，走媚俗和标题党路线，语言和内容过于夸张和神秘化，削弱了自身的权威性，甚至透支官方的公信力。作为健康传播的内容生产者和传播者，具有权威的知识和专家，在传播过程中也应当放大这一优势，重内容、抓权威，一方面维护自身的科学权威，一方面还要积极引导其他媒体账号、自媒体账号，正确传递健康知识，减少伪健康、伪专家的传播噪声。

(二) 切合热点，积极主动发声

作为新媒体平台和账号，切合热点是必备操作。从表面看，追热点容易得到流量加持，容易提高内容的传播力，以及账号获得更多的曝光或者说是出圈的机会；从更深层次而言，热点话题往往是受众关注的话题，热切希望得到回应的内容。作为官方机构和专业技术部门，有责任也有必要，在第一时间主动发声，积极回应公众关注的问题，并且做好话题设置和引导受众关注健康，做好自身健康的第一责任人。

(三) 有温度有情怀，结合人文关怀

情感是传播的内驱力，人际传播、组织传播是健康传播中的关键链。要将医学与人文关怀结合起来，通过短视频等载体的直观展示，打造有温度、有情怀的健康传播。根据观察，正能量内容同时也是抖音等短视频平台上容易得到受众主动分享，容易得到较高流量回报的。

(四) 有互联有互动，借东风好起航

1+1>2，互联互动在新媒体的传播中是一个非常重要的技巧。比如与主流媒体做好互联互通，就一些健康话题进行联合策划和联合发布，一方面通过更多媒体的"扩音器"效应，增大内容的传播覆盖面和影响力；一方面借助自己在科学权威方面的话语权优势，吸引更多的粉丝主动关注。另外，与成

熟媒体的深度合作也有益于在实践中学习和提升自身传播技巧,可谓一举多得。

(五) 激发二次传播

抖音等新媒体平台从诞生起就具有很强的娱乐性,用户大多基于轻松、趣味等心态,在传播过程中要考虑到用户的这一心理需求,而不是一味灌输式地讲解。在内容设置上要做通俗化、大众化、趣味化的处理,知识点宜简洁清晰,内容展现宜直观,操作性宜方便可行;在传播方法上积极应用多元化、灵活化的新技术,包括"热门滤镜"的适当使用,"流行梗"的结合应用等;在传播过程中,注意对受众反馈的及时回应和互动交流,如留言区的互动等;在传播效果上,引导用户主动分享传播,通过社交媒介进行的人际传播和裂变扩大提高传播效率。

(六) 打破线上线下界限

可以通过在线竞答、在线健康小游戏、线下医院联动体验等方式,邀请用户参与互动。

三、打破健康科普的"信息茧房"

"信息茧房"是指公众在关注信息时,会习惯性地被自己的兴趣所引导,从而将自己的生活桎梏于像蚕茧一般的"茧房"中。早在 2006 年,哈佛大学法学院教授凯斯·桑斯坦就在《信息乌托邦——众人如何生产知识》中提出,在信息传播中,因公众自身的信息需求并非全方位的,公众只注意自己选择的东西和使自己愉悦的讯息领域。

以抖音为代表的算法新媒体,正在利用大数据和用户画像技术,猜测你的爱好,并通过"猜你喜欢"主动推送更多用户偏好的话题和内容,以增强用户黏性和用户时长。这是一个能让受众"上瘾"的过程,也是一个能够让平台流量最大化的措施,也是有利于精准推送和商业变现的一个创举;但是,时间长了以后,也对受众的认知造成偏差,弊大于利。

在网络中聚集的群体是有着群体内同质、群际异质的特性。长期生活在算法编织的环境中,被算法支配,公众也越来越难接触到算法分发之外的信息。"信息茧房"形成后,群体成员拥有相近似的观点和看法,但与外部世界交流就会大幅减少。对于个人而言,长时间接受单方面的信息,受众被自我兴趣不断固化,减少了可以接触多元事物的机会,信息获取领域不断窄化,从而陷入"井底之蛙"的困境中。对于整个社会而言,由于碎片化的群体、观点和思想在网络公共领域的讨论中无法整合,导致社会整体价值观的离散,妨碍现实社会基本共识的达成。

为了打破健康科普的"信息茧房",要从用户、传播者、平台、政府部门的社会共同着力。

(一) 用户:提高媒介素养,培养多元兴趣爱好

"信息茧房"的形成表面上是算法科技的力量,根本原因却是受众的从众心理。因此,要大力提高国民的媒介素养,能够主动扩展信息的获取途径和范围,跳出个人偏好的舒适圈而勇于接受不同的信息,并学会质疑和批判。同时培养受众多元化的兴趣爱好,减少对特定内容的依赖,接触更多方面的信息,增加遇到多元观点的机会,在知识的碰撞中学会独立思考,树立正确的价值观。

(二) 传播者:"意见领袖"的价值引领

在健康传播的过程中,"意见领袖"("大V")的影响力和号召力是非常大的,尤其是在短视频构建的日常化交流情景中,传播者与受众之间的互动更加频繁,对粉丝的影响力尤其显著。因此对于政府部门和专业技术机构而言,一方面可以培养自己的"意见领袖",一方面可以通过线上线下组织与"意见领袖"的沟通交流,发挥其价值引导作用,以及让不同领域的"意见领袖"之间互相交流。

(三) 平台:优化算法,推送多元化内容

技术是"信息茧房"形成的主要工具,就如"信息茧房"这一概念形成于2006年,但直到十年后才借助大数据技术和AI技术的发展,得以流行起来。技术是中立的,不存在"善恶"之分,算法推送应当寻找优质的、富有价值的、原创内容,优先推送给受众。当前,各大APP已经开始了这方面的调整和尝试。比如抖音上线了自由更改内容推荐功能,用户可以根据自己的喜好,在"我"-"使用管理助手"-"内容偏好设置"中选择感兴趣的内容板块,并且还可以自由调整推荐强度。

(四) 政府部门:适度把关

突破"信息茧房"的钥匙就在政府部门对信息内容的把关和审核上。虽

然新媒体是去中心化的传播,但是作为政府和行业主管部门依然要做好"守门人"的职责,在信息聚合的过程中适度介入,对信源进行甄别和筛选,对内容进行多维鉴定与把关,尤其是健康类信息关乎民生,更要慎重。对于一些假冒医生和医疗机构身份,传播伪科学知识,贩卖焦虑以及贩卖产品的机构和个人,应当有一定的约束。

(五)社会:尊重与包容多元化表达

要对公众的表达有更多的包容性,允许更多的声音存在,多方面的意见都能够得到表达。

第三节　公众号在健康科普中的应用

一、你真的认识公众号吗

公众号是融合文字、图片,以及音频、视频等多种表现形式的新媒体传播介质,随着社会信息技术的快速发展,公众号因为获取信息便捷、适应性广泛等特点,而迅速成为覆盖全年龄层的全民媒体传播核心渠道。

虽然如今公众号的红利时代已经结束,但依托微信这一最大的社交应用,它依然是当前最有影响力的媒介平台。尤其是在"互联网+"时代,借助线上线下功能拓展和媒体联合的推动力,形成了以"群媒体"为特征的新型文化经济生态。这些创新将公众号的政策红利进一步释放,迎来更多元的主体、更成熟的产业链、更全面的内容生态以及颠覆性的突破创新。所以,公众号的前景依然看好。

(一)内容为王,群媒体属性增强

公众号以文、图为主,相比于短视频等其他新媒体类型而言,从表现形式上更接近于传统媒体,因此轻松成为众多报纸、杂志的替代品。许多纸媒很早就开始了纸质版和线上版的双栖发展,并逐渐将重心移到了公众号和新闻客户端之上。这也导致公众号成为媒体的聚合平台,尤其是2016年以后,人们对公众号的资讯功能需求和依赖越来越高。根据人民网发布的《2015中国媒体移动传播指数报告》内容显示,所有进入榜单的报刊、杂志、网站、广播电台都开通了官方公众号。公众号的公共属性增强,媒体属性增持,形成了一种以内容为核心、以社交关系为纽带,注重分享和互动的移动阅读新模式,已然成为一种半公共舆论空间。

(二) 专业细分,垂类属性增强

随着微信用户增长带来的"红利"结束,而公众号数量的指数级增加,同质化竞争激烈,受众对公众号内容生产提出了更高要求,近年来公众号迎来了大洗盘,倒逼公众号运营者从追求数量向追求质量调整运营方向,其专业化程度不断提升,精心耕耘某一细分领域的垂直类公众号得到青睐。

(三) 爆文引流,服务留存

对于健康类公众号,尤其是医疗机构和卫生行政部门的公众号,在做好健康科普的同时,越来越多地将线上线下拓展服务植入公众号,如检测报告在线查询、在线挂号、发热门诊查询等,公众号的服务功能成为留住用户和提高用户黏度的关键所在。公众号经过十年发展和沉淀,返璞归真。

二、如何让主流舆论活跃起来

医学是有一定专业门槛的科学,这势必造成医务工作者和大众之间在健康知识认知上的差异。而传统的医学教育一定程度上存在"重科研、轻科普""重专业、轻人文"等现象,导致很多医学健康科普内容偏专业、重说教,而且专家共识往往是常识性内容,直接传播不容易引起受众的阅读兴趣。做好健康科普需注意以下几个方面。

(一) 讲故事,而不是说道理

故事是最好的传播载体,不管是《揠苗助长》《守株待兔》《刻舟求剑》等我们耳熟能详的成语故事,还是国外的《伊索寓言》也好,都是把深刻的道理寄寓于简单的故事中,脍炙人口,广泛流传。健康科普也是一样的,通过故事引人入胜,并借故事来说科普。可以说当前的热点新闻,也可以说发生在身边的真实故事,也可以是有趣的虚设场景,根据传播内容选择合适的故事,这比单纯的说教有效得多。

(二) 场景构建,贴近生活

在通过公众号的健康科普中,还要注意情景化的设置,让受众有代入感。要注意信息的落地,与受众关联越紧密就越好。话题的切口要小,切忌面面俱到。越来越碎片化的阅读习惯导致大多数受众阅读公众号文章的平均时间大幅缩短，除了一些深度阅读和主动关注的内容外，过长的篇幅和过于密集的信息量，尤其是泛化而缺乏新意的知识点，会让受众产生阅读倦怠。公众号运营者可以在后台查看阅读完成率等数据，如果公众号内容阅读完成率一直不高，就应该反思。

（三）借敌传播，借话题活跃

主流舆论往往是一些已经形成共识的内容，对于受众而言缺少了预期打破的新鲜感，容易传播乏力。相反，谣言天然具有很强的传播力。在健康科普的传播中，针对当前网传热门话题进行科学发声，尤其是针对健康谣言的正面辟谣，是常用的一个选题方向。一方面去伪存真、及时止损，避免更多受众受到欺骗，维护社会稳定；另一方面在辟谣的过程中，获得更好的健康传播效果，并树立公众号权威形象，彰显机构的专业性和使命责任，有积极作用。正所谓"辟谣打天下，科普坐江山"。

（四）情感律和人物形象的树立

传播的本质是情绪，情感是舆论世界里最容易被传染的"病毒"，情感是信息内容被传播的内驱力，很多时候传播就是受众在其中找到了同声相应、同气相求的价值归属。即使在健康科普的过程中，也不是冷冰冰的，那些能够触碰到受众痛点的话题，那些能够温暖到受众心坎的内容，会让健康科普变得更有温度。正如特鲁多医生的墓志铭所言"有时，去治愈；常常，去帮助；总是，去安慰"，这真正的医学人文精神在健康科普中一样适用。在健康科普的过程中，除了医学健康知识外，还应该注重人物形象的塑造。许多的医学专业与公众认知有一定距离，平时并不为大众所知，适时揭开这层神秘面纱，展现其有血有肉的真实一面，对于促进医患关系的和谐发展也有极大裨益。

三、"后红利"时期，健康公众号的"冷启"

对新媒体而言，活跃粉丝数无疑是最直接的"资本"，点击量则是内容价值最直观的体现。然而对于公众号来说，经过初期的飞速发展，在 2015 年以后由于用户增长带来的红利变得微薄，加上更多类型的新媒体开始崛起和分流，快速吸引粉丝的黄金年代已然过去，而我们很多健康科普公众号"迟到"了，或者虽然起早却赶的是晚集，在懵懂摸索中错过了风口。

后红利时期,公众号数量突破千万规模,面临着90%的流量集中在10%的头部大号的情况下,作为后来者是否已经没有机会了呢?看几个"反例"或许可以帮助我们"励志",如:目前健康类微信官方公众号中最知名的"深圳卫健委",正式开号于2015年9月,妥妥的"迟到者";另一家千万粉丝大号"河南疾控",也是在2021年才突然出圈爆火……"晚起的鸟儿"该如何做好公众号运营,这三个思维很重要。

(一) 用户思维

这是源于商业营销的理论,在新媒体运营中同样有效。用户思维是指以用户的需求为导向,从内容生产到传播的全过程中,都首先要了解用户需要什么,用户关注什么。传统的中心化的传播模式被打破,过剩的内容生产与受众有限的注意力之间的矛盾已经成为新媒体传播的主要矛盾。不再是我们说什么,受众就能接受什么,作为官方公众号也要放下身段,调整传播的策略,去深度了解受众的需求,受众关注什么,就及时提供什么。

这里要特别提一下的是,公众号后台自带有简单的传播效果分析和用户分析,对于公众号运营者很有价值。要学会看数据、复盘分析、看用户画像。只有了解自己的用户结构,以及用户对不同内容、不同表达方式的接受程度和反馈,才能做好供给侧结构性改革,知道策划和组织什么样的知识内容才是当前最受欢迎的。另外注意留言区的维护,互动是新媒体特有的优势,与受众零距离交流,一方面回应和解决用户的实际需求,有助于增加用户黏性;一方面收集第一手的用户反馈,有助于及时调整。

(二) 产品思维

要把推文作为一种产品来设计和经营,重点关注产品的功能、性能对用户需求的满足情况,以及产品的市场定位等。这反映在内容的设计和编排上,只有用户关注的才是有价值的,无用的信息应当坚决删掉;尤其是产品的细节,往往是打动用户的关键。以接种疫苗为例,哪些人群需要接种,哪些人不适合接种,哪些人可以推迟接种,接种后感冒该怎么办,在哪里接种,接种门诊开放时间,需要接种几针,价格多少,是否纳入医保报销……这些琐碎的小问题恰恰是最有价值的"卖点"。

另外,酒香也怕巷子深,产品也需要好的包装,公众号的版式和撰写风格也要做到"好看"。健康科普的主要受众是大众,而不是医疗卫生专业人员,因此在行文上可以采取轻松、易懂的风格,适当使用比喻拟人等手法,适时用动图、视频等多种形式,复杂的政策解读可以做成"一图读懂"……新媒体增加了许多新颖的表现形式,也要积极应用。

(三) IP 思维

公众号是基于粉丝思维的,粉丝和公众号是订阅关系,一时感兴趣就点了关注,不喜欢了可以随时取消关注。随着公众号数量指数级增长,在同质化竞争愈演愈烈的情况下,想要脱颖而出,给受众留下深刻印象,在运营初期就应该具有 IP 思维。IP 思维是经营信任的流量,IP 就是用来降低受众搜索成本的。一方面,公众号从建设开始就要做好自己的人设,并在之后的推文也好,留言回复也好,保持一致的风格。有一定的广告口语(slogan),并且保持重复,起到强调的作用。另一方面,耐住寂寞,做好积累,努力在一个细分领域做到极致。IP 的打造需要时间的沉淀。"10 万+"虽然珍贵,很多公众号也曾经有过这样的惊喜,但为什么有的公众号因为一篇文章就火了,有的号却只是昙花一现,最终归于沉寂? 厚积才有持续爆发的实力! 所以在出圈和爆火之前,要耐得住冷遇——即使只有一个粉丝,也要认真做好每一篇推文——万一,哪一天火了呢?

第四节　社交媒体在健康科普中的应用

我们经常说的"两微一端",第一个"微"指的就是微博。微博是一种基于用户关系开展信息分享、传播以及获取的社交媒体,形式为简短实时信息的广播式传播,包含文字、图片、视频等多媒体形式。微博可谓是我们"最熟悉的陌生人"了吧,一方面,几乎所有的政府部门和机构都开设有微博;另一方面,绝大多数的官方微博介于"活着"和"僵尸"之间的"量子态",经营并不好。微博还有健康传播价值吗?

一、为什么我们还不能放弃微博

相比公众号和抖音而言,微博可以算是社交媒体的"初代网红"了。截至2024 年 9 月,新浪微博月活跃用户达 5.87 亿;微博认证的媒体机构类账号数量超过 3.8 万个,政务类账号数量超过 14 万个,并且有大量的"意见领袖"开设有账号。

随着公众号的崛起,大量内容生产者包括政务部门纷纷入驻,微博的关注度有所下降。

(一) 微信和微博本质上是两种不同的媒体传播介质

微信的信息传播其实是由两块构成:由公众号向订阅用户的推送,这是一个辐射型的传播;用户转发微信群和朋友圈,即我们所谓的二次传播,这是一个基于私域空间的传播。如果把微信的传播过程看作在客厅里招呼亲朋好友,那么微博则是广场上的演讲,每个转发者都在公域频道发声,是一个星状辐射的复杂传播过程。因此,微信上我们经常说的"10 万+",而在微博上却没人去提这个概念,因为微博一个热点话题动辄就是几千万甚至上亿。从影响力而言,微博对传播放大的效果远远大于微信公众号。我们所说的"热搜"这一词,指的就是"微博热搜"。

(二) 微博的声音更近"原声"

公众号的留言被精选后才在前端显示,而微博除非博主关闭评论区,否则是无法操控留言评论走向的。换句话说,微博反映的网民声音更真实。

(三) 微博更快

微博的发文没有频次限制,对格式的要求也很少,手机端就可以直接编辑发送。相比之下,公众号一般需要在 PC 端编辑制作,对版式要求高的还需要使用编辑器。而且对于绝大多数的订阅号来说,一天只能推送一次(服务号一个月四次推送)。这一限制导致公众号为了提高推文数量,一般会攒多条内容一起推送。所以通常公众号对突发新闻的报道速度比不过微博。因此,在需要迅速、高频次发声的突发事件报道时,微博更具有优势。

(四) 微博、微信往往互联互动互促

从时间轴上,微信的崛起正好发生在对微博的整顿之时,所以许多人误以为微信就是微博的升级替代。其实不然,微信和微博之间一直处于互相纠缠的特殊关系:许多话题始于微博,然后在微信平台得到发酵,再返回微博的舆论场,经过"意见领袖"的转发或者介入发声,形成话题,传播的声音被放大并成为热搜,再经过媒体综合,在公众号上报道,从而成为大众话题。在这一过程中,经过多个新媒体平台的互相破圈,话题得到了更大程度的广泛传播,

覆盖更多人群。

二、健康科普也要做好舆情的风险研判

不可否认,碎片化阅读已经成为大多数人获取信息的主要方式,这种方式最大的弊端是导致受众的信息接受从线性模式变成非线性的认知拼接和整合,尤其是在医学健康这种本来就存在认知门槛和信息落差的领域。

医学健康本来就是一门不断发展、不断进步、不断证伪的科学,随着对疾病和健康的不断探索,许多旧的观点被颠覆,许多新知萌出,还有许多的知识点在不同的时空背景下,在不同的语境下有不同的理解。

在传播的过程中,公众通过获得信息和知识,来构建个体对世界的理解和想象。而在新媒体带来的"后真相"时代,公众的认知受到情绪的主导。我们在前面第二十三章第二节提到过"信息茧房"概念,其负面影响之一就是产生"回音室效应":在信息的传播过程中,公众往往倾向于选择和接触与自己意见相同或者接近的人群,选择让自己感到"认同""快乐""满足"的事物,而排斥与自己观点相反的声音,从而形成一个闭环,并且在闭环中,原有的信息和观点被进一步印证和强化。

在健康传播过程中,由于观点的差异,比如对某些治疗方法的赞同、拥趸与质疑、反对,这些都可能成为冲突点,情绪所引发的共鸣常常对事实和真理发起挑战,尤其是当一些"意见领袖"之间存在观点冲突时。

因此对健康科普工作者,以及工作机构来说,需要具备舆情意识和风险研判能力。在重大信息的发布前,确定信息表达是否存在歧义,是否会使公众产生误解;组织专家进行风险评估,预测公众接收信息之后的反应。要尽量保证面向公众传播的健康科普作品内容的真实、可靠,具有权威性,避免主观臆断,对治疗方式、技术手段等不夸大效果。

2022年,《关于建立健全全媒体健康科普知识发布和传播机制的指导意见》(国卫宣传发〔2022〕11号)印发,对健康科普知识的发布和传播进行规范:

(1)传正知:健康科普知识一定要健康,具备正当性和合理性,不违背伦理规范,不违法律法规。

(2)传真知:健康科普知识一定要真实,具备科学性和专业性,不虚假宣传,不误导民众。

（3）传实知：健康科普知识一定要实用，具备社会性和通俗性，不高深莫测，不华而不实。

三、微博的健康话题设置

快速发展的新媒体促使富信息时代的到来，信息变换速度惊人，如何对碎片化的信息内容进行整合和呈现结构优化，激发用户贡献内容，并对信息资源进行聚合和深度发掘，就能在信息传播的过程中掌握主动。微博则为达成这种话题影响力提供了路径选择，即话题设置。

话题是微博健康传播的关键点。我们前面提到过微博与微信互联互通互促的过程中，形成话题是引爆舆论场的最重要节点。利用微博平台强化用户生产话题信息的机制，恰时设置优质的微博话题，与粉丝和受众产生共鸣，参与并融入话题讨论之中，通过对海量信息的兼收并蓄，最直接的结果就是将原来单向输出的健康科普话题变成公众热议的公共话题，最大程度扩大了传播影响力。

与此同时，微博话题的共享、交流和传播，有助于粉丝群体共识的达成，使受众的社会网络关系的建构彼此影响和互相深化。有针对性的话题有助于吸引精准目标受众群体，这对于微博号的成长和维护都具有长远意义。

由于微博中弱链接的普遍存在，各圈子的群体之间并不是完全封闭的，而是互有连接的小世界网络状态。作为医疗卫生健康的专业机构或者主管部门，在信息传播的过程中，要发挥议程设置的作用，通过筛选和主动设置不同的话题，而构建社会的议事日程，正确引导受众的认知和关注点，当好"把关人"。